コウノメソッドでみる
MCI 軽度認知障害

時計描画テスト・うつ状態・てんかん・ADHDの知識

名古屋フォレストクリニック院長
河野 和彦 著

認知症の前駆段階と思われているMCI。記憶検査で高得点を維持してきた患者は，認知症と同じ数の大人の発達障害，うつ病圏患者だった。認知症だけでなく精神病の知識がないと誤診する。時計描画テストは，高齢者運転免許講習で認知症検出に成果を上げているが，実はいろいろな情報（意識障害，ADHDらしさ）が得られる。また海馬の石灰化で側頭葉てんかんを見つけよう。

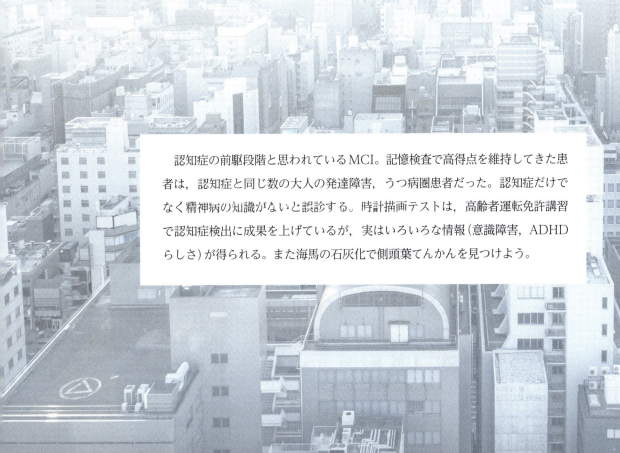

はじめに

　認知症診療を34年間行ってきて，いま胸につかえているものがあります．「軽度認知障害(MCI)とはいったい何なのだろう」ということです．

　「認知症と言えばアルツハイマー型認知症(ATD)でしょう」という発想の研究者は，PETで大脳にアミロイドやタウの沈着が病的に多い所見こそが，将来のATD発病を決定的に予見する決め手だと思っているはずです．しかし，10年以上先の発病を知ってしまって，はたして患者さんによいことがあるのかと心配する意見も出ています．

　おそらく，高額な自費を払ってでも自分の将来を知りたいという人は，その悪い結果を聞いてもうつ状態にはならないポジティブな人なのでしょう．しかし，配偶者はうつ状態になるかもしれません．筆者の結論は，治療法が確立していないなら診断遊びはやめるべし，です．ただし，いくらかの漢方やサプリメントには発病を遅らせる効果はあると思っています．

　さて，MCIの対象はATDだけではありませんし，レビー小体型認知症(DLB)もアミロイドPETが陽性になりうる疾患です．ATDに正常圧水頭症(NPH)が合併している場合，アミロイドPETはNPHの併存を教えてはくれません．高齢者は認知症責任疾患の重複がとても多く，機械任せでは見落とします．

　各種うつ病が仮性認知症という別名を持っていて，抗うつ薬で認知機能検査のスコアが上がることは，ほとんどの医師は知っていると思います．しかし，言葉は知っていても，長年MCIとして通院してきた患者さんが実は非定型うつ病だったと医師が自分で気づくまで，なかなか身になりません．

　一過性全健忘(TGA)という病態があります．これも一種の短期間限定のMCIのようなものですが，実は正体が明らかでないものです．本当は側頭葉てんかん(一過性てんかん性健忘)だったかもしれないですね．大発作をてんかんのイメージとしていると，実際に患者さんを経験しない限りイメージがまったくわからないと思います．海馬はてんかんの焦点となりやすい部位ですが，最近筆者は，海馬と言えば，萎縮度だけでなく小さな石灰化がないか必死で画像をみるようになりました．海馬は生理的に石灰化が起きやすい場所です．

　甲状腺機能低下症，ビタミンB_{12}欠乏症，NPH，慢性硬膜下血腫は，早期発見・早期治療にて認知症が改善する疾患(treatable dementia)であることはよく知られていますし，いくらか患者さんを経験したと思います．これらもMCIと言えないこともありません．残念なことにこれらの認知症は，主たる認知症に付随して発見されることのほうが多く，それを治しても認知症は残ります．

筆者の言いたいことは，アミロイドPETという王道をもってしても40％のMCIには無意味であること，一般の臨床医には実践に役立たないということです。

いったいMCIを前にどうすればよいのか？　その答えを現場の医師は欲しています。ですから，本書には開業医の手が届かない高度検査のことはほとんど書きません。その前に精神疾患・発達障害を勉強しておくことのほうが数段重要です。そうすれば無駄な検査を発注することはなくなります。

筆者の持つ武器はマルチスライスCTだけです。物忘れを主訴として初診した患者さんの改訂長谷川式スケール（HDS-R）が27点で，CTで大脳が少し萎縮していたとします。認知症しか知らないと，「おそらくこれから萎縮が進むのだろう」と勝手な解釈をするはずです。米国では，のちのちATDを発病した初期の患者さんに「年のせい」と説明していたら，後で訴訟の対象にされるそうです。

筆者は2017（平成29）年4月に大人の発達障害というものを知り，彼らは物忘れを主訴として来院することに気づきました。もし注意欠如多動性障害（ADHD）なのに，「将来認知症になるでしょう」と言ってしまったら，どれだけ罪なことでしょうか。

HDS-Rスコアが27以上でスコアが低下せずに経過している患者さんに，若い頃の行動を問診し直したところ，すぐに数十人の誤診が発覚しました。ADHDだったのです。共通していたのはHDS-Rが30であっても「仕事ができない」と訴え続けていたことです。興味深いことに，保険証を忘れてきたり，薬を飲み忘れたりする患者さんは，認知症初期よりADHDのほうが多いくらいです。HDS-Rでの答え方，時計描画の仕方にもADHDらしさが出ます。

ADHDならアセチルコリン賦活ではなく，ドパミン・ノルアドレナリンの賦活をしなければなりません。こうしてみると，精神疾患の知識を持たずにプライマリケア医が物忘れを診てはいけないとつくづく思いました。

忘れもしません。同年5月2日，ADHDへの処方を開始しました。「4年通院したけど，初めて効いた気がする」と言われたときには，今まで自分は何をしていたのかと愕然としました。

「認知症の鑑別診断にADHDを忘れるな」と書かれた成書は今のところないようです。しかし，国内外の報告ではADHDは急増しており，その気づきには2～3分の診療で可能です。精神科医でも熟知していない領域ですが，認知症担当医はADHDへの参入が期待されます。そのために必要なことを本書で説明していきます。これからの医師は，発達障害を避けて通れません。

2019（平成31）年2月4日　　著　者

目 次

第一章　軽度認知障害（MCI）   *1*

A　MCIの概要   *2*
1. 鑑別の入り口での誤診を防ぐ   *3*
2. MCIの定義   *5*
3. MCIの頻度   *7*
4. MCIと認知症の鑑別   *9*
5. MCIの周辺症状   *13*
6. 認知症へのコンバート   *15*
7. MCIに迷入してくるADHD   *29*
8. MCI 98例から学んだこと   *32*

B　認知症各型のMCI   *35*
1. レビー小体型認知症（MCI-DLB）   *35*
2. アルツハイマー型認知症（MCI-AD）   *41*
3. 正常圧水頭症（MCI-NPH）   *48*
4. 進行が遅い認知症——神経原線維変化型老年期認知症（SD・NFT）   *51*
5. 脳血管性認知症（MCI-VD）   *54*
6. 糖尿病性認知症   *57*
7. アルコール関連認知症   *59*
8. ビタミンB_{12}欠乏症   *61*
9. 石灰化を伴うびまん性神経原線維変化病（DNTC）   *63*
10. 急激に進行する因子   *65*
11. 変性疾患のコンバート   *69*

C　開業医でも手が届く脳画像の深読み   *72*
1. 画像診断の落とし穴   *72*
2. 悩ましい前頭葉萎縮の解釈   *74*
3. 海馬萎縮度の重要性   *75*
4. 急激悪化群——失語系認知症   *77*

D　告　知   *80*

E	MCIの生活指導	*82*
F	MCIの薬物治療	*84*
	1 MCIに抗認知症薬を投与する根拠	*85*
	2 ドネペジル	*86*
	3 ガランタミン	*88*
	4 リバスチグミン	*91*
	5 アセチルコリンエステラーゼ阻害薬3成分の比較	*93*
	6 シロスタゾール	*95*
	7 レベチラセタム	*97*
	8 人参養栄湯	*97*
	9 CDPコリン	*99*
	10 フェルラ酸含有サプリメント	*101*
	11 ルンブルクスルベルス含有サプリメント	*103*
	12 抑肝散加陳皮半夏	*104*
	13 冬虫夏草	*105*
	14 ガンマオリザノール	*105*
G	うつ状態	*108*
	1 「うつ」「うつ病」の取り扱い	*108*
	2 非定型うつ病と認知症：予後予測が困難であった2例	*111*
	3 認知症のうつ状態	*114*
	4 老年期うつ病	*127*
	5 双極性障害	*130*
	6 非定型うつ病	*136*
	7 発達障害とうつ状態	*140*
H	その他の精神疾患	*142*
	1 統合失調症	*142*
	2 クレプトマニア	*146*
	3 身体表現性障害	*148*
	4 依存症	*150*
I	睡眠障害	*151*
	1 睡眠障害と認知機能低下	*151*

J	てんかん	154
1	物忘れ外来に，てんかん患者は必ず来ている	155
2	大小2つのてんかん：比較の好例	157
3	てんかんの診断	158
4	てんかんの原因	159
5	てんかんの鑑別診断	164
6	てんかんと怒りの深い関係	166
7	てんかんの治療	166

第二章　時計描画テスト（CDT） 169

A	CDTのはじまり	171
B	動作性知能を知る代表的な検査	173
C	震えの検出	175
D	健常者のCDT	176
E	認知症のCDT	178
F	コウノメソッド式CDT	180
1	検査を行うにあたって	180
2	教示方法	182
3	3種類の書式で描かせる理由	184
4	採点方法	186
5	病的描画の異常コード	188
6	発達障害（ADHD）の特異性をみるのに有用な描画（勝手針，書き損じ，円のすれ違い）	236
7	描画の判定に関連して	236
G	認知症病型の鑑別は可能か	238
H	CDTによる病型診断 —— 2017年トライアル	239
I	CDTが有用と考えられた症例	242
1	時計描画の急激な悪化を認めたATD	242
2	時計描画の全面的改善を示したATD	243
3	点滴の治療効果を時計描画で確認	244
4	PSPの二重視が時計描画に見事に反映	244

第三章　大人の発達障害　　　　　　　　*247*

A　発達障害の時代が来た　　　　　　　　*250*
B　発達障害の頻度　　　　　　　　*253*
C　発達障害の基礎知識　　　　　　　　*257*
1　定型発育と発達障害　　　　　　　　*257*
2　発達障害は三疾患の総称　　　　　　　　*258*
3　注意機能障害は，発達障害の中核症状　　　　　　　　*258*
4　自閉とは何か　　　　　　　　*259*
5　発達障害と知的障害　　　　　　　　*261*
6　一個体における病名の重複　　　　　　　　*263*
7　発達障害，知的障害と統合失調症のハイリスク遺伝子　　　　　　　　*264*
8　発達障害で起きている神経伝達物質間のアンバランス　　　　　　　　*267*
9　精神疾患患者の海馬　　　　　　　　*269*
10　発達障害の科学的証明　　　　　　　　*270*
11　聴覚過敏・難聴　　　　　　　　*273*
D　発達障害の治療　　　　　　　　*274*
1　記銘力障害に対して　　　　　　　　*274*
2　陽性症状と陽性の二次障害に対して　　　　　　　　*275*
3　陰性の二次障害に対して　　　　　　　　*275*
4　認知症・てんかんの合併　　　　　　　　*276*
5　サプリメントの選択　　　　　　　　*276*
E　物忘れ外来を訪れる発達障害患者　　　　　　　　*278*
1　ADHDに気づくヒント　　　　　　　　*279*
2　中高年のADHD症例　　　　　　　　*288*
3　若年性認知症と誤診しそうになったADHD症例　　　　　　　　*293*
4　アルコール依存症と発達障害の密接な関係　　　　　　　　*298*
5　発達障害を認知症と誤診していた症例　　　　　　　　*300*
6　発達障害と認知症が合併し，鑑別診断が攪乱された症例　　　　　　　　*300*
7　問診があてにならなかった症例　　　　　　　　*307*

F 発達障害の治療事例 　　　　　　　　　　　　　　309
1. ADHD治療の前に知っておくべきこと　　　　309
2. 陽性症状対策としてのチアプリド　　　　　　316
3. 「隠れAS」に留意する　　　　　　　　　　　317
4. ADHDにアセチルコリン賦活薬は，ありか？　318
5. 保険薬だけで全員改善できれば誰も苦労はしない　319

G 発達障害と鑑別すべき精神疾患 　　　　　　　321
1. 境界性パーソナリティ障害はピック病と誤診する　321
2. 遅発性パラフレニーはDLBと誤診する　　　322
3. 初診時の限られた時間で合併に気づく　　　　322
4. 拒薬の陰に発達障害　　　　　　　　　　　　323
5. 知的障害＋FTD　　　　　　　　　　　　　　323
6. 双極性障害＋ピック病　　　　　　　　　　　324
7. 統合失調症の認知機能障害には，ADHD治療薬は使わない　325
8. 疾患特性に起因する犯罪は，処方で防げる可能性が高い　327

H 認知症を介護している家族の精神病理　　　　328

索引　　　　　　　　　　　　　　　　　　　　　333

おわりに　　　　　　　　　　　　　　　　　　　339

コラム

項目	ページ
認知症専門医増が必要	6
見当識障害について	17
MCIのコンバート率	27
抗認知症薬の増量規定	38
ATDのiPS細胞由来神経細胞からアミロイドを除去したのは，ブロモクリプチン，クロモグリク酸ナトリウム，トピラマートの既存3剤併用	47
アルツハイマー型認知症の遺伝子治療の可能性	107
ポール・マッカートニーのコンサートにビートルズのファンは来られない	168
今後増加する疾患の頻度には，確たるデータを示せない	255
自閉症スペクトラム（ASD）の呼称	261
発達障害の人がうまくやっていくには	271
小児患者を受け入れることになった理由	277
二次性ADHDは存在するのか	297

本書で使用する主な略語一覧

	疾患名	
ATD	Alzheimer type dementia	アルツハイマー型認知症
AGD	argyrophilic grain dementia	嗜銀顆粒性認知症
ARD	alcohol-related dementia	アルコール関連認知症
bvFTD	behavioral variant frontotemporal dementia	行動障害型前頭側頭型認知症
CBD	corticobasal degeneration	大脳皮質基底核変性症
CBS	corticobasal syndrome	大脳皮質基底核症候群
CCA	cortical cerebellar atrophy	皮質性小脳萎縮症
CSH	chronic subdural hematoma	慢性硬膜下血腫
DLB	dementia with Lewy bodies	レビー小体型認知症
DNTC	diffuse neurofibrillary tangles with calcification	石灰化を伴うびまん性神経原線維変化病
DRPLA	dentatorubral-pallidoluysian atrophy	歯状核赤核淡蒼球ルイ体萎縮症
FAD	familial Alzheimer's disease	家族性アルツハイマー病
FTD	frontotemporal dementia	前頭側頭型認知症
FTLD	frontotemporal lobar degeneration	前頭側頭葉変性症
LBD	Lewy body disease	レビー小体病
LPA	logopenic progressive aphasia	ロゴペニック型失語
MCI	mild cognitive impairment	軽度認知（機能）障害
MSA	multiple system atrophy	多系統萎縮症
NPH	normal pressure hydrocephalus	正常圧水頭症
PD	Parkinson's disease	パーキンソン病
PDD	Parkinson's disease with dementia	認知症を伴うパーキンソン病
PNFA	progressive nonfluent aphasia	進行性非流暢性失語
PPA	primary progressive aphasia	原発性進行性失語
PSP	progressive supranuclear palsy	進行性核上性麻痺
SD	semantic dementia	意味性認知症
SD・NFT	senile dementia of the neurofibrillary tangle type	神経原線維変化型老年期認知症
VD	vascular dementia	脳血管性認知症

	症状名	
BPSD	behavioral and psychological symptoms of dementia	認知症の行動・心理症状，問題行動，周辺症状

	検査名	
CDR	Clinical Dementia Rating	
CDT	clock drawing test	時計描画テスト
HDS-R	Hasegawa's dementia scale-revised	改訂長谷川式スケール
MMSE	mini-mental state examination	ミニメンタルステート検査

本書で使用する主な用語一覧（筆者の造語を含む）

和文	
あ	
意識障害系認知症	せん妄を伴いやすい認知症の総称。レビー小体型認知症やクロイツフェルト・ヤコブ病，脳炎などがこれにあたる。意識障害系認知症の陽性症状には，シチコリン注射や抑肝散が奏効する。
陰証	陰性症状主体の患者のキャラクターを指す。
陰性症状	本人が何もしないために介護者による身体介護が増える周辺症状の総称。 不安からくるもの：拒食 認知機能低下から派生するもの：うつ状態 脳障害からくるもの：無言，無為（アパシー），食欲低下
か	
覚醒系認知症	せん妄を伴いにくい認知症の総称。アルツハイマー型認知症や前頭側頭葉変性症がこれにあたる。シチコリンや抑肝散は奏効しにくい。
覚醒系薬剤	コウノメソッドで用いられる，意識障害の改善（覚醒）を促す作用のある薬剤の総称。シチコリン注射，アマンタジン（シンメトレル®），時にリバスチグミン（リバスタッチ®，イクセロン®），メマンチン（メマリー®）などの中核薬を指す。
奇異反応	抑制系薬剤の投与によって鎮静せず，かえって興奮する特異的な体質・反応のこと。
コウノカクテル （GCS点滴）	グルタチオン＋シチコリン＋幼牛血液抽出物（ソルコセリル®）を混合した注射液またはこれを用いた点滴療法を指す。患者に応じて適宜配合量を調整することで，歩行障害などに対して著明な効果を発揮する。初めてコウノカクテルを施行する場合には，コウノカクテルスターターパック（グルタチオン1,600mg＋シチコリン250mg＋幼牛血液抽出物4mL）で実施することを勧めている（ただし保険診療では対応できないため，自費となる）。なお，配合成分の頭文字をとって「GCS点滴」と呼ぶこともある。
コウノメソッド実践医	コウノメソッドに準拠して治療する医師のことで，立候補，登録制となっている。
コウノメソッド分類	筆者が提唱した，コウノメソッドにおける独自の認知症患者分類で，①バイタリティ分類，②エネルギー分類，③NTM分類からなる。①バイタリティ分類とは，患者を覚醒系・歩行障害系・意識障害系に分類すること，②エネルギー分類とは，患者を陽証・中間証・陰証に分類すること，③NTM（神経伝達物質）分類とは，アルツハイマー型認知症を「アセチルコリン欠乏病」，レビー小体型認知症を「ドパミン・アセチルコリン欠乏病」，ピック病を「ドパミン過剰病」といったように神経伝達物質の多寡によって分類するもので，各人に合った処方を考える際の手立となる。
興奮系薬剤	陰証の認知症患者に対してコウノメソッドで用いる脳代謝改善薬の総称。ニセルゴリン（サアミオン®），アマンタジンがこれに該当する。時にドネペジル（アリセプト®）などの中核薬を含んで興奮系薬剤と呼ぶこともある。

さ		
	食欲セット	食欲を回復させるための、コウノメソッドにおける薬剤セットのこと。スルピリド（ドグマチール®）50mg/日（30日以内限定）＋ポラプレジンク（プロマック®D）75〜150mg/日の組み合わせを指す。
	シンメトレル®ロケット	アマンタジンを朝または朝・昼に比較的高用量（75mgまたは100mg, 125mg, 150mgなど）服用させ、患者の覚醒を促すコウノメソッドの手法。朝のみの服用を「シングル」、朝・昼の服用を「ダブル」と呼んでいる。夕方以降は投与しない。当然ながら、妄想、幻視、ハイテンション、倦怠感などの副作用リスクは上昇するため、介護者には、副作用がみられたら減薬するようにあらかじめ指示しておく必要がある。
	前頭葉症状（河野）	ピック症状＋放尿、原始反射、無言症などを指す。
た		
	中核薬	中核症状（記憶低下、見当識障害、判断力低下、性格変化、失語、失認、失行）を改善しうるアルツハイマー型認知症治療薬のこと。現在日本では4成分〔ドネペジル、ガランタミン（レミニール®）、リバスチグミン、メマンチン〕が認可されている。なお、ドネペジルの先発品（アリセプト®）は、レビー小体型認知症にも適応を承認されている。
	ドネペジルチャレンジテスト	認知症と定義できないほどごく初期の段階で、試験的に少量の中核薬を投与する手法。ドネペジルを1.5mg, 1.67mg, 2.5mgのいずれかで少量投与する。効果があれば脳内アセチルコリン欠乏状態と判断できる。
	ドパコール®チャレンジテスト	レボドパ・カルビドパの先発品であるメネシット®（100mg錠、250mg錠）にはない50mg錠が後発品のドパコール®にはあるため、初めてパーキンソン病治療薬の投与を試みる患者にはドパコール®25mg（50mg錠の半分）を1回内服量として、1日2回服用させる危険分散の手法。副作用（妄想、浮遊感、吐き気）が現れたら、直ちにさらに半分にカットするように介護者にあらかじめ指示した上で処方する。
は		
	歯車現象	肘の他動的屈伸を行った際に、歯車のような間欠的な抵抗（歯車様筋固縮）がみられること。歯車現象は脳内ドパミンの不足、すなわちパーキンソン病やレビー小体型認知症の可能性を示唆する。
	バランス8*	若い患者で認知症とうつ病圏の鑑別が難しい時に行う、うつ病圏、認知症各8項目の問診・検査
	ピック化	意味性認知症に陽性症状が加わり、ピック病といえる病態（症状）に変わること。
	ピック症状	脱抑制（大声、わがまま、介護拒否のほか、万引きなどの反社会的行動）、常同行動など、ピック病に特徴的な症状の総称。
	ピックスコア*	前頭側頭葉変性症を検出するためのチェック表。16点満点中4点以上では9割の確率でアルツハイマー型認知症が否定される。
	ピックセット	ピック病の典型例に対するセットのこと。クロルプロマジン（ウインタミン®細粒やコントミン®錠）＋フェルラ酸含有サプリメント（弱）が基本となる。
	フェルラ酸含有サプリメント	米ぬか成分のフェルラ酸とガーデンアンゼリカ（セイヨウトウキ）が配合された健康補助食品（サプリメント）。配合量の違いによって弱タイプ・強タイプがある。
	フロンタルアタキシア	運動器に問題がないのに、前頭葉機能不全（歩こうとする発動性などの障害）のために「歩かない」状態。「歩けない」のではないため、治療により改善が見込める。

	フロンタルレビー	CT検査やMRI検査で比較的強い前頭葉萎縮が確認されるが，まだ前頭葉症状（特にピック症状）が現れていない状態のレビー小体型認知症（DLB）を指す。この患者群の中から，あとになってDLBではなく進行性核上性麻痺や大脳皮質基底核変性症であることがわかる患者が出てくることがある。
	歩行障害系認知症	歩行障害を示す認知症患者の総称。
や		
	陽証	陽性症状が強い患者のキャラクターのこと。
	陽性症状	介護者が精神的ストレスを受け，最も困る認知症の周辺症状の総称。 内的いらだちからくるもの：易怒，暴力，大声 不安，焦燥からくるもの：徘徊，介護抵抗 認知力低下から派生するもの：妄想 脳障害からくるもの：不眠，過食，幻視
	抑制系薬剤	認知症の陽性症状を鎮めるためにコウノメソッドにおいて投与する向精神薬（抗精神病薬）の総称。アルツハイマー型認知症と脳血管性認知症には①チアプリド（グラマリール®），前頭側頭葉変性症，進行性核上性麻痺，大脳皮質基底核変性症には②クロルプロマジン（肝障害には禁忌），レビー小体型認知症には③抑肝散が第一選択になる。開始用量は，①25mg×2，②4mg（朝）＋6mg（夕），③2包が妥当である。クロルプロマジンの4mgはすなわち細粒0.04gという意味であり，非常に少量なので，調剤を誤らないよう薬剤師に注意を喚起する必要がある。1日最大用量は，①150mg，②75mg，③3包とする。クロルプロマジンが効かない，副作用（ふらつき）が強くなった場合の第二選択はハロペリドール（セレネース®），第三選択はクエチアピン（セロクエル®。糖尿病には禁忌）。奇異反応がみられた場合はプロペリシアジン（ニューレプチル®）細粒3mg×2〜3を用いる。抑制系薬剤の対義語は「興奮系薬剤」。
ら		
	レビー化	大脳組織に老人斑とレビー小体を併せ持っている多くのアルツハイマー型認知症（ATD）と多くのレビー小体型認知症（DLB）において，臨床的にパーキンソニズムがなく，脳血流シンチグラフィーでATDパターン（頭頂側頭葉の局所脳血流低下）であった患者が，脳内で老人斑がレビー小体に封入され，幻視やパーキンソニズムが出現するケースがあること。
	レビースコア*	レビー小体型認知症を見抜くためのチェック表。16点満点のうち3点以上だと9割の確率でアルツハイマー型認知症が否定される。
	レビー・ピック複合 （Lewy-Pick complex；LPC）	レビー小体型認知症（DLB）と前頭側頭葉変性症（FTLD）の症状が混在していて，DLBとFTLDのどちらかに診断を決めきれない患者群を指す。病理学的には2疾患が合併することはほとんどないと考えられるため，病理基盤はどちらか一方であるにしても，臨床的には処方方針を決めやすいという面を重視し，LPCと呼ぶほうが患者のイメージを表現していると判断して採用した呼称（臨床分類）。自験例およびコウノメソッド実践医からの報告を総合すると，認知症の大方15%がLPCである。
欧文		
	ATDらしさ	アルツハイマー型認知症にみられる，取り繕い，迷子（道に迷う），時計描画テストの不得意，遅延再生（改訂長谷川式スケール）の不得意などのこと。
	FTLD検出セット	「左手で右肩をたたいて下さい」「『猿も木から落ちる』の意味は何ですか」「『弘法も筆の』の続きを言って下さい」「利き手はどちらですか」の4項目のうち2項目以上答えられない場合，前頭側頭葉変性症が確定的であるとしたコウノメソッドの評価法。

*www.forest-cl.jp/method_2019/kono_metod_2019.pdfよりダウンロード可

第一章

軽度認知障害（MCI）

第一章

A　MCIの概要

　軽度認知障害（MCI）と聞いて，認知症圏の話だと思っているとしたら大間違いです。多くの医師が，大うつ病では仮性認知症という一過性の認知機能障害が起こることがあり，認知症ではないことを知っています。しかし，非定型うつ病や老年期うつ病は，大うつ病らしさが希薄で，高齢になると大脳もある程度萎縮するために，認知症と誤診してしまいがちです。診断を間違えると，やはりその処方は奏効しないでしょう。

　認知症以外にも広い範囲で精神疾患を知っていないと，MCIのトータルな把握はできません。MCI診療に必要な情報を網羅した医学書が少ないのはそのせいでしょう。プライマリケア医療を実践するには，精神科領域のことも知っておかなければなりません。しかし，今から領域の壁を超えて精神疾患への対応に必要な知識や技術を身につけられるだろうか，と不安になることでしょう。

　だからといって精神疾患への対応の仕方を知らずにMCIを扱うことは，やはり間違いです。統合失調症を治して下さいという話ではありません。大うつ病患者さんにプライマリケア医として対応できる以上のことをする必要はないでしょう。しかし，老年期に発生するうつ状態や，高齢者の発達障害は，やはりプライマリケア医が診るべきです。

　筆者は純然たる一般内科医です。一定の守備範囲の中で，物忘れを主訴として訪れる患者さんをすべてマネジメントできるようになることを目標に解説します。

1 鑑別の入り口での誤診を防ぐ

　MCIは，長い年月を経て発病するATDをできるだけ早期に治療開始したいという思いで考えられた概念です。臨床現場では便利な言葉ですが，その意味するところに混乱が生じています[1]。なぜ，混乱するのかといえば，この概念には実際は認知症以外の疾患がたくさん含まれてきたからではないでしょうか。

　MCIを正しく診断することは，専門医の間でも最も難しい課題です。まずは正常老化との鑑別が必要であり，さらに一過性全健忘（TGA），せん妄，肝性昏睡などの一時的な認知症様状態や，よくわかっていない捉えどころのない病態が入ってくるからです。

　認知症の成書には，「認知症を生じる疾患は60近くある」というような一覧表が必ず載っているものです。それは絶対に必要な知識なのですが，筆者のように34年間認知症を診療していても，一度も遭遇したことのないものがたくさん挙がっています。

　鑑別診断の入り口の重要性から言えば，それらよりはるかに多い認知機能低下疾患として，非定型うつ病，双極性障害，発達障害が挙げられます。つまり，認知症の病型鑑別の前に，非認知症の除外という大きな仕事があって，これが意外に難しいという話をしたいのです。

　かくいう筆者も，2017年3月頃までは数々の誤診をしていたことに気づきました。もちろんMCIのレベル（たとえばHDS-Rスコア27以上）での話です。

　というのも，認知症関連でMCIに特化した医学書は非常に少なく，MCIを正しく診断することと同様にMCIについての正しい知識を伝えることも難しい課題だからです。おそらく，アミロイドPETを用いたとしても完全に誤診を予防することはできないでしょう。なぜならばアミロイド陽性だからといって，その人の記憶低下の責任病変が老人斑とは限らないからです。その"陽性"は，健常高齢者の加齢による程度のものかもしれないし，レビー小体型認知症（DLB）かもしれないのです。

　これからのATD新薬の治験の対象者選別にアミロイドPETは必須になるでしょうが，日常診療にこの検査を導入するには費用が高額であるなどの問題があります。

　MCIの人口は，平均年齢75歳の地域住民のおよそ17％にあたり，2年間の追跡で13％が認知症に移行したとされます[2]。これをコンバートといいますが，回復群（リバート）やMCIのまま数年とどまっている人たちと，認知症に移行する人たちとは，いったいどこが異なっているのでしょうか。筆者の知る限り，その疑問に答えた本に出会ったことがありません。

　MCIの診断には，うつ病圏，側頭葉てんかん，大人の発達障害の高頻度3疾患の知識が十分にあることが必要で，高度な医療機器が使えないとしても要点をついた問診で診断に近づける（つまり，開業医にも可能）ということを最初に申し上げたいと思います。

これら3疾患は，高頻度に認知症とも合併しうるものですから，既に診断が確定した患者さんにおいても再チェックすべきものです。これらの考えに確信を抱いて以降の筆者の外来は，緊張感を常に持ちつつ，非常に自信に満ちてやりがいのあるものに変わりました。なにしろ全体的に改善率が上がるからです。読者のモチベーションも存分に高まると思います。

まとめ	認知症しか知らないと，MCIをすべて認知症の初期と考えてしまう。

● 文 献

1) 柳澤勝彦：MCIおよびアルツハイマー病の分子機構．基礎からわかる軽度認知障害(MCI)―効果的な認知症予防を目指して．鈴木隆雄, 監, 島田裕之, 編. 医学書院, 2015, p19-26.
2) Artero S, et al：Revised criteria for mild cognitive impairement：validation within a longitudinal population study. Dement Geriatr Cogn Dis. 2006；22(5-6)：465-70.

2　MCIの定義

　ATDの研究者にしてみれば，元来MCIとは病理所見がATDと定義される規模の直前の状態を指し，「真のMCI」とも言われています。具体的にはBraakステージⅢ，つまりATD病変（特に神経原線維変化）が海馬領域を含む側頭葉内側に限局している状態をMCIと定義します[1]。

　この状態を臨床的にわかりやすく説明するならば，受動的に（仕方なく）外来を訪れる患者さんが該当するのだということです[2]。筆者の実感としてもそう思います。

　一般にはCDR（Clinical Dementia Rating）0.5をMCIとしているのですが，現場では定量化したいとの意見もあり，MMSE（mini-mental state examination）で言えば23以下とされることが多いです[3]。高齢者の孤立化の傾向が都市部でより強いことを考えると，筆者は，都会では23は低すぎると感じます。

　比較的若いうつ病圏（仮性認知症）とADHD（発達障害の一種）の患者さんは，病識がしっかりしていて自分から受診しますが，高齢の物忘れ患者さんの場合は，医師に鑑別診断の引き出しが少ないと的確な質問に至らないため，初診時での正診が困難となります。誤診すると，当然ながら多くの場合，誤った処方になります。うつ病圏にはセロトニン系，ADHDにはドパミン・ノルアドレナリン系の薬が必要なのに，アセチルコリン系（抗認知症薬）を処方しても奏効しません。

　高齢の物忘れ患者さんは，仕事から退いている方が多いこともあり記憶障害が社会問題化することはなく，間違った処方を受けても医師に疑問をぶつけることもなく10年近く通院します。よくなったかどうか尋ねても「別に問題ないのではないか」と答えるのみです。しかし，このような馴れ合いの外来が許されるはずはありません。

　ADHDによる記銘力障害や，老年期うつ病による仮性認知症は，MCIに含まれてきます。ですから本書では，「MCIイコール認知症予備軍」というイメージではなく，物忘れを主訴として来院する，主に年配の方の診断と治療について扱います。

　言うまでもなく，開業医はタウPETも髄液検査もしませんから，臨床医にとって，狭義のMCI（MCI-AD）を語ることは不可能です。あえてアミロイドPETと言わなかった理由は，DLBでもアミロイドは陽性になるからです。DLBとATDは病理所見の共通点が多いものの，DLBは発達障害・精神疾患との関連が深く，ATDは希薄であり，この2つの疾患は近くて遠い関係にあります（13頁 表2参照）。

　MCIと認知症の違いは，認知症の場合は日常生活に支障をきたすために自立が困難であると考えればよいでしょう。生活勘がよく高度な仕事をしているわけでもない人は，HDS-Rスコアが15でもMCIなのかという疑問も生じてきます。その場合は，集団統計でいうカットオフポイント21/20を適応するしかないでしょうが，このような低いスコアで線引きするのは，有用ではないかもしれません。

つまり，生活に支障がなくても，HDS-Rが20以下なら診断書に認知症と書くしかないという現実があります。これは，室伏[4]の言うかつての単純痴呆型（陽性症状がないタイプ）に相当します。

逆にHDS-Rが高得点でも反社会的行動がみられるのがピック病であって，行動障害型前頭側頭型認知症（bvFTD）と呼ばれるようになりました。一方，本人が生きづらいと日々苦しんでいるのがADHDです。

MCIと認知症の境界を知能検査のスコアで判断することは不可能であるという認識を持って頂いた上で，本題に入っていきましょう。

まとめ　画像機器を持たない開業医が，MCIとどう向き合うか。
まずは，問診を欠落なく行うことが大事である。

● 文 献

1) Braak H, et al：Neuropathological stageing of Alzheimer-related changes. Acta Neuropathol. 1991；82(4)：239-59.
2) 楯林義孝：うつとMCI. 軽度認知障害【MCI】―認知症に先手を打つ. 朝田　隆，編. 中外医学社，2007，p244-50.
3) 島田裕之：MCIとは. 基礎からわかる軽度認知障害（MCI）―効果的な認知症予防を目指して. 鈴木隆雄，監，島田裕之，編. 医学書院，2015, p7-12.
4) 室伏君士：老年期の精神科臨床. 金剛出版，1984.

コラム　認知症専門医増が必要

日本老年精神医学会・現理事長の池田学先生[1]が，学会として記者会見を開き（2018年5月30日），国内の認知症医療について意見を述べられました。

それによると，認知症とMCIが合わせて1,000万人の現状に対して，日本老年精神医学会専門医は973人で，日本認知症学会の専門医を合わせても約2,000人しか専門医がおらず，認知症の臨床現場は大変な状況になっているとの認識を示しました。

専門医を増やすにあたって，診療報酬上のインセンティブが必要であることを強調するとともに，地域偏在も解消したいと意欲を見せておられました。専門医だけでは対応しきれないため，多職種で認知症専門の人材を養成する必要があります。

1) 池田　学：認知症への対応, 専門医増が必要. Medical Tribune. 2018；51(13)：14.

3 MCIの頻度

筆者は，MCIの頻度については，あまり気にしていません。MCIをどのように捉えるかによって，頻度が変わってくるからです。

ただ，筆者は精神疾患・発達障害で物忘れがあり生活に支障があると感じている方については，MCIに含めて考えるのが妥当であると感じています。MCIは決して認知症学の範疇に収まるものではなく，精神科臨床という広い範疇に含めて捉える必要があるでしょう。

田平[1]によると，順天堂医院と河村病院それぞれの物忘れ外来を受診した患者さんの内訳は，正常5.1％，うつ2.8％，他疾患8.6％などを含めた708例中，MCIは14.0％でした。

丸木[2]も，物忘れ外来1年間の初診811例中，MCIは14.4％としています。丸木は，後述するADHDも2例含まれていたことを指摘しています。発達障害を診療対象として特に掲げていなくても，物忘れ外来にADHDの患者さんが来院するという指摘は重要です。ADHDに年齢の上限はありません。

筆者の外来で，物忘れを主訴として来院し最近の半年間に診察した1,241例中，初診時のHDS-Rスコア26以上の176例のうちMCIは23例（13.1％）でしたので（図1），MCIというのはだいたいHDS-Rスコア26以上の集団なのだろうと思います。

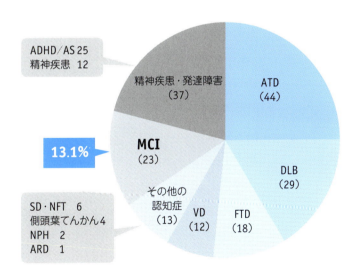

図1 物忘れを主訴とし，初診時HDS-Rスコア26以上だった患者の内訳
名古屋フォレストクリニックで半年間（2017年9月〜2018年2月）に診察した物忘れを主訴とする1,241例中176例
MCI：今後の経過で確定診断されていく一群（認知症圏か精神病圏か不明）

MCIの頻度については，ほかにも多くの報告がありますが，前述の通り頻度自体は大した意味を持たないので省略します。

まとめ MCIに精神疾患の病態を含めるか否かによってMCIの頻度は異なるため，MCIの頻度だけを比較しても意味がない。

●文 献

1) 田平　武：かかりつけ医のための認知症診療テキスト―実践と基礎．診断と治療社，2014．
2) 丸木雄一：もの忘れ外来（総論）．神経内科外来シリーズ3　もの忘れ外来．荒木信夫，総編．メジカルビュー社，2016，p2-10．

MCIと認知症の鑑別

「正常」「MCI」「認知症」の3つのカテゴリーには連続性があり，正常からMCI，MCIから正常（reversion），MCIから認知症（conversion）の境界をどこに定めるかは，おそらく医師によって判断に差が出てしまいます。

ATDの新薬は，これまで臨床試験に失敗しており，その原因としてATD以外の認知症も含まれていた可能性があることが関係しているのではないかという反省もあり，アミロイドPET，タウPETを使用して治験参加者を限定する動きが出てきています。

当院に，専門機関でATD治験の候補者としてアミロイドPETを受けたが陰性のため治験対象から外れた，という患者さんが初診しました。実はこの方の物忘れの原因はADHD（大人の発達障害）でした。ATD以外の認知症初期でもなく，まったく違う疾患だったのです。物忘れを主訴とする患者さんの鑑別の難しさを物語っています。おそらく，多くの物忘れ外来で，ADHDに気づかれていない患者さんがいるのではないでしょうか。本書の後半では，ADHDに気づくためのポイントを説明していきます。

かかりつけ医がPETを依頼することは現実にはあまりないのでしょうが，ノーベル化学賞の田中耕一氏らが開発した質量分析技術の手法を使った検査法は，わずかな量の血液で脳内にどのくらいのアミロイドβが蓄積しているかをamyloid-β precursor protein（APP）669-711/amyloid-β（Aβ）1-42の値で推定できるとしており[1]，コストの面でも精度（約90％）の面でも注目されています。

「最近のニュース」に関する質問

高橋[2]が提唱した「最近のニュースは何ですか？」と尋ねる課題は，きわめて有用です。「わからない」はもちろんのこと，「気にしていない」とか「いろいろなことが多すぎて，いちいち覚えていない」という取り繕い（ATDやピック病，進行性失語に多い）や2カ月前などかなり前のニュースを答えた場合もすべて正解から外れているとみなします。

結果は，正常対照群の正解率は99％，MCIは36％，認知症は2％だそうです。この場合のMCIとは，認知症前駆状態のことです。高橋は「『最近のニュースは何ですか？』という問いで"取り繕い応答"に注目することで，Alzheimer病（AD）の90％以上，MCI例でも半数以上をスクリーニングすることが可能である」と述べています。

買い物や金銭管理の障害

一般の高齢者で，お金の取り扱いに関するトラブルがある場合，MCIが最も疑わしいとされており，重要な情報として日本老年医学会のホームページでも紹介しています。96例の健常高齢者と61例のMCI（平均年齢72.5歳と75.5歳）を比較して，有意差（$p<0.001$）がみられたのが買い物と小切手の扱いでした[3]。

記憶検査による鑑別の限界

　MCIと認知症の鑑別をMMSEだけで行うことはできない，という渡辺ら[4]の指摘はまったくその通りです．対象はMMSE 28点以上にもかかわらず認知症と診断された13例で，中には30点が3例含まれています．

　彼らは認知症の診断基準を満たしており，教育レベルの高い男性のATD（会社経営，教員2例，銀行員，農業）が含まれていたりbvFTDが含まれていたりしたことが，認知症の診断とMMSEスコアの乖離の原因でした．

　診断名は，ATD 5例，FTD 2例，PSP 1例，ビタミンB_{12}欠乏1例，頭部外傷後認知症1例，経過を追えなかったが何らかの変性性認知症3例であったとしています．このようにMMSEは教育レベルに影響されやすいという欠点は昔から指摘されています．

　ただ，医師の側が認知症の定義とは何かということをしっかり把握していれば，誤診を防ぐことができます．記憶テストのスコアだけで認知症であるか否かの境界を判断することが問題なのであり，医師が謙虚に家族の訴えを聴く姿勢が肝心です．

　繰り返しになりますが，教育レベルが高い場合はADHDの可能性がかなり高くなります．そして「70歳以下，海馬萎縮なし」は認知症圏ではない可能性を，まずは考えましょう．IQが高いほど小児期に自閉症（いまは自閉症スペクトラムと言う）であった可能性が，3〜6倍高いのです[5]．3割が小児期の自閉症を大人まで持ち越しています（大人の発達障害）．

まとめ　MCIは，認知症とは何かを考えさせる道場である．

●文　献

1) Nakamura K, et al：High performance plasma amyloid-β biomarkers for Alzheimer's disease. Nature. 2018；554(7691)：249-54.
2) 高橋　智：軽度認知障害（MCI）の臨床—MCIを再考する．医学のあゆみ．2010；235(11)：673-78.
3) Rodakowski J, et al：Can performance on daily activities discriminate between older adults with normal cognitive function and those with mild cognitive impairment? J Am Geriatr Soc. 2014；62(7)：1347-52.
4) 渡辺誠奈，他：もの忘れ外来におけるMini-Mental State Examination（MMSE）28点以上の認知症症例の検討．老年精神医学雑誌．2018；29(2)：177-87.
5) 石浦章一：遺伝子が明かす脳と心のからくり—東京大学超人気講義録．羊土社，2004.

注釈：HDS-Rの年間変化量と海馬萎縮度

　本書でたびたび登場するHDS-Rスコアの年間変化量（annual rate；ar）と海馬萎縮度の取り決めについて説明します。

　まず，そもそもHDS-Rとは，どのような記憶検査であるのか，確認しておきましょう。その解釈を誤ると，せっかく検査してもかえって誤診に誘導されてしまいます（表1）。

　ar：開業医の一般臨床の中で，臨床試験のように治療開始から一定期間の経過後に，対象者全員にHDS-Rを再試行することは難しいです。そこで，アットランダムではありますが，2回目の施行の際の得点変化を12カ月の間隔に換算したらどうなるかを計算することにしました。

　初診時（治療開始時）のHDS-Rスコアが24の患者が，最近の検査で19.5に低下した（マイナス4.5点）とします。その間隔が2年3カ月（27カ月）なら，それを年間変化に換算すると，－4.5÷27×12で－2.0となり，この患者はATDの平均変化量（時期の異なる2回の当院データ集計によると，－0.3あるいは－0.57）よりも速く悪化したと評価されます。

　なお，途中で何度もHDS-Rを行っていて，仮にいったんは上昇したとしてもそのデータは無視します。ですから薬剤評価としては厳しい採点になりますが，2群を比較する場合，条件は同じですから問題にはならないでしょう。各施設で病型ごとに平均の年間変化量を算出しておけば，個々の患者さんの治療がうまくいったか（もともと進行が遅い患者の場合も）がわかります。そして，筆者の挙げる変化量を，効果が上がっているかどうかの目安にして頂いてもよいでしょう。

　なお，12カ月でのHDS-Rスコアの年間変化量という考え方は，平川[1]も採用していますし，日本認知症学会の学会発表でも，MMSEのarなど，多くの研究者が使っている指標です。

　海馬萎縮度：これは厳密に言うと扁桃体／海馬複合体萎縮度です。マルチスライスCTかMRIを用いて1cmスライスの冠状断画像から最も海馬が萎縮したスライスにおいて判定します。図2のように，グレードは，0，0.5，1，1.5，2，2.5，3，3.5，4の9段階です。周囲の虚血によって二次的に萎縮した場合は，健側の萎縮度を採用し，左右差がある場合は平均をとります。つまり右の萎縮度が1，左の萎縮度が2なら1.5とします。平均値ですから1.75などとなってもかまいません。正常圧水頭症の合併によって萎縮度が外見上強くなっている（実際は圧縮）場合は，集団統計から除外して下さい。

1)　平川　亘：軽度認知障害（MCI）に対するシロスタゾール単独治療52例の長期成績. Dementia Japan. 2016；30（4）：539.

表1 HDS-Rの解釈

カットオフ	何点以下なら認知症という判定はできない。満点でも認知症（特にピック病）の場合がある。
打ちきり	途中で不機嫌になり怒り出したら中止する。ピック病の可能性が高い。
偽陽性	低い学歴，海外出身，難聴，発達障害などのために，認知症でないのに低得点になることがあるが，頻度は稀。
質的異常（回答プロセス）	満点近くても，長考したり，いったん間違えたり，しどろもどろになった場合は認知症の可能性が高い。精神的ストレスに弱いこと自体，認知症の影響が考えられる。
低得点	「左手で右肩を叩いて下さい」ができない患者は意味性認知症で，HDS-Rスコアは7点以下になりやすい。家族は難聴のせいにしていることもある。
弱点	遅延再生が不得意で，後半に失点するのはATD。数字関係が不得意なのはDLB。
即答	検者が書ききれないほど速く野菜の名前を答える場合は，ADHDの疑いがある。
動揺性	検査を行うごとに3点以上動揺する場合は，DLB，肝性昏睡，低血糖，薬剤性など一種の隠れ意識障害の関与が考慮されなければならない。
書類作成	介護保険意見書や後見鑑定書などの作成の際，日常生活の支障が大きいのにHDS-Rスコアが高得点の場合，スケールが反映されない患者であることを明確に書き，要介護度・遺言書の信頼性が誤って判定されないようにする。

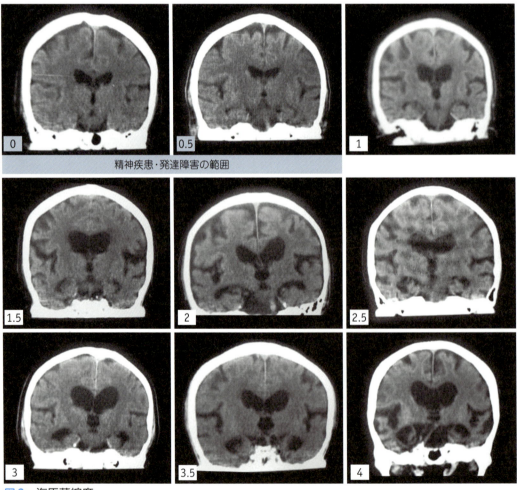

図2 海馬萎縮度

5 MCIの周辺症状

　MCIの鑑別をさらに難しくしているのが，いまだ認知症とは言えない段階でみられる精神心理的な症状です。ATDのごく初期にうつ状態がみられることはよくありますが，うつ状態が生じているとき既にATDを発病していると言えるのでしょうか。

　病理学者であれば，「十分，大脳に老人斑が蓄積していますね」とコメントするかもしれません。老人斑が神経毒として作用することが気分をうつ状態に向かわせるというのであれば話はわかりやすいのですが，筆者の調査では，精神疾患により近いのはピック病（bvFTD）とDLBです（ATDは母集団が大きいので頻度が低い）。ピック病[脚注1]とDLBは，本人の既往歴にも家族歴にも多く，ATDは相対的に少なかったのです（表2）。若い頃からうつ病の素因があったと思われるピック病やDLBの患者さんが，随分長い年月を経て症状を発現するということでしょうか。

脚注1：前頭側頭型認知症（FTD）の一部がピック病であるが，臨床ではピック病と非ピック病（たとえば語義失語が目立ち，異常行動が少ないSD-FTD）の区分がつけにくいため，その周辺の文章ではFTD（総称）とピック病（行動障害型としての）にニュアンスを書き分けることにする。

表2　認知症患者における認知症発症と精神疾患・発達障害の関連

認知症患者の近親者の既往

患者本人の認知症の病型	人数*	精神疾患・発達障害の既往*					
		うつ病	発達障害	知的障害	統合失調症	その他の精神疾患	延べ合計
ピック病	43	15	17	6	5	8	51
ATD	45	9	21	5	4	7	46
DLB	26	11	10	1	1	5	28
その他	6	3	1	1	0	2	7

＊近親者が精神疾患・発達障害を有する認知症患者の人数

認知症患者本人の既往

認知症の病型	人数**	精神疾患・発達障害の既往ないし合併**				
		うつ病	発達障害	知的障害	統合失調症	その他の精神疾患
ピック病	26	16	7	2	0	1
ATD	14***	4	7	0	1	2
DLB	15	9	4	0	0	3
その他	5	3	1	0	0	0

＊＊精神疾患・発達障害の既往ないし合併のある認知症患者の人数
＊＊＊患者数のわりに，圧倒的に少ない（ATDは母集団が大きいので頻度が低い）

（名古屋フォレストクリニック，2017年12月10日までの集計）

Low ら[1]は病前性格というものを主張していて，神経症的性格は認知症のハイリスク，誠実な性格はローリスクであるとしています．筆者は多くの発達障害の患者さんと接するようになって，発達障害の特徴は「性格」と言われているものの一部なのだと確信するようになりました．ADHDがDLB，パーキンソン病（PD）になりやすいとする報告[2]がありますが，性格論で表現するなら，1人でいるほうが安心する性格とでも言えるでしょうか．

　筆者は，以前はまじめな人がDLB，PDになるように感じていたのですが，それと発達障害をあえて結びつけるなら，学歴が高い，こだわりが強い（アスペルガー症候群の症状），周囲の意見を聞かない，というようなイメージを「まじめ」と感じていたのかもしれません．

　MCIの高齢者（319例）は，健常高齢者（1,590例）と比較してアパシー，不安，焦燥，抑うつの有症率が高かったそうです[3]．また，Palmer ら[4]は，不安症状のあるMCIの高齢者では3年後のATDへのコンバートが83.3％であったのに対して，対照（健常高齢者）では6.1％に過ぎなかったとしています．

まとめ	認知症が表面化する最初の症状は，中核症状でなく周辺症状かもしれない．

●文 献

1) Low LF, et al：Does personality affect risk for dementia? A systematic review and meta-analysis. Am J Geriatr Psychiatry. 2013；21(8)：713-28.
2) 緑川　晶：発達障害と認知症. BRAIN and NERVE －神経研究の進歩. 2015；67(9)：1125-32.
3) Geda YE, et al：Prevalence of neuropsychiatric symptoms in mild cognitive impairment and normal cognitive aging：population-based study. Arch Gen Psychiatry. 2008；65(10)：1193-8.
4) Palmer K, et al：Predictors of progression from mild cognitive impairment to Alzheimer disease. Neurology. 2007；68(19)：1596-602.

6 認知症へのコンバート

　認知症へコンバートするMCIの特徴が，各種検査で報告されています。それを本項で紹介しますが，コンバートが確定的ならMCIのうちから治療を開始しなければなりません。本人・家族には，薬を服用する意義や効力の限界について話すときです。

　ただし，筆者は治療を開始する前から，効かない人もいるとか，いつかは効かなくなるとか，ネガティブな情報を話す習慣はありません。患者さんも医師も改善することを信じていることが医療の基本ですし，MCIにはプラセボ効果がみられるという現場の意見もあります[1]。

　そして，客観的に薬の効果がなくなったときに，医師は新たな治療手段を選択肢として持てるように日々研究を重ねている必要があります。たとえば，ATDにドネペジルを投与しADAS (Alzheimer's Disease Assessment Scale) -J cogを用いて認知機能を評価したところ，1.5年を過ぎると得点は有意に悪化するというデータがあります[2]。もちろん平均しての話でありますし，服用しなかったらもっと悪化していたかもしれませんし，3年服用することでメリットが得られる患者さんもいます。ドネペジルを他剤にスイッチする時期に迷ったら，統計的に「1.5年」という数字を覚えておくと参考になるかもしれません。

　2003年に，ATD (MMSE 9～18) において，ガランタミンがドネペジルに比較して1年後にも治療反応性がよいという報告がなされました[3]。この報告の信憑性は，15年経った今でも納得しているところです。もちろん自験例ではドネペジルのほうがHDS-Rスコアを上昇させたケースもありますが，易怒性，語義失語のある患者さんにはガランタミンを優先して処方しています。

　MCIからATDへのコンバートを予想する研究の進歩が妨げられている理由の一つに，slow converterの存在があります。5年などの長い期間，MCIのままで認知症に移行しない集団のことです。

　SEAD-J（日本におけるaMCIを対象とした前向きの多施設共同研究）では，FDG-PETによる予測診断能が感度98％，特異度41％，正診率71％と，特異度で期待を裏切りました。その理由は3年間しか追跡しなかったからです。その後に認知症化した一群がいたことがわかりました[4]。

　対策として，定量評価だけでなく，視覚的にATDパターンであればコンバートと判断することで，特異度を上げようという判定の練り直しが起こるものと思われます。

　脳内のATD病変が比較的軽い場合でも，身体疾患を合併したためにコンバートが早まることがあります。そのような疾患の例として，慢性閉塞性肺疾患(COPD)，高血圧，糖尿病性腎臓病，癌，膝疾患が挙げられています[5]。

神経心理検査

HDS-R

MCIは別にして，まず認知症の病型によるHDS-Rの特徴として，ATDは遅延再生が不得意で，それ以降の3問の得点が低いです（後半失点パターンと呼ぶ）。DLBは対照的に数字関係が苦手で，遅延再生は得意です。まだら状に失点するのはVDやNPHです。

次にMCIですが，扇澤ら[6]は，MCIがコンバートに向かうにあたって低下していきやすいHDS-Rの項目は，日時の見当識，遅延再生，5物品再生，野菜の名前だとしています。実は，このうち前3者は筆者の経験ではATDの弱点です。MCIと言えどもATDに向かう患者さんが過半数でしょうから，統計的にMCI-ADのデータになるのでしょう。

筆者は，それを検証するため，初診時HDS-R 26以上でその後0.5点以上下がった患者さんで，病型が鑑別診断できた53例について調べました。表3の最下段に示したように，高率に低下した項目は，確かに日時の見当識，遅延再生，5物品再生であり，野菜の名前だけ，一致しない結果となりました。

病型別に見てみると，①DLBは「野菜の名前」の項目が低下していく，②FTDは日時より場所の見当識が低下する，③3単語の復唱すらできないのはDLBかFTDである，というふうに，DLBとFTDはほかの病型とニュアンスの違いがあるように思われました。

後述しますが，野菜10個の名前を検者が書ききれないほど速く答える場合は，ADHDが疑われます。仮に認知症だとしてもADHDの合併を疑い，若い頃に整理整頓ができなかったか，多動傾向があったか，などの問診をしておきましょう。

表3　MCIが認知症へコンバートしていく際に悪化しやすいHDS-R下位項目
初診時HDS-Rが26以上で，その後0.5以上低下した53例。各項目で低下した人数の，各病型全体に占める割合（％）。

病型	人数	1（年齢）	2（場所）	3（日時）	4（3単語）	5（引き算）	6（逆唱）	7（遅延再生）	8（5物品）	9（野菜の名前）
ATD	24	41.7	41.7	62.5	0	25.0	50.0	55.4	47.5	30.0
DLB	9	66.7	44.4	66.7	11.1	33.3	66.7	55.6	67.8	77.8
FTD	13	30.8	61.5	38.5	7.7	38.5	30.8	61.5	53.8	30.8
VD	7	14.3	28.6	57.1	0	28.6	28.6	42.9	42.9	0
計	53	39.6	45.3	52.8	3.8	30.2	45.3	54.7	50.9	34.0

HDS-Rオリジナルの順になっている。実際には，筆者は8と9は逆の順で行う。

（名古屋フォレストクリニック，2018年2月9日までの集計）

コラム　見当識障害について

　見当識には，場所，時間，人物の3種類があります。HDS-Rでは，最初の部分で時間と場所について尋ねています。失見当は病型鑑別の役には立ちませんが，見当識が動揺する患者は，てんかん，DLB，肝性昏睡など意識障害系を疑うきっかけにはなるでしょう。

　MCIがATDに移行する群は，見当識障害の悪化が指標になったという報告があります。Kimら[1]は，59例の高齢MCIに対してCDR（Clinical Dementia Rating）の各サブスコアの有用性を検討した結果，2年後の調査時にATDに移行していた患者はATDに移行しなかった患者に比べて見当識のサブスコアが有意に高かったことから，見当識サブスコアはMCIからATDへの移行を予測する上できわめて有用と考えられるとしています。

　この研究では非移行群との間に，年齢，性別，教育，BDS-ADL（Blessed Dementia scale-Activities of Daily Living），HRSD（Hamilton Rating Scale for Depression），NPI（neuropsychiatric inventory）の得点においてベースライン時に有意差がありませんでした。CDRは簡単な指標なので，臨床医には利用しやすいでしょう。

1) Kim JW, et al：Clinical Dementia Rating Orientation Scores as an excellent predictor of the progression to Alzheimer's disease in mild cognitive impairment. Psychiatry Investig. 2017；14(4)：420-6.

MMSE

　1975年，Folsteinによって開発された簡易検査で，2018年4月の診療報酬改定でHDS-Rなどとともに80点の保険点数が認められました。教育程度に強く左右され，被検者のプライドをHDS-R以上に傷つける印象がありますので，筆者はMMSEは行いません。以前から，MMSEは超高齢者や学歴の低い対象者にとって不向きであるとされ[7]，多くの問題が指摘されていることは周知の通りです。

　7シリーズ（100から順に7を引いてもらう。途中で「93から7を引くと」「86から」などと言ってはいけない）は負担が大きく，いじめに近いと言っては言い過ぎでしょうか。既に認知症を発病している患者さんは，途中で何をやっているかわからなくなります。いわゆる物忘れを主訴とした外来患者さんに対しては，2回までの繰り返し（93－7で終了）で十分です。

　MMSEは健常者に行うべき難問で，IQ検査や数学の試験をするようなものです。たとえば初診時にはHDS-Rだけ行い，24点以上だった方（ほぼMCI）にフォローアップとしてMMSEを行うことで，コンバートを鋭敏に知る，という手法ならよいと思います。

　開発された検査は，時系列的に長谷川式→MMSE→改訂長谷川式の順ですから，加藤ら[8]も，MMSEの被検者への精神的負担を軽減するように改訂長谷川式を考案しているはずです。なお，MMSEのカットオフポイント（認知症と非認知症の境目）は，24未満のラインが広く受け入れられています[9]。

　実は米国でMini-Cog（CDTが含まれている）などの簡易検査が普及した理由は，MMSE（言語性＋動作性知能検査）への反省からなのです。ですから，負担の少ないHDS-R（言語性知能検査）とCDT（動作性知能検査）を行うのがバランスのよい組み合わせではないでしょうか。

　筆者が第2回Dementia Congress（ワシントンDC）で3人の米国人の専門医にHDS-Rをプレゼンテーションしたときに，彼らは「MMSEは使っていない，HDS-Rはいい検査だ」と言っていました。臨床試験ではMMSEがよく採用されますが，それはデータや論文が多いからで，かかりつけ医がそれをまねる理由はありません。

　和田[10]は，5年間に来院したMCI（CDR 0.5）68例と非認知症（CDR 0）26例，軽度認知症（CDR 1）88例の神経心理検査を行った結果，MMSE総得点と下位尺度の3単語遅延再生において，MCIと非認知症，MCIと認知症の間で有意差がみられたとしています。MCIと認知症の間でのみ有意差が出たのは，MMSE下位尺度の見当識と7シリーズでした。

時計描画テスト（CDT）

　学歴に左右されず，被検者のプライドも傷つかず，また検査時間も短く，素人が見ても異常とわかる検査ですから，大いに普及しています。次に掲げるMini-Cog（米国），MoCA（カナダ）でも採用されています。

現在わが国では高齢者の運転免許更新の際にも参考にされているのですが，CDTを問題視する者がいるとすれば，採点がしにくい，科学的でない，などの意見があるからでしょう。

CDTの有用性を示すために筆者は2,000以上のサンプルを集めて異常の49パターンを決定することで，採点法を固め，病型ごとの差も見出しました。自動採点装置（クロッキー®）も開発し，研究者に貸し出しています（詳細は第二章参照）。

Mini-Cog

MMSEの反省から開発された最も簡易な検査です[11]。3ステップからなり，まず3単語を復唱して覚えてもらい，CDTを行い，最初の3単語を思い出してもらいます。5点満点で3未満が認知症とされています。

3単語はバージョンが6種類あり，たとえばバージョン1は，バナナ，日の出，椅子です。CDTは，与えられた円の中に数字と11時10分の針を描いてもらいます。たったこれだけの検査ですが，高く評価されています。

米国は，やはり認知症といえばATD研究が主体ですので，ATDの弱点である遅延再生と空間認知（頭頂葉機能）を評価するCDTを選んだのかもしれません。

MoCA-J

MoCA（Montreal Cognitive Assessment）またはMoCA-J（Japanese version of MoCA）は視空間・遂行機能，命名，記憶，注意力，復唱，語想起，抽象概念，遅延再生，見当識からなり，MCIをスクリーニングできるとされています。

30点満点で25点以下がMCIであり，MCI 94例，ATD 93例（MMSE 17以上），健常高齢者の3群を比較し，鑑別能力は感度100％，特異度87％と言われています[12]。ほかの研究者は，それより低い値を報告しています。

大日方ら[13]は，2年9カ月間に物忘れ外来を訪れた患者さんの中でCDR 0.5の85人を対象にMoCA-Jを施行しました。2年以上の観察期間で認知症にコンバートした群（14％）と，そうでない群との間で有意差を示した項目が，記憶第一試行であったとしています。これは，被検者にいくつかの単語を読み上げたあと，できるだけたくさん思い出してもらうというものです。

MoCAにはCDTも含まれ，用紙に，針が11時10分を指した時計の文字盤を描いてもらいます。施行時間は10分で，検査の内容はダウンロードすることが可能です。

画像検査

画像検査も進歩し，最近は機能画像検査もさかんに行われるようになってきました。functional MRIは比較的手軽にできます。血流動態の反応を可視化したもので，安静時と賦活課題中の変化を比較します。

CTおよびMRI

CTは脳腫瘍，脳梗塞を見落とすことがありますが，認知症診断の9割以上はCTで十分で，撮影時間が短いため多動の患者さんにも便利です。脳萎縮度は，情報が多すぎるMRIよりわかりやすいです。認知症は一次変性性が圧倒的に多いためCTで十分ですが，マルチスライスCTであれば理想的です。

MRIは動脈周囲低吸収域まで描出されるため，臨床像と画像所見を照合して検討する経験が十分でない医師においては，VDの過剰診断をまねきます。

a) 大脳萎縮

前頭葉だけが萎縮するのはDLBかPSPです。稀にATDフロンタルバリアントがあります。また，前頭葉・側頭葉が萎縮するのはFTD，前頭葉・頭頂葉が萎縮するのはCBD，側頭葉・頭頂葉はATDです。後頭葉は萎縮しませんが，後頭葉血流低下を起こしているのがDLBです。

b) 側脳室体部の形状

前角が大きく開く（"ちまき"のように見える）のがピック病，"たらこ"のように前角，後角が丸いのがATDです。意味性認知症で"たらこ"の形状ならSD-ATD（79頁参照）を考え，ガランタミンを処方します。

c) 第三脳室と中脳，橋，小脳

第三脳室だけ異常に膨らんでいてハミングバードサインがみられたらPSPですから，眼球が上下に動きにくいこと，構音障害（大きな声だが話す速度が遅くて，声がこもっている）を確認しましょう。

PSPは多幸でニコニコしており，DLBとはキャラクターが異なります。小刻み歩行ではなくアームスイングもあります。認知機能は急激に悪化していきますので，抗酸化サプリメントなどを試しましょう。なお，小脳半球にラインがくっきりと描出され，小脳萎縮と過剰に読影してしまいそうな高齢者が散見されます。小脳失調症状がないうちは，小脳萎縮との見立ては行わないほうが無難です。

脊髄小脳萎縮症には，予後の良い皮質性小脳萎縮症と，予後の悪い多系統萎縮症があります。自律神経症状と橋萎縮があれば後者です。グルタチオンの高用量点滴（自費診療）を試しましょう。

d) 海馬萎縮度

筆者の経験では，大脳萎縮の中で海馬だけに注目すれば，進行性の物忘れ（認知症）かどうかは，ある程度わかります。

表4に示すように，2回目のHDS-Rで21以上に上昇した患者を改善者と呼ぶとすると[脚注1]，その構成疾患は認知症106例，MCI（病型がいまだにわからないケース）4例，精神疾患・発達障害25例で，合計135例でした。

脚注1：HDS-Rは集団統計では20/21がカットオフとされているので21以上とした。

表4 疾患別のプロフィール

		人数	男	女	年齢	HDS-R 初診時	HDS-R 2回目	年間変化量	CD score	海馬萎縮度	CMI (%)
743例	ATD	324	77	247	80.5	18.2	15.7	−0.65	7.62	1.49	28.9
	DLB	159	50	109	80.6	19.2	18.1	−0.18	7.14	1.26	28.1
	FTD	132	39	93	76.8	16.5	13.7	−1.79	5.95	1.61	29.3
	VD	74	16	58	79.8	20.9	19.2	+0.15	7.85	0.80	27.4
	精神疾患+発達障害	54	15	39	64.4	25.4	26.8	+0.35	8.60	0.47	25.1
	改善者	135	35	100	76.8	22.1	25.4	+2.35	8.60	0.83	26.9
	認知症	106	28	78							
	MCI	4	1	3							
	精神疾患・発達障害	25	6	19							

2017年9月から12月までの4カ月間に名古屋フォレストクリニックに来院し，初診から1年以上経過したあとに，2回目の改訂長谷川式スケール（HDS-R）を実施できた743例。「改善者」は，その中でHDS-Rが上昇した患者を抽出している。
CMI: cella media index

改善者の海馬萎縮度は，VDと同じ程度（0.83，0.80）となっています。これは，萎縮が進行しないということを意味していて，この患者群は今後もさほど認知機能が低下していかないものと思われます。精神疾患・発達障害54例は，認知症689例に比べて平均年齢が15.3歳も若いですし，その海馬萎縮度0.47は比較対象にならないでしょう。海馬萎縮度は，ATDでは1.49，FTDでは1.61となっています。これだけ萎縮していると，認知症として進行していくと予見できます。ですから冠状断の海馬の画像をよく見て，海馬萎縮度1以上の方は進行性疾患と考えておいて，大きな間違いはないと思います。その場合は，仮に現在の症状が軽くても，保険薬を服用したり，抗酸化サプリメントを中心としたサプリメントを利用すべきです。「認知症はすべて進行するというのは誤解である」と宮永[14]は述べています。進行するのは変性疾患であり，VDは変性ではないからです。

脳血流シンチグラフィー

飯塚ら[15]は，約4年間に来院したATDとMCIのうち，頭部MRIと脳血流シンチグラフィーをフォローできた42例を比較しています。MCI 22例のうちコンバートしたのは7例（32%）でした。コンバートした患者さんの特徴として，脳血流シンチのeZIS（easyZ score Imaging System）解析（severity, extent, ratio）で数値が高かったとしています（MCIにとどまり進行しなかった群との間で有意差がみられました）。

脳血流シンチは，典型例に行っても意味はないし，混合型認知症には無力です。ADHDを合併していたとしても教えてくれないし，患者さん個人の認知機能予備能を推し量ることもできません。

脳血流シンチで明らかな前頭葉血流低下が示されるような患者さんにおいて，前頭葉症状に気づかない臨床医は少ないと思います。後頭葉血流低下はDLBの指標になりますが，患者さんの半数でしかそれは検知されません[16]。DLBの鑑別が必要な患者さん（たとえばPSP，CBD，MSA）ならMIBG心筋シンチだけをオーダーすべきです。MCIレベルで脳血流シンチを行うと正常範囲という結果になることがあります。

安静時脳血流シンチは約7万円かかる検査です。医療費高騰の折，著明な改善が期待できない認知症において安易にオーダーするのは控えましょう。ちなみにCT検査は約1.5万円ですので，コストパフォーマンスを考えると，認知症はこの程度の検査費用で乗り切っていくのが望ましいです。

プライマリケア医は，後述するように海馬萎縮度とだけにらめっこしていれば大方の予想ができます。脳血流シンチが誤診をまねく一因になったケースを紹介しましょう。

症例 ▶ 脳血流シンチグラフィーが診断の妨げとなった症例

初診時51歳，女性
発病：初診の1年前（50歳）
既往歴：なし
家族歴：母親がATD
来院の理由：3年前にMRIで強い脳萎縮がみられると言われた。海馬は毎年撮影して萎縮進行はないとのこと。脳神経外科で，SPECTで前頭葉血流低下傾向があるが大丈夫でしょうと言われた。前年から抗うつ薬を処方してもらい，いくらかやる気は出たが，認知機能が低下している自覚がある。認知症なのかどうか白黒つけたい。
生活の状況（陽性所見）：正社員であるが仕事のミスがたまに出る。漢字を思い出せない。支払いを忘れることがある。腹圧性尿失禁あり。運転中パニックになる。
生活の状況（陰性所見）：語義失語なし，ピック症状なし。
診察所見：異常はない。格別暗い表情でもない。HDS-R 30，パーキンソニズムなし。
病識：あり
CT所見：ピック切痕あり。
診断：前頭側頭葉変性症（FTLD）との見立てをしていたが，本人にはMCIと説明した。
処方：ドネペジル1.67mg，フェルラ酸含有サプリメント

4年後（55歳）
最近の診察：なし。遠方のため当院には1回しか来院していないので，電話した。
最近の治療：抗認知症薬は飲んでいない。エスシタロプラム（レクサプロ®）を夕方1錠，4年間飲んでいる。
治療経過：4年前のドネペジル1.67mgは56日間服用して副作用は出なかったが，自己判断で中止した。フェルラ酸含有サプリメントは継続。

現況:「服用している薬のせいではないようだが，過食のため体重は増えた．朝の体調はすぐれないが頭痛や便秘はなし．ストレスは感じておらず，エスシタロプラムは効いていると思う．正社員を続けている．」
診断:非定型うつ病と原因不明の前頭葉萎縮．要観察．
SPECT所見を見直したが，前頭葉血流低下というのは過剰読影と思われた．

◎

　うつ病圏の患者さんに不慣れだった当時の筆者が，「前頭葉血流低下」というレポートを見て，それを鵜呑みにしてしまったという情けない症例です．今なら，いくら物忘れを主訴として来院されても非定型うつ病だとわかります．
　彼女の診察は後にも先にも1回きりでしたが，4年後に電話して診断をお聞きしたことで，自分に何が足りないかを教えてもらった貴重な症例となりました．
　そして，経験の不足している臨床医にとっては形態画像や機能画像が誤診に誘導する一因となり，患者にとっては医療費が上がり，しかも正しい治療の妨げとなることがあるという認識が必要です．研修医は，大きな病院で医療機器に囲まれていると思考する機会が奪われがちです．その場合でも，しっかりとした指導医が，診察手技を教えた後で種明かしとして画像を用いるという教育を行うのも，ひとつの方法かと思います．

FDG-PET（糖代謝PET）

　脳卒中急性期に，機能回復が可能な脳部位を特定することに有用で血行再建術の指標とされていたのが^{15}O-PETでしたが，大がかりな設備を必要とするため消えようとしています．それでも関係者は，認知症に使われてきたFDG-PETより貢献度が高いと皮肉っています[17]．筆者も同じ思いです．
　FDG-PETではブドウ糖によく似たFDG（検査薬剤）を注入し，十分な血液が流れ必要な酸素が脳に行きわたっているかを調べます．障害部位で認知症の病型鑑別ができるという触れ込みですが，患者の高齢化で混合型が多いと役に立ちません．
　MCIのときに描出されたパターン通りの認知症にコンバートしていく[18]かどうかは，非ATDの場合はまだまだ研究段階です．MCIにFDG-PETを行った複数の結果をまとめると，正常20%，ATD 60～80%，DLB 10%未満，FTD 8%未満という分布になるそうです[19]．

アミロイドPETと髄液検査

　アミロイドPETは，高い確率でATDを診断できるため，今後の新薬の臨床試験における対象患者の選定に必須と言われています[20]．それ以外の適応については，MCIのATDへのコンバート予防や，ATDの治療が確立されていないため，限定されます．認知症があり，症状が非定型的な患者さんや若年性認知症が対象とされています[21]．
　健常高齢者にアミロイドPETを行った研究をメタ解析すると[22]，60代で約2割，80歳以上では約3割がアミロイド陽性になります．彼らは一般人口の中のpreclinical

ADと認識されており、またMCIの約5割はアミロイド陽性です。

ただ、アミロイドの蓄積量（神経毒性の強さ）と認知機能は必ずしも相関せず、認知予備能の個人差が、無視できないほど大きいと思われます[23]。アミロイドPETを脳ドックに組み入れているクリニックがわずかにありますが、2回行ってこそ信頼性が高まるので、合計で60～90万円かかることになります。

髄液中のAβ1-42の測定は、アミロイドイメージングの所見によく一致し[24]、よりコスト負担は軽いものの、侵襲性がありますので、現時点では前者（アミロイドPET）のほうが評価されています。

タウPET

タウはAβより神経変性や記憶障害と深い関連があるため[25]、治療指標として重視されています。地域の病院でタウ陽性と判定された患者さんが、当院を複数受診されるようになりました。もちろん、アミロイド陽性かつタウ陽性でATDと診断されます。

筆者がATDと診断した患者さん（54歳女性、図3）の娘が国立のセンターにセカン

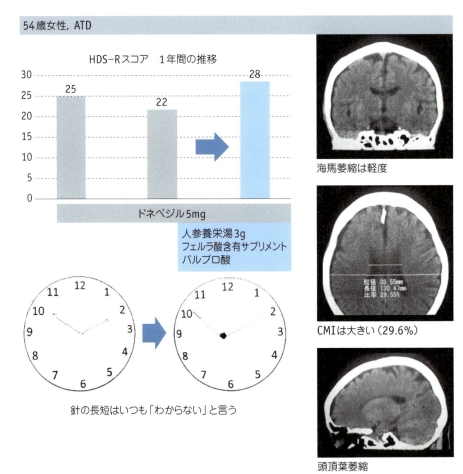

図3 タウPETでタウが増加しているATDに対する抗酸化サプリメントの効果
CMI：cella media index

ドオピニオンを求めに行ったところ，まだHDS-Rスコアも高く，脳萎縮も軽度だったためFDG-PET，アミロイドPET，タウPETのすべてを受けて，ATDが確定しました。たまたま，てんかん脳波も検出されたため自動車の運転は控えるように言われたとのことです。

　51歳のときからドネペジルが開始され，2年間服用した時点で当院を初診しHDS-Rスコア25でした。ドネペジルは継続したのですが，HDS-Rスコアが22に下がった時点で抗酸化療法を決断。人参養栄湯とフェルラ酸含有サプリメント，さらにバルプロ酸を使用し，HDS-Rスコアは28に上昇しました。

　1年後，センターからは前頭葉タウは増え続けていると報告を受けてはいましたが，抗酸化療法の効果なのか海馬からの異常放電が抑制されたことによるのか，改善がみられました。

　もっとも，改善が得られた理由として，海馬萎縮が軽度の所見であったことも無視できないだろうと感じています。海馬萎縮度の集団統計から得た重要な結果については後述します（68頁 図17参照）。

MIBG心筋シンチグラフィー

　MIBG心筋シンチグラフィーは，国内10施設でのプロジェクト[26]によって，ATDとDLBの鑑別能について，感度68.9％，特異度89.1％という数値が示されました。これに先立って行われた重要な仕事はH/M比の標準化，国際的統一化でした。

　臨床的にATDとDLBを鑑別できない医師は少ないと思いますが，筆者は，PSPとDLBの鑑別には，ぜひMIBG心筋シンチの情報を得たいと思うことが多いです。なぜなら，幻視の起きるPSPは少なくなく，両者の進行速度は大きく異なるからです。

　HDS-Rのarは，PSPがほかの認知症より抜きん出て悪く，DLBはVDと並んであまり悪化しない患者群です。ただ，DLBにおいては誤った処方をしないことが絶対条件で，進行速度は処方内容によって大きく異なるはずです。PSPとわかれば，躊躇なく早めに抗酸化物質やサプリメントの導入も考えなければなりません。

DAT SPECT

　DAT SPECT（ドパミントランスポーターシンチグラフィー）は，線条体での黒質ドパミン細胞脱落の有無や左右差がわかる検査です。黒質ドパミン細胞が脱落するPD，MSA，CBD，PSP，DLBを鑑別することはできません。

　上記の変性疾患群と薬剤性パーキンソニズム，本態性振戦，脳血管性パーキンソニズム，ATDなどとの鑑別に使われますが，今日まで筆者はどう臨床に役立てるかわかりませんでした。

　ところが，村山ら[27]から新知見として嗜銀顆粒性認知症（AGD）は全員DAT所見が陽性（取り込み低下）という報告が出されました。

　AGDはATDに合併することが多く，脳萎縮に左右差があり，ピック症状に近い陽

性症状はあるものの予後は良好で，HDS-Rスコアはあまり低下しません。ガイドラインではATDに準じた治療が記載されていますが，ドネペジルにて，かすかにパーキンソニズムが悪化し転倒の危険性があるため，処方しない医師もいます。陽性症状に対して少量のメマンチンが投与されることも多いようです。

まとめ 海馬萎縮度は患者の予後をある程度予見する。精密検査は患者さんの負担が大きくなるので，病状の改善につなげるために行うことを意識する。

● 文献

1) 藤野武彦：プラズマローゲンの基礎と臨床―認知症の治療と予防に向けて．日本抗加齢医学会 抗加齢栄養療法指導講習会, 2018.5.27, 大阪．

2) 本間 昭：ADAS-J cogを用いたアリセプト長期投与調査．老年精神医学雑誌．2018；29(増刊-Ⅰ)：107-13.

3) Wilcock G, et al：A long-term comparison of galantamine and donepezil in the treatment of Alzheimer's disease. Drugs Aging. 2003；20(10)：777-89.

4) Ito K, et al：Prediction of Outcomes in Mild Cognitive Impairment by Using 18F-FDG-PET：A Multicenter Study. J Alzheimers Dis. 2015；45(2)：543-52.

5) 鷲見幸彦：MCIの臨床所見．基礎からわかる軽度認知障害(MCI)―効果的な認知症予防を目指して．鈴木隆雄, 監修, 島田裕之, 編．医学書院, 2015, p34-40.

6) 扇澤史子, 他：正常範囲, MCI, アルツハイマー型認知症の認知機能と生活機能の重症度別の特徴．Dementia Japan. 2017；31(4)：604.

7) Iverson GL：Interpretation of Mini-Mental State Examination scores in community-dwelling elderly and geriatric neuropsychiatry patients. Int J Geriatr Psychiatry. 1998；13(10)：661-6.

8) 加藤伸司, 他：改訂長谷川式簡易知能スケール(HDS-R)の作成．老年精神医学雑誌．1991；2(11)：1339-47.

9) 福居顯二, 監訳：臨床家のための認知症スクリーニング― MMSE, 時計描画検査, その他の実践的検査法．新興医学出版社, 2006. (Shulman K, et al：Quick cognitive screening for clinicians：mini mental, clock drawing and other brief test.)

10) 和田美弦：もの忘れ外来における軽度認知障害(CDR0.5)の神経心理学的検討．Dementia Japan. 2016；30(4)：544.

11) Borson S, et al：The Mini-Cog as a screen for dementia：validation in a population-based sample. J Am Geriatr Soc. 2003；51(10)：1451-4.

12) Nasreddine ZS, et al：The Montreal Cognitive Assessment, MoCA：a brief screening tool for mild cognitive impairment. J Am Geriatr Soc. 2005；53(4)：695-9.

13) 大日方千春, 他：軽度認知障害(MCI)から認知症への進展を予測する因子の検討．Dementia Japan. 2016；30(4)：544.

14) 宮永和夫：若年認知症の臨床．新興医学出版社, 2007.

15) 飯塚 宏, 他：認知症へコンバートする軽度認知障害(MCI)を診断する方法．Dementia Japan. 2016；30(49)：543.

16) 藤井直樹：かかりつけ医が認知症・MCIを診る．日本医事新報社, 2016.

17) 小笠原邦昭：脳卒中診療における"メートル原器"としてのPETセンターの役割と機器― NMCC共同利用の業績から．Isotope News. 2014；723：34-7.

18) Marra C, et al：Probable Alzheimer's disease patients presenting as "focal temporal lobe dysfunction" show a slow rate of cognitive decline. J Int Neuropsychol Soc. 2011；18(1)：144-50.

19) 加藤隆司, 他：認知症の鑑別診断におけるFDG-PETの有用性. 老年精神医学雑誌. 2016;27(9):941-7.
20) 嶋田裕之：preclinical ADおよびprodromal ADにおける脳機能画像検査の有用性. 老年精神医学雑誌. 2016;27(9):969-76.
21) 厚生労働省研究班「アミロイドイメージングを用いたアルツハイマー病発症リスク予測法の実用化に関する多施設臨床研究」, 日本核医学会, 他, 編：アミロイドPETイメージング剤合成装置の適正使用ガイドライン第1版. 2015年4月20日.
22) Jansen WJ, et al：Prevalence of cerebral amyloid pathology in persons without dementia：a meta-analysis. JAMA. 2015;313(19):1924-38.
23) 柳澤勝彦：MCIおよびアルツハイマー病の分子機構. 基礎からわかる軽度認知障害（MCI）―効果的な認知症予防を目指して. 鈴木隆雄, 監修, 島田裕之, 編. 医学書院, 2015, p19-26.
24) Fagan AM, et al：Inverse relation between in vivo amyloid imaging load and cerebrospinal fluid Abeta42 in humans. Ann Neurol. 2006;59(3):512-9.
25) Guillozet AL, et al：Neurofibrillary tangles, amyloid, and memory in aging and mild cognitive impairment. Arch Neurol. 2003;60(5):729-36.
26) Nakajima K, et al：Multicenter cross-calibration of I-123 metaiodobenzylguanidine heart-to-mediastinum ratios to overcome camera-collimator variations. J Nucl Cardiol. 2014;21(5):970-8.
27) 村山繁雄：シンポジウム1 嗜銀顆粒性認知症. 老年精神医学雑誌. 2018;29(増刊号Ⅱ);95.

コラム　MCIのコンバート率

MCIのコンバート率は, 和田によると19.1%[1]と報告されています. 9年2カ月の間に物忘れ外来を受診した患者は, 581例（平均年齢76.1±8.2歳, 女性占有率61.8%）で, 内訳は, 認知症375例, MCI 173例, 自覚的記銘力低下（SCI）20例, 精神疾患9例, その他7例です. MCIの平均HDS-Rは25.8±3.2なので, 筆者の基準（27以上）より広くMCIと診断しており, 初診のみ受診した63例以外について最長93カ月経過を追跡した結果です.

一方, 筆者もコンバート率を調べることにしました. この調査で問題となる点は2点です. ①何をもって認知症と判断するのか, ②精神疾患・発達障害をMCIに含めるのかどうか, です.

①に関しては, 医師によって判断が分かれることは明らかですから, 単純にHDS-Rスコアだけで割り切ることにしました. ピック病のような行動障害型は, HDS-Rスコアが高くても認知症ではないかという反論が生じるでしょうが, それは少数派と考えて無視することにします. また, HDS-Rスコアは集団統計上, 20/21がカットオフであることが知られていますが, 現実としてこのような低い得点までMCIであることは考えにくいため, 筆者の判断基準（HDS-Rスコア27以上をMCIと定義）でも調べました. そして, 21以上から20.5以下になった場合および, 27以上から20.5以下になった場合と24以下になった場合について調べました. 筆者

は27以上→24以下が現実的と考えています。

②に関しては，その処理問題を明記した書籍がないため，2つの場合（精神疾患・発達障害をMCIに含めた場合と，MCIから除外した場合）の統計を出してみました。

その結果，図4のように，和田[1]の19.1％に最も近い条件とは，27点以上から20.5点以下になった場合に相当しました。当然ですが，精神疾患・発達障害は，ほとんどコンバートしないため，彼らをMCIに含めるか含めないかは，母数が変動するだけであって，その分がコンバート率に影響します。

シリアスな問題ですが，認知症専門医としてコンバート率を算出してきた医師が，発達障害（特に記憶障害を訴えるADHD）も認知症予備軍と誤診している場合は，コンバート率は予測より軒並み低くなることになります。なぜならADHDではHDS-Rスコアは低下しないからです。したがって，筆者が考える当院の外来患者さんのコンバート率は，21.7％が信憑性が高いと考えました。

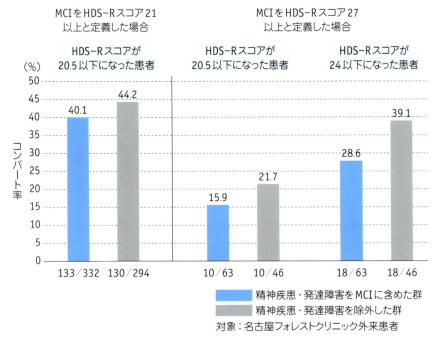

図4　条件の違いによるMCIのコンバート率の比較
コンバート：MCIから認知症に進展すること

1) 和田美弦：もの忘れ外来における軽度認知障害（CDR0.5）の神経心理学的検討．Dementia Japan. 2016; 30(4): 544.

7 MCIに迷入してくるADHD

　精神科でMCIと診断される患者さんというのは，ほかの精神症状を主訴として受診し，経過中に認知機能障害が明らかになってくるケースが少なくないと言われます。

　そもそも大うつ病は，仮性認知症との別名を持つ精神疾患であり認知症と似た症状を示すことがあるため，MCIとの鑑別が容易であるはずがありません。うつ病の治療中に認知機能低下に気づかれたり，うつ症状が治ったあとも認知機能低下が残ったりする患者さんもいます。初診時から一見うつ病であるが，同時に認知症の始まりと感じられる患者さんもいるそうです[1]。筆者は，この場合は認知症のうつ状態と判断します。脳萎縮が強ければ認知症である可能性が高くなる一方，大うつ病がたまたま合併しているとの確証というものは，一般臨床では得られません。

　抗うつ薬を投与して，うつ症状が改善すれば大うつ病なのかというと，高齢で認知症合併の場合は一概に言いきれないという難しさがあります。頭痛が続き，朝の調子が悪く，食欲が低下した場合は，認知症＋大うつ病と判断してよいと思います。なぜなら前2者は認知症特有ではないからです。

　認知症に，抗うつ薬だけを最初に投与することは，コウノメソッドでは禁止としています。三環系はもとより禁忌ですが，食欲低下にはスルピリド50mg 1カ月限定の処方は行っています。心因性疼痛にはデュロキセチン（サインバルタ®）20mgも可能です。DLBなどで，どうしても元気にならない場合は，セルトラリンまでは使用しています。

　コウノメソッドは診断学的治療を推奨しており，「結果オーライ」の医療ではありませんが，経験的な集積があるため，うつ状態の認知症には，①興奮系，②アセチルコリン賦活，③セロトニン賦活の順を守る処方を王道としています。興奮系とはニセルゴリン，アマンタジンです。ドネペジルだけで気力が出て，抗うつ薬は不要だった，というケースになれば理想的です。

　さて，うつ状態といっても程度の差があるでしょうが，軽症ならまずスルピリドを試してみる，けっこう重いならパロキセチンまで使用するのはありうると考えます。ただ質的な違い（調子が悪いのはむしろ夕方，頭痛はない，楽しいこともある）があるなら，それは非定型うつ病のイメージになりますので，発達障害のひとつであるADHDの可能性を疑ってみましょう。

　非定型うつ病という疾患は実際には存在しない，ADHDの躁うつの波を見ているだけ，あるいは，まったく別の疾患ではないか，という説があるほどです。非定型うつ病はDSM-Ⅳから記載されるようになった病名ですが，まだ存在の可否は確定的ではないようです。

　発達障害と知的障害の混同にも注意が必要です。知的障害は発達障害の25％にすぎません。もともと幼年期から潜在する発達障害が，大人になってから精神的ストレスで

顕在化することから，大人の発達障害と呼ばれるようになりました。それは，主に注意欠如多動性障害（ADHD）とアスペルガー症候群（AS）のことです。

特にADHDは，物忘れを主訴として訪れるので要注意です。それを知らないと，MCIとの鑑別において1割近い誤診が出ます。筆者が思い知った事実です。驚くことに40～50歳に限らず，80歳でもADHDと診断されることがあるのです。まさかと思っても，以下に症例を示していきますので，臨床に役立てて下さい。

認知症の疫学調査で，学歴が低いほど認知症になりやすいことが示されていますが，逆にIQが高いと小児期に自閉症（最近は自閉症スペクトラムと言います）であった確率は3～6倍上がります[2]。つまり学歴が高いほどADHDやASの可能性は高いことを認識して下さい。

発達障害の人は，生来性の脳機能障害により，嫌いな相手からの指示，嫌いな作業が頭に入らないという現象が起きます。これはストレス処理を担う扁桃体に脆弱性があるため，自分勝手な人という印象を与えてしまいます。そのため職場でいじめにあうこともあり，二次障害のうつ状態を起こしてひきこもります。この機能的障害を理解できないと，なぜ学歴は高いのに単純な仕事ができなくなるのか，医師は理解できないでしょう（第三章参照）。

症例 ▶ 問診で症状を認めなかったために正診まで時間を要したADHD患者

遠方から1人で新幹線で通院している64歳男性。技術職を58歳で辞職してしまったのが謎のひとつ。初診時は「記憶も理解も悪い」と言いながら，HDS-Rは29であった。

当初はCTで前頭葉萎縮が認められたのでFTLDかと思っていたが，3年半経過して，HDS-Rは27。下がった部分は遅延再生だったので，進行が遅いけれどもATDかと思われた。

その後，ようやくADHDが正しい診断だと気づいた。本例には原因不明の難聴があり，非常に偏差値が高い大学を出ていること，妻が交通事故に遭ったのがきっかけで自分も運転をやめてしまったというメンタルの弱さ，58歳で平然と会社を辞職してしまう淡白さ。これらを考慮すれば診断はついたのである。

いくら尋ねても「整理整頓はできる」「衝動買いはしない」と答え，ADHDのスコア（後述の多動スコア，注意スコア）は上がらない。しかし，さらに発達障害に関する書籍数十冊に目を通して「症状を認めない，気づかない患者もいる」との記載を見つけ納得。その後は，「整理整頓できる」と言い張るケースには惑わされなくなった。

このように，なかなか正診にたどりつけなかった理由は，発達障害の問診は鵜呑みにできないという点にある。家族が同席していれば本人の普段の様子を聴取することもできたのだが，娘が付き添ったのは最初の4回だけであった。途中から娘が来なくなったのは，精神的問題を抱えていたためであることが後に判明した。娘が発達障害であれば

遺伝性が考えられ，本人も発達障害の可能性が大きいと，わかったはずである。

ATDに移行するMCIでは，青斑核のノルアドレナリンニューロンであるメラニン含有細胞の減少が認められ，注意や不安感とノルアドレナリン減少との間に関連性がみられる[3]とのことで，この知見はATD初期とADHDの共通点と言えそうです。それでADHDを認知症予備軍と誤診してしまうのでしょう。

まとめ	物忘れ外来には必ず大人の発達障害が受診してきている。

● 文 献

1) 尾籠晃司：告知と治療・生活指導―10-2. Clinical base(精神科)の立場から．認知症に先手を打つ 軽度認知障害(MCI)．朝田　隆，編著．中外医学社，2007，p115-7．
2) 石浦章一：遺伝子が明かす脳と心のからくり―東京大学超人気講義録．羊土社，2004．
3) 高橋純子：MCIと周辺症状とハンマー．老年精神医学雑誌．2017；28(5)：444-5．

8 MCI 98例から学んだこと

筆者は，うつ病，てんかん，ADHDについて学び，HDS-Rが初診時に27以上だった方（この群をMCIと定義），4カ月間（2017年9～12月）に当院外来で27以上に上がった方の合計98人の診断を確定する努力をしました。

この調査の対象は，上記の4カ月間に当院を受診した1,000人以上の中の98人（約10%）です。表5のようにHDS-Rスコアの変化によって3群に分けることができます。

A群：HDS-Rが上昇してMCI圏に入ってきた（リバース）32例
B群：MCI圏で長きにわたって維持している（維持）32例
C群：MCI圏から認知症に移行した（コンバート）34例

悪化群は，海馬萎縮度がほかの群より平均で1.4～1.8倍高くなっていますが，筆者はかねがね，脳萎縮が先行していてその後に認知機能が落ちてくると考えていますので，予想通りです。

クロイツフェルト・ヤコブ病や一酸化炭素中毒後遺症でない限り，1年単位で脳萎縮の進行がわかるほどには一般の認知症は萎縮が進行しません。当院ではおおかた年に1回CT撮影はしていますが，脳梗塞や，硬膜下血腫，正常圧水頭症の新規発生をチェックするためであって，脳萎縮の進行度を確認することが目的ではありません。

表5 認知症外来の統計を揺さぶる精神疾患・発達障害の存在

HDS-Rの変化	患者数	平均年齢	海馬萎縮度	フェルラ酸含有サプリメント使用率	認知症	ADHD	うつ病	高齢者てんかん
	98				74	24		
A:改善群 26.5以下から27以上に	32	76.0	0.72	81.5%	26	4	0	2
B:維持群 27以上のまま	32	76.0	0.58	80.0%	19	9	4	0
C:悪化群 27以上から26.5以下に	34	77.7	1.03	52.4%	29	3	2	0

ADHD：発達障害の一種。注意欠如のため記銘力が低下する
うつ病圏：大うつ病，老年期うつ病，非定型うつ病，双極性障害
高齢者てんかん：認知機能が低下する

2017年9月から12月までに名古屋フォレストクリニックに来院した1,172例の物忘れを主訴とする患者のうち，2回以上HDS-Rを行っていた733例から抽出したMCI 98例。保険薬の使用の可否は問わない。

ですから，C群は初めから，ほかの2群より萎縮していて病状の悪化は避けられなかったものと推測します。また，フェルラ酸含有サプリメント[脚注1]の使用率がほかの2群に比較して低くなっています。

脚注1：フェルラ酸含有サプリメント：フェルラ酸＋ガーデンアンゼリカ配合のサプリメント。筆者は臨床試験データを多く出している会社のものを使用している。後者の配合比が少ない商品は（弱），強いものは（強）と表現する。（弱）は，レビー小体型認知症と前頭側頭葉変性症に対して，日本認知症予防学会がエビデンスレベル「C」に認定している。フェルラ酸は抗酸化物質，ガーデンアンゼリカは主にアセチルコリンを介して脳に働く。

この調査は認知症初期の方が対象になっているかのようですが，実際にはA群，B群，C群にそれぞれ4例，9例，3例のADHDが入っており，うつ病もB群に4例，C群に2例含まれています。恥ずかしいことに，初診時はこれら精神疾患・発達障害はATDなどの予備軍だと思っていました。その後知識を得て，誤診だとわかりました。

ADHDやうつ病に気づけるようになったのは，ADHD問診表（多動スコア，注意スコア）（後述。286頁 表1参照）を活用し，患者さんの若い頃のことや家族歴をきちんと聞くようにしたことが大きく，また，HDS-Rは低下しない，頭部CTで海馬萎縮が軽い（筆者の萎縮度分類0～4のうちの0か0.5）という明確な特徴があることもわかりました。

1年前の自分がいかに知識不足であったかを思い知りました。そして，物忘れを主訴とする高齢者にADHDがかなり含まれていること，ADHDが脳血管性認知症になると陽性症状が強いことなどの報告[1]もみられ，この数年のトピックスになるであろうと思われました。

ADHDの記銘力障害は抗認知症薬では治りません。前頭葉で不足しているのはノルアドレナリンとドパミンであり，アセチルコリンではないからです。そして，ADHD治療薬2種でも改善しない患者さんが半数いますので，診断ができたら即改善という甘いものではありませんでした。その追加治療には認知症治療で培ったコウノメソッドの武器が役立ちます。なぜならADHDもDLBと同様に薬剤過敏性があり，テーラーメイド処方が必要とされるからです。

うつ病については，若年者と違って，高齢者は「よくならない」と思ってもはっきり主治医に言わないものです。改善がみられないのに5年も10年も通っていた老年期うつ病の患者さんに，今回かなり気づくことができました。その場合に即座に強い抗うつ薬に切り替えるのかというと，そうでもありません。

コウノメソッドでは，うつ状態がよくならない認知症には，①興奮系，②（アパシーも想定して）覚醒系，③抗認知症薬低用量，そして最終的に抗うつ薬の使用を提案してきました。これで効果は出ていたようなのです。服用する必要がなかった抗認知症薬が含まれますが，そもそも微量投与でしたので悪さもせず，患者さんが脱落することもなく，その間に筆者は精神疾患についての知識を高めることもできました。

コウノメソッドは，ピック症状の患者さんに対して厳密な鑑別診断は不要というポリシーを貫いてきました。陽性症状の強いATDにATDの薬（興奮系の位置づけ）を処方することは介護の世界では大きな問題を引き起こします。ですからピック病との積極的誤診ならよかったのですが，認知症とADHDだけは必ず鑑別しなければなりません。そして合併例もあります。

　筆者の言うADHDとは，ADHDの症状を持ったまま大人になった認知症を含めています。精神科でない医師に，30歳前後の純粋なADHDの患者さんも診て下さいという話ではありません（治せると，やりがいはありますが）。本書はあくまでも認知症診療のテキストです。

　2017年の時点で，ほとんどの認知症の医学書にADHDの記載はありませんでしたので，筆者は前著[2]において，途中の段階でADHDの記述を加筆することにしました。とてもわがままに見えるDLBの患者さんを，筆者はLPC（レビー・ピック複合）と呼んでいましたが，そういった患者さんに過去のことを聞いているでしょうか？　その方はADHDのせいで易怒がみられるのかもしれません。

　ADHDはDLBになりやすいという報告[3]があります。ATDやVDと比べると有意差をもって多いとのことです。認知症研究はこれまで，ADHDとの関連にあまり注意を向けてこなかったのかもしれません。

まとめ

ADHDを知らずして，MCIは語れない。

●文　献

1) 小林克治：注意欠陥多動性障害を伴う血管性認知症のatomoxetineによる改善の報告─認知症の行動心理症状の鑑別診断の視点から．臨床精神薬理．2016；19(9)：1339-44．
2) 河野和彦：コウノメソッド流認知症診療スピードマスター．日本医事新報社，2017，p149-50．
3) Golimstok A, et al：Previous adult attention-deficit and hyperactivity disorder symptoms and risk of dementia with Lewy bodies：a case-control study. Eur J Neurol. 2011；18(1)：78-84．

B 認知症各型のMCI

1 レビー小体型認知症（MCI-DLB）

症状

　DLBはATDについで頻度が高く，幻視，REM睡眠行動障害，パーキンソニズム，意識消失発作，薬剤過敏性が特徴です．一気に症状が出そろうわけではないので，「DLBではない」と，診断を見誤る可能性があります．逆に幻視イコールDLBでもありません．

　臨床医は，目の前の患者さんが世界で唯一であって教科書通りにいくとは限らないことを知っていなければならず，多くの患者さんを診ることで，個々に経過の見立てができるようになります．ですから，MCI-DLBが存在するはずであるけれども認知症に至っていない患者さんを，筆者はレビー小体病（LBD）と呼ぶことにしています．患者さんには，体調が悪いときに幻視が出るかもしれないと説明しています．

　Donaghyら[1]は，MCI-LB（36例）において，認知機能の変動，混乱様のエピソード，筋強剛，書字の変化，歩行や姿勢，転倒，流涎，小声，REM睡眠行動障害，誤認がMCI-AD（21例），AD（21例）より多いとしています．注意事項としては，不眠，振戦，緩慢，自律神経症状はLBDに特有ではないとしているところです．

　ATDと同じく病理マーカーがあり，一定の潜伏期間を経て発病するため，ATD寄りの患者さんとPD寄りの患者さんがいます．DLBはPDほど小刻み歩行ではありませんが，アームスイングは消えている患者さんが多いです．声が小さいのはPD, DLBで，声が大きいのはPSPです．

　HDS-Rでは，数字関係が不得意である一方，遅延再生は5点以上とれる，というATDと逆のパターンになります．時計描画テストを行うと，「円外数字」（円の外に数字が出ていく），「放射線」（円を3〜6本の直線で分割する異常）の描画を行うことが特異的に多いです．放射線は，ATD，意味性認知症，DNTC, SD・NFTではほとんど描きません．

治療

病状は個人差が大きく急激に悪化することもあるとの記述を多く見かけます。その内容は，意識障害系であること，歩けなくなることを含んでいるのでしょう。確かに保険薬だけを使用している患者さんを他の病型と比較すると，DLBのHDS-Rスコアの低下のしかたが一番早いです（図5）。

意識覚醒療法

筆者はDLBを意識障害系，歩行障害系の代表格と捉えています。妄想・幻視も意識障害からくるものと考えれば，シチコリン注射で症状が消えることから納得がいくでしょう。

注意機能が保持されていないと認知機能に結びつきません。注意機能とは，集中する，覚えこむ，ぼんやりしない，取り組みが長続きする，2つ以上のことを同時にできる，ことです。広義の意識障害は，当然注意機能を損なうことで認知機能を落としています。消化器内科医でしたら肝性脳症のぼんやりした患者の顔が思い浮かぶでしょう。呼吸器内科医にとっては肺炎が加わったときの低肺機能患者がそうでしょう。この場合，血清アンモニア濃度を低下させたり血中の酸素濃度を上げたりすることで，HDS-Rスコアは上がります。

一見したところ傾眠でなくてもシチコリン注射やサプリメントで覚醒させるとHDS-Rスコアが容易に上昇することがあります。

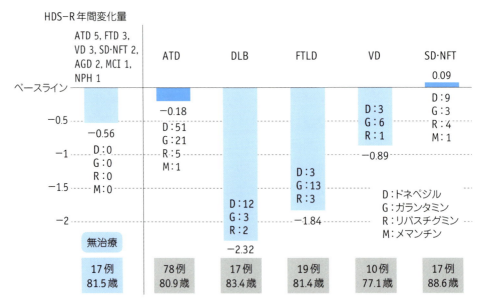

図5 抗認知症薬のみを服用している患者の病型別HDS-Rスコアの推移—サプリメントなしの158例

抗酸化療法

図6は，DLBにおいて保険薬のみを使用した群では年間変化量（ar）が平均1.79低下するのに対して，フェルラ酸含有サプリメントのみ使用の群では，ほとんど下がらないという有意差（$p<0.02$）の出たデータです。ただし，サプリメント群は平均年齢が有意に低かった（$p<0.05$）ことも，参考として下さい。

大切なのは，DLBは，MCIを行ったり来たりする患者さんが多い認知症だということです。ですから，DLBやVDは，家族が「認知症が治ってしまった」と述べたとしても，その後の患者さんの経過に注意する必要があります。

DLB，FTD，VDの3型は，フェルラ酸含有サプリメント単独での使用で十分と思われます。ただし，保険薬はコスト負担が少ないため，とりあえず保険薬を家族に飲ませたいと考えるのが一般の介護者でしょう。初診時からサプリメントだけで行きたいと申し出るご家族というのは，中核薬の副作用をよほど警戒している方です。その場合，筆者は無理して処方することはしませんし，サプリメントが全員に効くわけではないが半年試してみて，経過によって相談しましょうという説明をします。

保険薬の選択

ガランタミン

海馬萎縮が1＋以上，意識障害以外の日常生活能力低下があったり，半年後にHDS-Rスコアが低下してきたりした場合は，ガランタミン2～4mg投与を見切り発車する手もあります。

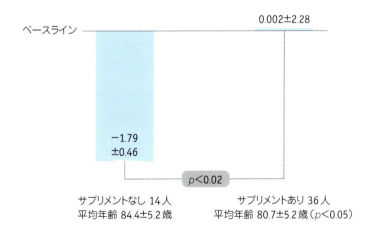

図6 HDS-Rスコアの年間平均変化量からみたフェルラ酸含有サプリメントのDLBに対する効果

（名古屋フォレストクリニック，2017年11月25日までの集計）

LBDで認知症でない場合には，中核薬を投与するということはしません。薬剤性パーキンソニズムを惹起するだけです。もちろんドネペジルはドパミン阻害作用が強いため禁忌です。

ドネペジルの注意事項[脚注1]

　ドネペジルの副作用として，消化器症状，不整脈，喘息，下部尿路閉塞には注意が必要であると記載する一方で，頻度の高い易怒とパーキンソニズムを挙げていない記述を見かけることがあります。他方，「ドネペジルは興奮を生じるのではとよくいわれる。妄想や興奮の激しいBPSDを伴う場合には，抗精神病薬などでの治療を優先したほうがよい」[2]との記述もあり，学会などを通して広く副作用の情報が収集されれば，後者に賛同する臨床医は多いと思います。

　ご家族の話をよく聞いて分析した上で，認知症の進行と副作用の区別をするよう努めましょう。ドネペジルは過量にならないよう注意すれば，認知機能の障害によく効く薬です。過量投与が問題なのです。筆者が処方する最低量は0.5mgです。

脚注1：ドネペジルの先発医薬品アリセプト®にはレビー小体型認知症への適応があるが後発医薬品にはないため，レビー小体型認知症の疾患名ではドネペジルの後発品は処方できない規則になった。しばらくの間アリセプト®処方が義務づけられているので，医師が工夫することが期待される。

コラム　抗認知症薬の増量規定

　長寿医療研究委託事業総括研究（代表，新畑　豊）では，ドネペジルの用量規定について専門医の76％が少量維持療法の経験があるとしていたものの，過去には少量維持療法の50％が保険審査で問題視されていました。それでも，90％の医師が最低使用量制限の緩和を望んでいました。

　筆者らが世話人を務める抗認知症薬の適量処方を実現する会（長尾和宏会長）の発起から約半年後（2016年6月1日付），抗認知症薬の4成分（ドネペジル，ガランタミン，リバスチグミン，メマンチン）について厚生労働省から少量投与を容認するとの通達があり，上記の主張が認められました。

　しかし，それ以前の時代に，筆者はガランタミン，リバスチグミン，メマンチンの増量をしなかったために，但し書きを書いたにもかかわらず40万点の診療報酬が認められませんでした。

パーキンソニズム対策

　LBDの長期経過を追う中で，診察のたびに肘に歯車様筋固縮が出現していないかを調べなければいけません。早くからレボドパを開始するのは幻視予防の面から得策ではなく，パーキンソニズムが出現した時点で，投与を開始しているアセチルコリンエステラーゼ阻害薬（ガランタミン，リバスチグミン）を減量するのが効果的です。

　初診時に既に歩行障害が出ているDLBなら，第一選択薬はリバスチグミンです。2.25mgから始めましょう。効果・副作用の面からは，半分に切ってはいけない理由はありません（切ってはいけないパッチ製剤もあるため注意）。

アルツハイマー型認知症のレビー化

　多くのATDと多くのDLBは，大脳組織に老人斑とレビー小体を併せ持っています。臨床的にパーキンソニズムがなく，脳血流シンチグラフィーでATDパターン（頭頂側頭葉の局所脳血流低下）であった患者さんも，脳内で老人斑がレビー小体に封入され，幻視やパーキンソニズムが出現するケースがあることが想像されます。

　この現象を筆者は「レビー化」と独自の言葉で表現してきたのですが，同様の言葉を筆者以外の研究者の記述の中に初めて見つけたのは2012年で，愛媛大学の鴨川[3]による「当初は早期ADと思われても，経過とともにDLB化していくことはしばしば経験される」でした。

　レビー化を確認するためには，認知症患者さんの診察において毎回，歯車様筋固縮を調べることです。歯車現象が陽性になったら，すぐにパーキンソン病（PD）治療薬を処方しなさいということではありません。少なくともドネペジルを増量してはいけないという最低限の約束を守ることです。

　そして，いずれドネペジルは中止し，ガランタミンなどに切り替えなければならない，前方突進が出てきたらPD治療薬を開始しよう（ドパコール®チャレンジテスト）と肝に銘じておくことです。もちろん，食欲増進のために処方していたスルピリド，妄想に対して処方していたハロペリドール（セレネース®）のやめどきでもあります。

クロルプロマジンが必要なDLB

　DLBは陰証ですが，介護抵抗したり幻視に対して警察に電話するような激しい陽性症状を示す個人は，ADHDでなかったか問診を加えておき，そうであればクロルプロマジン1回4～10mg程度が必要です。肝障害がないことを確かめて処方します。

　初めて処方するときは，薬剤師に重量で0.04gのことであると念を押しておかないと，過って10倍処方されてしまうおそれがあります。この用量は調剤の限界量で，これ以下ですと冬場は静電気が起きて正確な分包が難しくなります。

クロルプロマジンは，細粒がウインタミン®，錠剤がコントミン®ですが，後者は12.5mg（黄），25mg（白），50mg（薄黄），100mg（黄）があり，薬剤師が40mgを調剤しがちな理由がわかると思います。

　クロルプロマジンは，コウノメソッドにおいて抗認知症薬よりも重要な薬です。妄想・幻覚がとれないときは，多少パーキンソニズムがあっても抑肝散5gを，無効の場合にハロペリドール細粒0.3mgか0.5mgを使います。

まとめ
DLBは，意識障害という観点で治療すると改善しやすく，中核薬を必要以上に増量してもメリットはない。HDS-Rの年間低下率を指標にすれば，医師としての力量の評価につなげることもできる。

●文献

1) Donaghy PC, et al：Symptoms associated with Lewy body disease in mild cognitive impairment. Int J Geriatr Psychiatry. 2017；32（11）：1163-71.
2) 田北昌史：アルツハイマー病の診断と治療―ドネペジルを使う患者，使わない患者.神経内科外来シリーズ3 もの忘れ外来. 荒木信夫，総編. メジカルビュー社, 2016, p132-9.
3) 鴨川賢二：老年病科における軽度認知機能障害（MCI）.認知症の最新医療. 2012；2（2）：83-7.

2 アルツハイマー型認知症（MCI-AD）

症 状

最も認知症らしい疾患がATDです。家系にうつ病圏が多いわけでもなく，本人も発達障害ではなく，病前性格も特定できません。せん妄は起こしづらく意識は清明。身体症状はなく健康で，外見上，元気に見えます。一般に周辺症状は少なく，あっても男性ATDの易怒，女性ATDの被害妄想くらいで，パーキンソニズムとも縁遠いので，チアプリド，ハロペリドールを安心して処方できます。

頭頂葉が萎縮するので，迷子になりやすいかと思うのですが，実際には迷子になりやすい患者さんばかりでもありません。

病理基盤としてのATD

図7は，当院での認知症1,020例の病型比率です。病理基盤としてのATDは認知症の過半数というのは間違いないようです。

いわゆるピック症状（攻撃性，わがまま）があっても，語義失語があっても，幻視が出ても，パーキンソニズムが少しあっても，病理基盤はATDのことがあります。それが高齢者の鑑別診断の難しさです。つまりATDはバリエーションが広いため，まとめてATDと呼んだとしても臨床上は役に立ちません。特に陽性症状の強いATDにドネペジルを処方するのは間違いです。

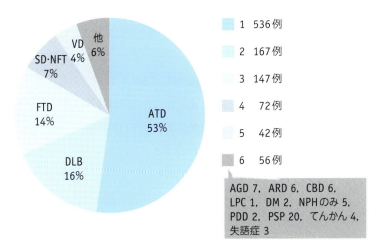

図7 認知症外来での病型比率
- 混合型は代表1疾患に分類
- SDは，病理基盤で分類
- MCIは含めていない
- LPCはできるだけ1疾患に分類

（名古屋フォレストクリニック通院中の認知症1,020例，2017年12月22日までの集計）

病理基盤を推定したいときは，画像所見に頼らざるをえません。海馬と頭頂葉の萎縮が他の部位より先行しているのがATDです。そして海馬萎縮が1.5＋以上の患者さんは必ず認知機能が悪化していきます。

診 断

HDS-Rで遅延再生が不得意で，それ以降の3項目で点が伸びません（後半失点パターン）。前の質問の答えが混入してしまう「保続」，同じ野菜の名前を何度も繰り返すのも特徴です。ATD特有の時計描画というものはありません。透視立方体模写のときに立体感のない絵を描くと言われます。

言うまでもなく，歯車様筋固縮なし，振戦なし，幻視なしです。妄想は被害妄想が多いです。CTでは個人差が大きいものの，海馬萎縮は1＋以上あり，水平断でみた側脳室体部は前後角が丸く膨らみ，たらこのように見えます。「左手で右肩を叩いて下さい」という教示が理解できない語義失語があっても，CT所見がATDなら，SD-ATDと表記しましょう。復唱困難，錯語があればLPA（logopenic progressive aphasia）ですが，病理基盤はATDのことが多いです。

前頭葉が強く萎縮してピック病のように陽性症状が強いATDを，ATDフロンタルバリアントと呼びます。田平[1]の著書に症例が多く載っています。処方はピック病と同様でけっこうです。

病理基盤がATDであると悟ることは，治療戦略の選択順を決定する上で大切です。ATDは保険薬がちゃんと効いており，DLB，FTD，VDは圧倒的にフェルラ酸含有サプリメントのほうがよい（保険薬は不要）というデータが出ているからです。もちろんこれは集団統計による結果ですから，個人差はあります。

MCI-ADのATDへの移行

MCIのアミロイドPET陽性率は60〜75％であり，当然陽性者はATD移行率が高いと言われています[2]。しかしDLBでも老人斑はみられることが多いので，アミロイドPET陽性によって記憶障害の責任疾患がATDであると断定することはできません。ATDは発病前で，記憶低下が，併存する正常圧水頭症によって起きていることすらあるでしょう。

扇澤ら[3]は，認知症の重症度評価法CDRが0（normal），0.5（MCI），1（ATD）の3群の患者（合計626例）を比較した結果，群間で差がみられたのは，③日時見当識，⑦遅延再生，⑧野菜名想起，⑨5物品再生だったとしています。筆者が主張するATDの弱点と一致します。

Clinical Dementia Rating (CDR)[4]は，医師の所見や，患者の日常生活を把握する家族や介護者からの情報に基づいて評価される観察式の評価法で，1以上が認知症（運転免許取り消し）です。MakiらはCDR 0.5をMCIと定義し，それに相当するHDS-R

スコアを算出した結果は，27.0±1.6でした[5]。これは，筆者が日常感じている「微妙なレベル27」と同じ感覚で，参考になる数字だと思います。このレベルの患者で，大脳萎縮が明らかに強い場合（特に海馬と頭頂葉なら）は今後着実に進行するATDと考えてよいでしょう。

HDS-Rスコアの年間変化量は治療の有無を問わず−0.65（表4再掲）ですから，図8はまったくその通りの経過をたどっているATDです。ただ，約8年間という長さを考えると比較的うまく管理してきた症例と言えます。時計描画は一列数字となり，かなりの障害の程度を示しています。一列数字はFTDに最も多いので，前頭葉機能も低下してきたのではないかと推測します。

Koepsell[6]らも，画像所見のほかMMSE，日常生活動作などの5指標でMCIがリバース（正常化）できるかどうかを判断するとしていますが，健常高齢者の各年代の萎縮度が頭に入っていないと難しいでしょう。

VDにATD症状が加わったことを知る方法

VDだと思われたが経過の中でATD症状が加わった高齢の患者さんについて，認知機能や海馬萎縮度などの指標をもとに，統計的に考察してみましょう。

表4 疾患別のプロフィール（再掲）

		人数	男	女	年齢	HDS-R 初診時	HDS-R 2回目	年間変化量	CD score	海馬萎縮度	CMI (%)
743例	ATD	324	77	247	80.5	18.2	15.7	−0.65	7.62	1.49	28.9
	DLB	159	50	109	80.6	19.2	18.1	−0.18	7.14	1.26	28.1
	FTD	132	39	93	76.8	16.5	13.7	−1.79	5.95	1.61	29.3
	VD	74	16	58	79.8	20.9	19.2	+0.15	7.85	0.80	27.4
	精神疾患＋発達障害	54	15	39	64.4	25.4	26.8	+0.35	8.60	0.47	25.1
	上昇者	135	35	100	76.8	22.1	25.4	+2.35	8.60	0.83	26.9
	認知症	106	28	78							
	MCI	4	1	3							
	精神疾患・発達障害	25	6	19							

2017年9月から12月までの4カ月間に名古屋フォレストクリニックに来院し，初診から1年以上経過したあとに，2回目の改訂長谷川式スケール（HDS-R）を実施できた743例。「上昇者」は，その中でHDS-Rが上昇した患者を抽出している。
CMI：cella media index

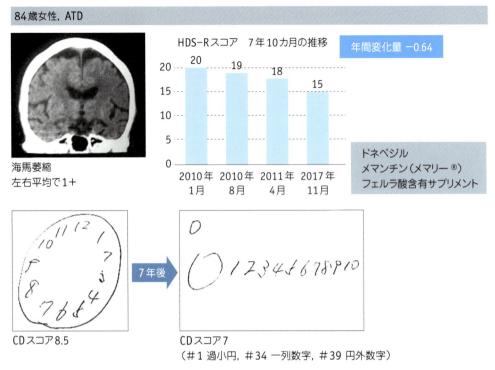

図8 比較的治療に成功した例にみられたHDS-Rスコアの教科書的悪化

症例 ▶ VDにアルツハイマー症状が加わったことがHDS-R低下と脳画像所見から示された患者（図9）

　3年前にHDS-Rスコアが20.5だった84歳の女性が，その後10.5に低下した。年間変化量は−3.3点。脳卒中発作もないのにVDがこれほど悪化することは稀なので，ATD病変が加わってきたのではないかと推測した。CTでは海馬萎縮が進行している（0.5＋から1＋へ）。

　まず当院のデータからVD 16人，ATD 49人（全員女性）を選定した。本症例と，HDS-Rスコアおよび年齢において差が出ないようにした。年齢幅は本症例の84歳が中央になるように80〜88歳，HDS-RスコアはVDが5〜20（症例が少ないため），ATDが5〜15である。

　その結果，VDとATD 2群の海馬萎縮度は1.17と1.76，CMI[脚注1]は27.3と29.5％で，海馬萎縮度とCMIのいずれも本症例がその間の数値をとっていた。脳萎縮度がVDよりは重く，ATDよりは軽いということである。このように脳画像所見からも，混合型認知症の病理像が示された。またHDS-Rでは，ATDの特徴である遅延再生の不得意（5→0）が現れてきた。

脚注1：CMI（cella media index）：側脳室体部／頭蓋骨内側短径。VDにおける白質障害で値が大きくなることが予測される指標。正常圧水頭症合併例や透明中核欠損の場合は集団統計から除外されなければならない。

　これらの結果から，本症例は混合型認知症への進展が疑われます。

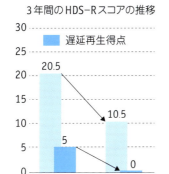
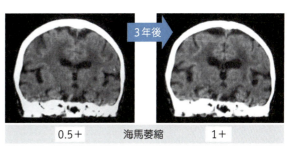
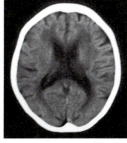

図9　VDにアルツハイマー症状が加わったと思われる高齢者

MCIから考察するDLBとATDの違い

DLBは意識障害系認知症ですから，HDS-Rスコアの推移は不安定な経過を示しがちです。しかし正しい治療を行っていれば，集団統計では年間変化量を0近くに抑えられます。

山口ら[7]は，6年4カ月の期間に外来を受診したATD 567例とDLB 84例について，重症度別に経過の違いを調べました。MMSE 24点以上を重症度1，MMSE 19〜23点を2，MMSE 12〜18点を3，MMSE 11点以下を4とした場合，遅延再生の得点は重症度2，3でATDのほうが悪かったとしています。またAla score（重症度1〜3）は，ATDのほうが悪く鑑別に有用で，遅延再生はATDで経時的に悪化，DLBは不安定だったとのことです。

Alaら[8]は，MMSEの下位項目の点数からDLBを鑑別するための計算式を作成しました。MMSE得点が13点以上の場合，得点の重み付けを均等にした式で算出し，その値が5点未満であればDLBが疑われるとしたものです。

（注意と計算）－5/3×（遅延再生）＋5×（構成）＝5点未満：DLBらしさ

つまりDLBは遅延再生が得意なので，この計算式の値は小さくなります。この結果は筆者が日頃から臨床で経験していることと重なります。HDS-Rでも，やはり3単語が思い出せない患者さんはATDだと覚えておけば便利です（ただし，意味性認知症も総じて，教示の意味がわからないため点数が低くなります）。

治 療

ATDの診断が確定しているなら，最初の1年半はドネペジルでよいでしょう。VDを合併しているならガランタミンが第一選択です。易怒にはチアプリドを併用，妄想にはハロペリドール細粒1回0.3～0.5mgを使います。

85歳以上で進行が遅い場合は，ATDではなくSD・NFTだったと考えましょう。SD・NFTも海馬は萎縮しているので，アミロイドPET陰性を証明しない限り，生前鑑別は経過で知るしかありません。あわてて処方を変える必要はありませんが，副作用徴候（易怒，パーキンソニズム）が出てきたら，きっぱり保険薬をゼロにして，抗酸化サプリメントだけにするのもひとつの方法です。

平川[9]は，MCIには中核薬を処方しないが，ご家族が積極的な薬剤の処方を希望されるならシロスタゾールを処方するとしています。5年間，200例を超えるMCIへの処方の経験からです。先発品21例と後発品21例の比較試験で明確に差が出た[10]ため，その後，平川も筆者も先発品しか処方しておらず，ことわりなく後発品に変更した薬局にはデータを送って説明するようにしています。一般に，貼付薬と徐放製剤は，製造技術の点から，臨床試験データのない後発品は疑ってかかることにしています。

軽度ATDにおいてシロスタゾールを内服していた群（ドネペジル＋シロスタゾール）がシロスタゾール非内服群（ドネペジル単独）より認知機能を保っていたことが，2014年に報告されています[11]。

まとめ ATDは周辺症状が軽いため，治療によって改善したことがわかりにくい。そのため，改善の評価には注意が必要である。

●文 献

1) 田平　武, 編著：かかりつけ医のための認知症診療テキスト—実践と基礎. 診断と治療社, 2014.
2) Villemagne VL, et al：Longitudinal assessment of Aβ and cognition in aging and Alzheimer disease. Ann Neurol. 2011；69(1)：181-92.
3) 扇澤史子, 他：正常範囲, MCI, アルツハイマー型認知症の認知機能と生活機能の重症度別の特徴. Dementia Japan. 2017；31(4)：604.
4) Morris JC：The Clinical Dementia Rating(CDR)：current version and scoring rules. Neurology. 1993；43(11)：2412-4.
5) Maki Y, et al：Computerized visuo-spatial memory test as a supplementary screening test for dementia. Psychogeriatrics. 2010；10(2)：77-82.
6) Koepsell TD, et al：Reversion from mild cognitive impairment to normal or near-normal cognition：risk factors and prognosis. Neurology. 2012；79(15)：1591-8.
7) 山口裕美子, 他：ADとDLBの鑑別におけるMMSE遅延再生の手がかり再生とAla scoreの意義. Dementia Japan. 2017；31(49)：623.
8) Ala TA, et al：The Mini-Mental State exam may help in the differentiation of dementia with Lewy bodies and Alzheimer's disease. Int J Geriatr Psychiatry. 2002；17(6)：503-9.
9) 平川　亘：明日から役立つ認知症のかんたん診断と治療. 日本医事新報社, 2017.
10) 平川　亘：認知症薬の使いこなし—レビー小体病から「せん妄」まで. 認知症治療研究会. 2018；4(2)：136-54.
11) Ihara M, et al：Cilostazol add-on therapy in patients with mild dementia receiving donepezil：a retrospective study. PLoS One. 2014；9(2)：e89516.

コラム

ATDのiPS細胞由来神経細胞からアミロイドを除去したのは，ブロモクリプチン，クロモグリク酸ナトリウム，トピラマートの既存3剤併用

　2017年11月，京都大学iPS研究所で，大きな発見がなされた。ATD 9人のiPS細胞を神経細胞に変化させて，いろいろな既成の薬剤を投与した結果，細胞内アミロイドを一番消失させた組み合わせが，パーキンソン病治療薬ブロモクリプチン（パーロデル®），喘息薬クロモグリク酸ナトリウム（インタール®），抗てんかん薬トピラマート（トピナ®）だった[1]。

1) Kondo T, et al：iPSC-based compound screening and in vitro trials identify a synergistic anti-amyloid β combination for Alzheimer's Disease. Cell Rep. 2017；21(8)；2304-12.

3 正常圧水頭症（MCI-NPH）

　特発性正常圧水頭症（iNPH）は，原因や病態はいまだに未解明の部分も多いですが，わが国で2004年に診療ガイドライン[1]が出版されて以来，変性性認知症が素地にあって，何らかのきっかけで発症するのではないかという考えが紹介され始めました。その記述を読んで筆者は，やはりと思いました。造影脳槽CTを大勢の認知症患者さんに施行して，造影剤の残存を48時間まで追跡したリサーチを経験していたからです[2]。

　ATDやパーキンソン病（PD）がiNPHに合併しているとなると[3,4]，認知機能低下や歩行障害が，どちらの疾患が主体で起きているのかという判定が難しく，その判断は臨床医の力量にかかっています。Golombら[3]は，iNPH 56例のシャント手術の際に大脳皮質生検を行い，老人斑が多い者ほど認知機能が低かったとしており，ATDがiNPHの認知機能低下を演出していることを証明しています。

　Israelssonら[5]は，176例のiNPHと368例の対照者の発病危険因子を比較した結果，高血圧症，脳血管性疾患，末梢血管性疾患が有意にiNPH群で多かったとしています。そこで，25％のiNPHは，血管障害で説明できるとしています。

　たとえば，脳血管性パーキンソニズムと診断されていた患者さんが髄液排除で歩行が改善する，ということが起こってきます[6]。

　VDでは筆者の経験上，HDS-Rスコアはなかなか低下しません。しかし，ビンスワンガータイプのVDには非常に高い頻度でNPHが合併しHDS-Rスコアの低下がみられるようになります。これを，多くの研究者が特発性NPHと捉えているようですが，筆者は以前から，脳血管障害が何らかの機序でNPHを起こすのではないかと感じていました。つまり厳密には二次性NPHだという意味です。

症例 ▶ ATDにNPHを合併した患者（図10）

　75歳女性。4年半通院してHDS-Rスコアは25→9.5（ar－3.4）と低下してきた。初診時からCTでATD＋NPHとわかっており，機を見計らってシャント手術をした。術直後はADASが34.3→23.7と改善し，歩行速度も改善した。

　半年後に歩行は遅くなってきたが，執刀医の診察でシャントは生きているとのことだった。結局，アミロイドPETもタウPETも陽性でATD確定例でもあるので，国立センターの経験では，ATD合併者のシャント長期機能予後は悪い傾向とのことだった。

◎

　このように，高齢者において多くのiNPHが変性性認知症を合併しているとなると，手術担当の脳神経外科医と主治医が連携して患者の総合評価をしなければなりません。NPHだからといって脳外科任せにせず，フロンタルアタキシアや認知機能低下に対する内科的アプローチの手をゆるめてはいけないということです。

75歳女性，ATD

脳梁角は術前68°，現在103°でシャントは効いている。
にもかかわらず歩行が悪化するのはATDの影響と考える

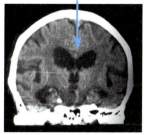
海馬萎縮3＋

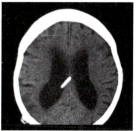
シャント後もたらこ形状の側脳室体部

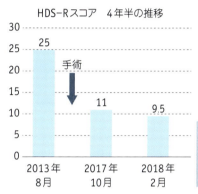

アミロイドPET陽性
タウPET陽性
術直後はADAS改善，
歩行速度改善，
その後，悪化

リバスチグミン
CDPコリン
フェルラ酸含有サプリメント
N-アセチルシステイン（NAC）

図10　シャント術後の長期予後が期待できないATD確定例

　物忘れを主訴として初診して以来，長年経過を見ていく中で，急激にHDS-Rスコアが下がる，転倒を起こす，動作が遅くなる，尿失禁が急激に悪化する，定期CTでNPH所見が増強する，などがみられれば，NPHの合併を疑い，脳外科への紹介時期を判断します。手術への不安を訴えるご家族に対しては，「まず専門家の意見を聞きましょう」と説明します。

　脳外科医のNPH診療熟練度は個人差が大きいので，筆者は，患者さんにとって地理的に便利という条件よりもシャント手術数の多い脳外科医を指名して紹介するようにしています。変性性認知症を合併している場合のシャント手術は，L-Pシャントが理想的です。脳手術は変性に拍車をかける刺激になりうるからです。

治療

　NPH患者は口を開いていることが多いことからもわかるように，アパシーの傾向があります。アパシーには，まず人参養栄湯を試みましょう。

　ピック病が合併していなければ，ニセルゴリンやシンメトレル®ロケット（アマンタジンを朝75mg），ほかには，CDPコリン（米国のサプリメント，シチコリンともいう）

が適応となります。

　歩行障害に影響を与えない中核薬はリバスチグミンです。9mgを超えて処方してはいけません（かえって歩行が悪化する）。歩行を改善させるには，グルタチオン3,000mg点滴を自費診療で行います。

まとめ　高齢者において多くの特発性正常圧水頭症が変性性認知症を合併している。シャント手術は，脳への負担を考え，できるだけL-Pシャントを選択してもらう。術後も内科からの処方は必要である。

● 文 献

1) 日本正常圧水頭症研究会　特発性正常圧水頭症診療ガイドライン作成委員会：特発性正常圧水頭症診療ガイドライン．メディカルレビュー社，2004．（現，第2版．2011年）
2) 河野和彦，他：Iotrolan CT-cisternographyを用いたAlzheimer型痴呆，脳血管性痴呆における潜在性髄液還流異常の検討．Brain and Nerve. 1994；46(4)：367-72.
3) Golomb J, et al：Alzheimer's disease comorbidity in normal pressure hydrocephalus：prevalence and shunt response. J Neurol Neurosurg Psychiatry. 2000；68(6)：778-81.
4) Boon AJ, et al：Dutch normal-pressure hydrocephalus study：the role of cerebrovascular disease. J Neurosurg. 1999；90(2)：221-6.
5) Israelsson H, et al：Vascular risk factors in INPH：a prospective case-control study(the INPH-CRasH study). Neurology. 2017；88(6)：577-85.
6) Ondo WG, et al：Vascular parkinsonism：clinical correlates predicting motor improvement after lumbar puncture. Mov Disord. 2002；17(1)：91-7.

進行が遅い認知症──神経原線維変化型老年期認知症（SD・NFT）

　臨床試験でATDの新薬を使用する場合に，臨床医が発達障害や精神疾患の合併・誤診の可能性，正常圧水頭症や甲状腺機能低下症の合併の有無をチェックするのは当然のことです。これからの治験では，患者の選定にアミロイドPETは必須となるでしょう。ただしDLBがアミロイド陽性になりうるという問題点があり，タウPETの併用が理想的です。

　大脳内に老人斑が出現しないために認知機能の低下が遅い認知症として，嗜銀顆粒性認知症（AGD）や神経原線維変化型老年期認知症（SD・NFT）があります。これらは，アミロイドマーカーが陰性（suspected non-Alzheimer pathophysiology；SNAP）であり，非ADタウオパチーなどと呼ばれます。久山町研究では，1961年から1,266例の剖検を行い認知症病型の移り変わりが報告されてきましたが，近年SD・NFTが非常に増えているといいます[1]。

　これらの認知症をATDグループに混入させてしまうと，まったく研究の意義を失うことになります。臨床医としては，おおかた85歳以上でHDS-Rスコアが年間1点程度しか低下しないような患者さんは，非ATDではないかと考えておくことが必要です。その場合，自分の処方が奏効しているわけではないとの認識でいるとよいでしょう。ただ，病状が安定しているのに，あえてその中核薬を中止する必要もないと考えます。

　藤井ら[2]は，80歳以上で初診するMCIは，コンバートするとしても非ATDの進行の緩徐な認知症になることが多いため，ATD治療薬が必要かどうか慎重に考えるべきとしています。対象は，物忘れ外来に5年間に訪れた初診時MCI（CDR0.5）のうち3年以上フォローできた37例で，後ろ向きに調査しています。初診時年齢で79歳以下23例と80歳以上14例に分けた場合，高齢ほどMMSE低下は遅かったとしています。CDR1以上のATDに移行したのは，79歳以下の群で61％，80歳以上の群で0％でした。逆に80歳以上の群は非ATDの認知症に64％移行しました。

　筆者が思うに，それではAGDやSD・NFTであればATD治療薬は本当に無駄なのでしょうか。現実問題として高齢者にもATDはいるわけで，「高齢ですから，積極的な治療を行わなくても，それほど進行はしないでしょう。薬で副作用が起こる可能性を避けて，処方なしでいきましょう」と決めつけるわけにもいきません。ご家族のなかには「処方しません」と言われてほっとした顔をする方もおられますが，別のクリニックで薬を出してもらおうとするかもしれません。

　筆者なら，ほぼ全員に処方します。ただし，ATDを否定できる可能性は必ず頭の中にあって，神経伝達物質どうしの生理的バランスを崩さないように，肘の歯車現象がないことを確認して，ドネペジルなら1.67mg×2，ガランタミンなら2mg×2，リバスチグミンなら2.25mgで開始するでしょう。

健常者でも加齢により脳内アセチルコリンは減っているという認識があります。85歳を超えている場合は，安全で比較的効果の期待できるサプリメントのほうがベターかもしれません。しかし，保険薬を一度も試さずにいきなり自費診療とすることにすんなり納得するご家族ばかりではありません。一方，ネット検索で論文が多く出ているサプリメントを試したいと医師に提案するような，あらかじめ情報収集をしているご家族なら，話はしやすいです。

症例 ▶ 三本針が，脳トレーニングで改善したSD・NFT（図11）

87歳女性。茶道の師範であり，初診の8年前から大学病院でドネペジルが処方されていた。当院に通院した4年間もずっとHDS-Rは低いままだったが，薬はやんわりと拒否されサプリメントもいつの間にか飲まなくなっていた。

今回HDS-Rスコアと時計描画の三本針が改善したきっかけは，明らかに麻雀であった。それを本人はいきいきと「楽しい，楽しい」と説明してくれた。SD・NFTは老人斑がないために神経毒作用がなく，そもそも進行しにくい認知症であるが，それでも刺激のない生活を続け，サプリメントすら服用しないというのは，リスクを有していた。茶道の師範という素地に加えて，4人で麻雀をするという経験が，よほど効果があったようである。

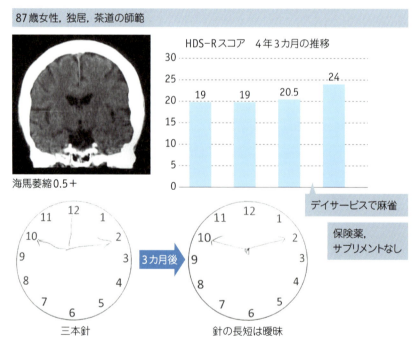

図11　脳トレーニングだけで回復したSD・NFT

まとめ	進行が遅いのは，薬物治療の成果だけとは限らない．刺激のある生活も重要である．

●文 献

1) Honda H, et al：Trends in autopsy-verified dementia prevalence over 29 years of the Hisayama study. Neuropathology. 2016；36(4)：383-7.
2) 藤井直樹, 他：軽度認知障害(MCI)の診断転帰の検討. Dementia Japan. 2015；29(3)：176.

5 脳血管性認知症（MCI-VD）

41のコホート研究のメタ解析では，MCI-VDのVDへのコンバート率は，地域調査では5.2%であり，ATDへの移行率28.9%と比較して[1]，あまり進行しないというのを一般の認識として頂いてよいと思います。筆者の調査では，VDへのコンバートが少ない理由は，海馬が萎縮していないからだとデータが示しています。

Farooqら[2]は，ドネペジルはVDで若干の効果を示し，ガランタミンはいくつかの認知症（AD/VD）で若干の効果を示し，リバスチグミン・メマンチンの効果は明白ではない，他のサプリメントと漢方，たとえばシチコリン，Actovegin®，幼牛血液抽出物（ソルコセリル®），huperzine A〔トウゲシバ（*Huperzia serrata*）に含まれるアルカロイドで米国のサプリメント）〕とビンポセチン（ヒメツルニチニチソウの抽出物で米国のサプリメント）脚注1はVDでも研究されたが有益な効果は確立されていないとしています。

脚注1：2016年9月にFDAはビンポセチンについて販売中止の勧告を行っている。
https://www.fda.gov/Food/DietarySupplements/ProductsIngredients/ucm518478.htm

筆者の印象では，VDに中核薬を処方しても進行度はあまり変化がないと思います。しかし万が一ATDを併発する可能性を考えて，ガランタミン1日8mg程度を処方することが多いです。VDのうつ状態の場合は，当然中核薬よりもニセルゴリンの使用が必須と考えます。

Winblad[3]は，ニセルゴリン30mg×2で89%の認知症（VDやATD）の認知機能と行動が改善するとしています。効果については，2カ月後にはプラセボ群との間に有意差を認め，12カ月持続すること，また軽度～中等度のVDに適応し，リハビリテーションと併用すればより効果的であることが示されました。ニセルゴリン60mgは，わが国での常用量15mgの4倍にあたります。保険医療が薬の効果を限定してしまうということは，よくあることです。

北村[4]は，VDのうつ状態にニセルゴリンやアマンタジンが効果を示しうるとしています。ただ，VDは自然経過でもそれほど悪化しない患者が多く，またATDを合併している可能性も考える必要があります。

当院で保険薬を服用していたVD 39例を調べました。フェルラ酸含有サプリメントを併用していたVD 16例と非併用23例（年齢差なし）のHDS-Rスコア年間変化量は，＋0.48±3.42対＋0.07±1.36でした。認知症外来には，VDの患者さんはあまり来院しないので，人数が少なく有意差は出ませんでしたが，悪くはないデータです。

症例 ▶ VDが改善しMCIに戻った虚血脳患者（図12）

　74歳のときから5年間1人で通院している女性。HDS-Rスコアでは遅延再生が得意で，虚血性の前頭葉萎縮があり，VDと考えた。VDに特効薬はないので，2回目の外来で抗酸化サプリメントを提案し，その後5年間欠かさず服用。保険薬の処方はないので，1年に1回のペースで検査をするだけ。認知症ではないレベルまで上がってきた。

CADASIL（常染色体優性遺伝性脳動脈症）

　CADASIL（cerebral autosomal dominant arteriopathy with subcortical infarct and leukoencephalopathy）は，欧米を中心に400家系以上について報告され，日本でも報告数が増えているVDです。発症年齢は55歳以下，症状は，皮質下性認知症，錐体路症状，偽性球麻痺のうち1つ以上，脳卒中発作・うつ症状・片頭痛を認めることもあります。

　脳梗塞だけでなく脳出血も起こしうるので，欧米のように抗血小板療法を行うのは慎重を要すると思われます[5]。ドネペジルで少し認知機能が改善したと報告されています[6]。

79歳女性，VD→MCI

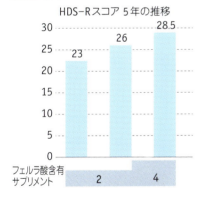

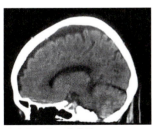

虚血性の前頭葉萎縮

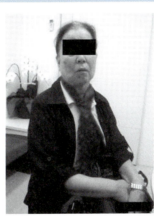

呆然として活気がない。
遅延再生は6/6で最初からATDの診断は否定的。

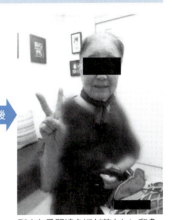

別人と見間違うほど若々しい印象。処方なしで1年に1度来院した。フェルラ酸含有サプリメント〔強（フェルラ酸：ガーデンアンゼリカ＝1：1配合タイプ）〕を途中で増量したのみ。

図12　VDが改善しMCIに戻った虚血脳患者

まとめ	高血圧の制御は以前より格段に改善されたが，糖尿病が増えているのでVDは再度増加する可能性がある．しかし認知症が減った国もあり，国策と個人の予防への自覚が重要である．

●文 献

1) Mitchell AJ, et al：Rate of progression of mild cognitive impairement to Dementia：meta-analysis of 41 robust inception cohort studies. Acta Psychiatr Scand. 2009；119(4)：252-65.
2) Farooq MU, et al：Pharmacotherapy for Vascular Cognitive Impairment. CNS Drugs. 2017；31(9)：759-76.
3) Winblad B, et al：Therapeutic use of nicergoline. Clin Drug Investig. 2008；28(9)：533-52.
4) 北村　伸：Alzheimer病を中心とした認知症の最新治療．日医大医会誌．2012；8(4)：291-5.
5) 内野　誠：CADASILの病態と治療．臨床神経学．2011；51(11)：945-8.
6) Dichgans M, et al：Donepezil in patients with subcortical vascular cognitive impairment：a randomised double-blind trial in CADASIL. Lancet Neurol. 2008；7(4)：310-8.

6　糖尿病性認知症

　糖尿病は脳梗塞を起こしやすいので，VDになりやすいと言えます。脳梗塞発症リスクは，非糖尿病の2～4倍で，再発率も高いです。UKPDS（UK Prospective Diabetes Study）で示されたように，糖尿病だけのコントロールでは脳梗塞再発予防は難しく，脂質代謝，血圧などあらゆる面からの管理を行います。

　Wilcoxら[1]によると，ピオグリタゾン（アクトス®）により，インスリン抵抗性改善作用を介して，脳梗塞再発の有意な減少が確認されました。15～45mg/日内服で，大血管障害のある2型糖尿病患者984例における脳卒中再発が47％も減少しました（$p＝0.008$）。

　高齢者糖尿病の血糖コントロール目標については，『高齢者糖尿病診療ガイドライン2017』では，患者の年齢や認知機能・身体機能，併発疾患，重症低血糖のリスク，余命などを考慮して個別に設定すること，とされています。

　近年，脳血管障害を介さずに糖尿病が，ATDとは異なる認知症を引き起こすとの報告もみられ[2]，血糖を下げると認知機能が回復するとされています。別の報告では，糖尿病を合併したATD疑いの175例のうち30％に糖尿病性認知症が認められました。その特徴は，ATD所見がないこと（頭頂側頭葉の血流低下がない，遅延再生の障害が少ない，海馬萎縮が軽微，進行が緩徐）[3]です。

　血糖管理の注意事項は，下げすぎてはいけないということです。米国の関連学会では，認知症が高度であるほど血糖値は高めに管理するとしています[2]。

　台湾からの報告では，2型糖尿病にアトルバスタチンかシンバスタチンを投与すると認知症発病が抑制されていることが後ろ向き調査でわかったとされています[4]。非認知症で50歳を超える糖尿病28,321例のうち2,400例が，日常からスタチンを内服していました。内服していた群はATDの発病リスクは有意に減少しましたが（ハザード比0.48），非ATDの発病は抑制されませんでした（ハザード比1.07）。糖尿病性認知症という新しいカテゴリーが提唱されているものの，やはりATDと糖代謝，脂質代謝，動脈硬化の関連は無視できないようです。

　自験例は4例（男女同数，61～83歳）と少ないですが，HDS-Rスコアは平均値が18.4→22.3と推移し，年間変化量＋4.0ときわめて良好でした。なお，海馬萎縮は平均＋1と軽いほうです。やはりATDとは違う患者群と感じています。

まとめ　糖尿病性認知症は，ATDとは違う患者群という印象。なお，糖尿病の薬は種類が多いので常に患者に確認し，また薬のくせを把握していく。

●文 献

1) Wilcox R, et al : Effects of pioglitazone in paients with type 2 diabetes with or without previous stroke : results from PROactive(PROspective pioglitAzone Clinical Trial In macroVascular Events 04). Stroke. 2007 ; 38(3) : 865-73.
2) 羽生春夫, 他：糖尿病性認知症. 日内会誌. 2014 ; 103(8) : 1831-8.
3) Fukazawa R, et al : Subgroups of Alzheimer's disease associated with diabetes mellitus based on brain imaging. Dement Geriatr Cogn Disord. 2013 ; 35(5-6) : 280-90.
4) Chen JM, et al : Effects of statins on incident dementia in patients with type 2 DM : a population-based retrospective cohort study in Taiwan. PLoS One. 2014 ; 9(2) : e88434.

7 アルコール関連認知症

かつて，アルコール性認知症は，アルコールの直接的影響なのか，飲酒習慣に伴う栄養摂取不足からくるものなのかは個々の患者において判別がつきにくいことから，アルコール関連認知症（ARD）という言葉に変わってきました。

自験例11例（全員男性，平均75.5歳）は，ガランタミン5例，ドネペジル4例，中核薬なしで観察し，海馬萎縮が＋1.34とけっこう萎縮していたにもかかわらず，平均HDS-Rスコアは18.8→20.1と推移して，年間変化量は＋0.136でした。

多飲者に多くみられる血漿ビタミンB_1欠乏についてですが，認知症にまつわる栄養学で最も関連が深いと言われているのがビタミンB_1です。ビタミンB_1欠乏により，記憶障害，老人斑形成，タウのリン酸化がモデル動物で再現できるといい，多量のB_1摂取はATD病変を減じるとされています[1]。

カルボニルストレスは最近，統合失調症での研究がさかんですが，ATD，腎機能障害，動脈硬化でも起こっているそうです。終末糖化産物のペントシジンが体内で増加し，ビタミンB_6が低下すると有害なカルボニル化合物が蓄積する状態（カルボニルストレス）がATDでもみられます。このストレスを標的とした新薬で認知機能障害を治療するという発想から，ATDやMCIにビタミンB_6（B_1，B_{12}，葉酸も含め）を3カ月投与してカルボニル蛋白を減らしたという研究があります。

Rommerら[2]は，健常者15例，ATDとMCI 33例（サプリメントあり17例，なし16例）の3群比較をしたところ，サプリメント補充でMMSEが上昇傾向（23.1対20.3），サプリメントなしのATDでは体内カルボニル蛋白が有意に高かったとしています。

ビタミンB_1が不足すると，摂取した糖質をエネルギー変換できず，疲れやすくなります。脳や神経機能を正常に保つためにも十分なエネルギーが必要で，不足すると精神不安定，いらいら，集中力低下となります。ビタミンB_1は水溶性で過剰に摂取しても尿中に排泄されるため，副作用はほとんど心配しなくてよいと言われています。B_1を多く含む食品は，豚肉，ナッツ類，うなぎ，たらこで，煮たり蒸したりするとビタミンの損失が少なくすみます。

ただ，ノルウェーのリサーチでは，MCI 48例，ATD 24例，健常対象者63例のビタミンA，B_1，B_6，B_{12}，C，D，E，葉酸，F2-α-isoprostaneの測定値にまったく差がみられず，何らかのビタミン不足でMCIがコンバートするわけではないとしています[3]。

多飲男性は慢性硬膜下血腫（CSH）・水腫を併発しやすいので，定期的な頭部CT検査が必要です。筆者は1989年に認知症病棟の613例からCSH 47例（7.7％）を発見し，危険因子が，男性，飲酒，徘徊の3項目であると報告しています[4]。

症例 ▶ 断酒と規則正しい生活で症状の著明な改善がみられたARD患者（図13）

81歳の男性。11年通院しているが，最初はびっくり眼，前頭葉萎縮，易怒を認め，てっきりピック病かと思っていた。飲酒をやめてから目つきが優しくなりHDS-Rスコアも14から27に上昇した。もう認知症ではなくなった。ARDがtreatable dementiaであることが証明されたことになる。

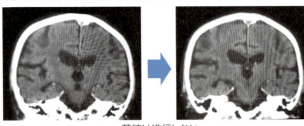
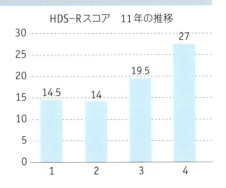
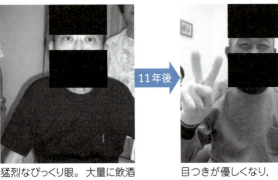

図13　アルコール関連認知症が完治した症例

まとめ　ARDはtreatable dementiaである。

● 文　献

1) Gibson GE, et al：Vitamin B1(thiamine)and dementia. Ann N Y Acad Sci. 2016；1367(1)：21-30.
2) Rommer PS, et al：Lowered levels of carbonyl proteins after vitamin B supplementation in patients with mild cognitive impairment and Alzheimer's Disease. Neurodegener Dis. 2016；16(3-4)：284-9.
3) Ulstein I, et al：Normal vitamin levels and nutritional indices in Alzheimer's Disease patients with mild cognitive impairment or dementia with normal body mass indexes. J Alzheimers Dis. 2017；55(2)：717-25.
4) 河野和彦，他：老人性痴呆病棟に多発する慢性硬膜下血腫・水腫の実態に関する臨床的検討．日老医誌．1989；26(4)：367-74.

8　ビタミンB₁₂欠乏症

　ビタミンB₁₂は，神経細胞を正常に保つのに必要な栄養素ですから，認知症の栄養学では非常に重要視されます。

　胃切除，大球性貧血，極端な菜食主義では絶対にビタミンB₁₂濃度を測らなければなりません。そして補充は経口ではなく筋注（静注）がよいでしょう。悪性貧血（自己免疫）だと内因子が欠乏しているため経口剤は無効となります。もちろん，メコバラミン（メチコバール®）注射（筋注）を処方した日にメコバラミン内服を処方すると診療報酬が認められません。

　スペインの調査では，310例のMCIのうち10例（3.2％）の血清ビタミンB₁₂欠乏が見出され，神経内科医の指摘でさらに5例が追加されました。ビタミンB₁₂欠乏によるMCIはほかのMCIと症状に差はないため，欠乏していることを発見し，B₁₂サプリメント摂取によりどのような影響があるかという観察研究が必要だとしています[1]。

　オーストリアの地域調査では，複数年にわたり葉酸とビタミンB₁₂を服用していた高齢者はMCIから認知症へのコンバートが少ないと報告しています。女性の場合は血清葉酸濃度が高いとコンバート率が低く，サプリメント摂取者はMRIでの深部白質病変が非摂取者に比べて軽かったとしています[2]。

　ビタミンB₁₂は水溶性ですからサプリメントを大量に摂取しても重い副作用はありませんが，ニキビや酒皶を起こすことがあります。

　食品としては動物性食品（魚，貝類，乳製品，卵，牛肉，豚肉）や味付け海苔，焼き海苔に多く含まれています。ベジタリアンは，サプリメントとして摂取する必要があります。

症例　ビタミンB₁₂補充によりHDS-Rが大幅に改善した胃切除の高齢女性（図14）

　6年半通院している85歳女性。胃癌，乳癌，甲状腺癌のトリプルキャンサー既往。

　早速血清ビタミンB₁₂を測定。50pg/mLしかなかったのでメコバラミン筋注を毎回行い，6年半経過した。HDS-Rスコアは10.5から21に改善。時計描画も最近の2カ月半で改善した。

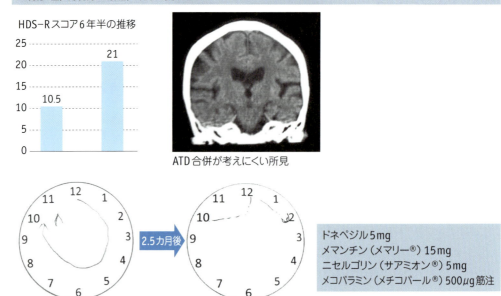

図14 ビタミンB_{12}補充で認知症が改善した高齢者

| まとめ | 胃全摘の記憶がなくてもビタミンB_{12}欠乏の患者は相当数いると考えられる。大球性貧血になっていない場合も非常に多い。 |

●文 献

1) Silva D, et al：Do MCI patients with vitamin B_{12} deficiency have distinctive cognitive deficits？ BMC Res Notes. 2013；6：357.
2) Blasko I, et al：Conversion from mild cognitive impairment to dementia：influence of folic acid and vitamin B_{12} use in the VITA cohort. J Nutr Health Aging. 2012；16(8)：687-94.

石灰化を伴うびまん性神経原線維変化病（DNTC）

1994年にKosaka[1]が，新しい初老期認知症と題してDNTC 16例を報告しています。ゆっくり進行し，前頭側頭葉萎縮があるとしています。以後，2015年の時点で26例の剖検，21例の臨床報告が日本から出されており，欧州や北米からはほとんど報告されていません。その理由は見落としだと推定されています[2]。

2007年に米国で最初の報告がなされました。基底核と小脳に石灰化・優位半球の頭頂葉萎縮があり，非定型的な認知症病像で，健忘性失語（anomia），アパシー，パーキンソニズムがあり，生化学検査は正常とのことでした[3]。

DNTC，AGDは，SD・NFTと同様，病理組織学的に老人斑を欠いているため進行は遅いと思われます。しかしDNTCもAGDもピック症状を示すと言われているので，介護上は難しい患者さんもいるかもしれません。ピック症状を示すひとつの理由は，前頭側頭葉の萎縮です。

発病原因の1つに鉛（Pb）が挙げられています。6例のDNTC，4例のATD，9例の非認知症高齢者の凍結大脳切片から鉛濃度を測定したところ，DNTCで高かったとされます。鉛の神経毒性がDNTCを形成したとする仮説です[4]。

DNTCの治療について詳述された医学書は筆者の知る限り見当たりませんが，10年以上通院してくれているDNTCの女性がフェルラ酸含有サプリメントに非常に反応がよく，また長期効果（HDS-Rスコアが0なのに挨拶などの社会性が改善してきている）も出ているため，DNTCには必ずこのサプリメントを推奨するようにしてきました。

そこで，特発性石灰化でなくDNTCにほぼ間違いないと考える13例についてデータを説明しましょう。平均年齢は79.3歳で男性は1人だけです。サプリメントは8例に，中核薬は12例に処方しています。

海馬萎縮度は＋1.58と比較的高度であるものの，HDS-Rスコアは平均値で17.2→15.5と推移し，変化量は＋0.4と良好です。やはり老人斑の影響がない認知症は進行しにくいという印象です。

症例 ▶ 抗酸化サプリメント2種が奏効したDNTCの90歳女性（図15）

前医からドネペジルを8年処方されていたが継続とし，高齢なのでこれ以上の医薬品は控えたほうがいいと判断し，フェルラ酸含有サプリメントとCDPコリンで覚醒させればと考え，奏効した。円なし，三列数字はいずれもFTDに多い異常描画であり，ひいては前頭葉機能障害と推定されるためCDPコリンでの覚醒が有効と読んだのである。両サプリメントは，いずれも抗加齢作用を有するため，大脳機能の若返りが期待できる。

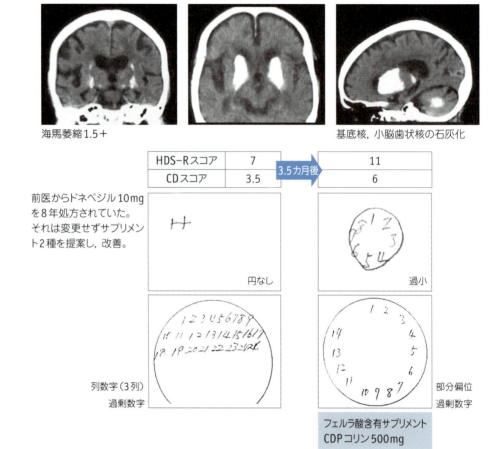

図15 抗酸化サプリメントでCDTが改善した90歳のDNTC

● 文献

1) Kosaka K：Diffuse neurofibrillary tangles with calcification：a new presenile dementia. J Neurol Neurosurg Psychiatry. 1994；57(5)：594-6.
2) Ukai K, et al：Diffuse neurofibrillary tangles with calcification(Kosaka-Shibayama disease)in Japan. Psychiatry Clin Neurosci. 2016；70(3)：131-40.
3) Nanda S, et al：Diffuse neurofibrillary tangles with calcification(DNTC)：Kosaka-Shibayama disease in America. Am J Alzheimers Dis Other Demen. 2007；22(6)：535-7.
4) Haraguchi T, et al：Lead content of brain tissue in diffuse neurofibrillary tangles with calcification(DNTC)：the possibility of lead neurotoxicity. Neuroreport. 2001；12(18)：388-90.

10 急激に進行する因子

アパシー

　アパシーは意欲低下（無関心）の状態で，認知症の進行期に限らずMCIでもみられます。うつ状態との鑑別は，悲哀，自責感，希死念慮などの感情面での症状が欠如していることで，抗うつ薬は使いません。うつ状態とアパシーの共通点は，易疲労感，興味の喪失，精神運動緩慢ですから[1]，これらの症状を鑑別の材料にはしないようにしましょう。

　認知症では前頭側頭型認知症（FTD）で最も多いです[2]。DLBも呆然としてみえますが，これは意識障害と捉えてシチコリン注射の適応と考えて下さい。アパシー患者さんへの適切な対応の仕方は模索しつつ，薬で改善が得られれば効果を実感できます。シチコリン注射は，アパシーにも効果がありますが，行動障害型の患者さんには500mg，DLBの傾眠には1,000～1,500mgがいいでしょう。

　アパシーは認知機能低下の早期のサインと考えられています。濱田ら[3]は，5年間に物忘れ外来を訪れた初診患者521例のうち，初診時HDS-R 21点以上（平均25.6±3.0），MMSE 21点以上（25.6±2.8）の181例を対象にアパシーの調査を行いました。1年後に認知機能低下と相関した項目は，アパシーの介護者評価（やる気スコア）だったとしています。相関しなかったのは，Zungうつ病自己評価尺度（SDS），Zarit介護負担尺度日本語版の短縮版でした。初診時のやる気スコア自己評価とSDSは有意な正相関があったものの，SDS自体は認知機能の低下にダイレクトな関連を示さなかったとのことです。

　このことから，初診時に呆然とした印象の患者はアパシーの治療を意識して行うことで，HDS-Rスコアの低下を減らせる可能性があるでしょう。保険薬ではニセルゴリン（サアミオン®）[4]，アマンタジン，人参養栄湯など，海外のサプリメントとしてCDPコリン（日本では医薬品扱い）がアパシー治療に使われています。

まとめ　アパシーは予後が悪い。意識障害系治療を行えば飛躍的に改善できる。

●文献

1) 田平隆行：臨床におけるMCIへの接遇．基礎からわかる軽度認知障害（MCI）―効果的な認知症予防を目指して．鈴木隆雄，監，島田裕之，編．医学書院，2015, p267-74．
2) 池田　学：認知症―専門医が語る診断・治療・ケア．中央公論新社，2010, p154-80．
3) 濱田智津子，他：当院物忘れ外来におけるアパシーと認知症の進行に関する検討．Demantia Japan. 2015;29(3):369．
4) 岡田和悟，他：ラクナ梗塞に伴う意欲低下に対するニセルゴリン（サアミオン(R)）の臨床効果―やる気スコアによる検討．Pharma Medica. 2006;24(12):129-34．

血管因子

　　ATDの血管因子は，それだけで国際学会が成り立つほど注目されています。ATDの4割に脳梗塞があると言われており，筆者の経験では虚血脳はせん妄を起こしやすいので，家庭での平和な生活に黄信号がともる因子となります。

　　Liら[1]は，MCIのATDへのコンバートは血管因子の予防によって減らせるかもしれないと報告しています。MCI 837例を5年間，毎年検査（MMSE，ADL調査）しました。最終的に352例がMCIのまま，298例がATDを発病しましたが，それには高血圧，糖尿病，脳血管疾患と，高コレステロール血症を含む血管因子が影響していたので，これらの制御がコンバートを阻止するはずと考察しています。

　　それでは，なぜ血管因子が変性疾患を起こすのでしょうか。神経細胞の保護機構としてAβを貪食するミクログリアの役割は重要です。ですからミクログリアが増殖すること自体はよいことですが，老人斑の形成やリン酸化タウの蓄積に対しミクログリアが攻撃モードになるためミクログリアの増殖・活性化は結局，神経細胞障害に至る過程の始まりということになります。

　　微小血管病変がATDへの進行を促進する機序として，海馬と頭頂葉において血管周囲のミクログリア増殖が促進されることが関係していると報告されています[2]。

症例　▶ 血管因子の存在がATDの急激な悪化をまねいた患者（図16）

　　3年半通院している78歳女性。前医から2種類の抗うつ薬を処方されて易怒になっていた。初診時のHDS-Rスケールは28だったが，右尾状核に脳梗塞を起こしてからは，記憶の糸がぷつりと切れたかのようにスコアが急落し，その後も戻らなかった。

　　変性病理基盤はATDと考えているが，急激に悪化した素地としては，最初から左側頭葉の萎縮が強いという点もあるのであろう。そもそも語義失語になりうる変性に加えて健側（右）の神経回路を脳梗塞で断たれたわけで，両側病変になったようなものである。

パーキンソン病の認知症化と血管因子

　　非認知症PD（PD，$n=94$），軽度認知障害（PD-MCI，$n=111$）と認知症（PDD，$n=33$）を比較したPilottoら[3]の研究では，特に虚血性心疾患を有するPDが認知症になりやすいと報告しています。まず，この3群は，年齢，教育年数，PDの罹患期間で有意差がありました。

　　それらの因子の補正をした後，血管因子として唯一，PDとPDDで有意差が出たのは虚血性心疾患でした。また，認知症レベルにまでは至っていないまでも遂行機能・注意力などが有意に劣っていたのは，高血圧，糖尿病，心疾患を有するPDでした。このことからPDにおける血管因子の存在は，認知症の明確なハイリスクだとしています。

78歳女性，ATD，高脂血症あり

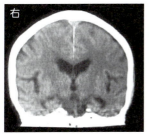
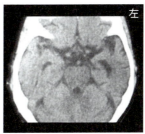
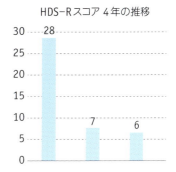

HDS-Rスコア 4年の推移

もともと左側頭葉のほうが萎縮していた

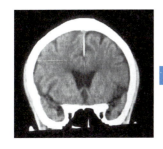
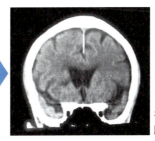

右尾状核に
脳梗塞発生

図16　血管因子によって急激に悪化したアルツハイマー型認知症

原発性進行性失語（PPA）

　マンチェスターグループによるFTLD分類は，臨床医を大いに勇気づけました。認知症は神経病理学的検討が重視されていますが，患者の生存中に治療しなければ意味がありません。いわば臨床診断の見切り発車で治療薬の選択を迫られるのです。

　言うまでもなくPPA（原発性進行性失語）は臨床診断名であり病理基盤が何かを問うていません。しかし，まったくイメージがないのも落ち着かないので，意味性認知症（SD）の病理基盤はFTDかATD，進行性非流暢性失語（PNFA）はCBD，LPAはATDのように，大まかに対応させて覚えてしまうことを勧めます。全部がそうではないですが，臨床医は代表疾患を知っているだけで十分です。そういう先入観がないとCTで萎縮部位を見落とします。

　このあたりはゼロ戦の撃墜王と同じで，あのあたりの空に敵機が現れるだろうとねらいを定めて見つめているから最初に発見できるのです。好打者も次はカーブだと決め打ちします。それは短時間で診察が進むコツでもあります。

　今回，大きな発見ができたと思うデータを紹介します（図17）。臨床医は，やはり失語系認知症を分類として独立させて統計処理すべきということです。たとえば病理基盤がATDである患者さん100人のうち，20人がSDとLPAだとします。それに従い，失語系20人とATD 80人のグループに分けて，進行速度，海馬萎縮度を比較したところ，図のようにきれいに並んだのです。

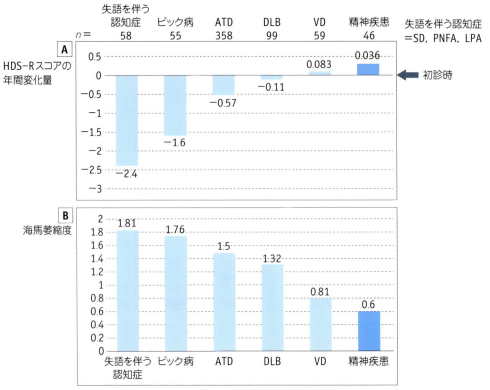

図17 認知症における病型ごとの進行速度と海馬萎縮度の比較
病型ごとの比較において治療内容は考慮していない。

(名古屋フォレストクリニック,2018年1月31日までの集計)

　まさにHDS-Rスコアという言語性知能が一番悪化するのが失語系患者であり,彼らの海馬萎縮度も一番強いというのが結論でした。同時に精神疾患・発達障害が進行しないのは海馬萎縮がないからと言い切ってよいでしょう。

　つまりMCIの予後は海馬が握っていたということです。

まとめ　何が原因で急激に悪化したのかを突き止めて治療することで大きな成果が得られる。

●文献

1) Li J, et al：Vascular risk factors promote conversion from mild cognitive impairment to Alzheimer disease. Neurology. 2011；76(17)：1485-91.
2) Baloyannis SJ, et al：The vascular factor in Alzheimer's disease：a study in Golgi technique and electron microscopy. J Neurol Sci. 2012；322(1-2)：117-21.
3) Pilotto A, et al：Vascular risk factors and cognition in Parkinson's disease. J Alzheimers Dis. 2016；51(2)：563-70.

11 変性疾患のコンバート

今の高齢の患者さんたちがみな若かった頃にはパーキンソン病（PD）や多系統萎縮症（MSA）などの変性疾患は認知症と関連づけられることがなく、神経内科学においても認知症という観点からはなかなか議論されてこなかったのですが、認知症専門医らの研究成果によって認知症にもつながることがわかってきました。

PDDの存在が認められる前は、パーキンソン病治療薬の副作用によるものであるという説もありました。しかし病理学的検証が進むにつれて、DLBにおいては老人斑を多くの患者が持ち、認知症になるのは当然という理解の方向に変わってきています。

VDもそうですが、一見して認知症とはわかりにくいタイプについて皮質下認知症という概念のもと認知症かどうか論議の対象とされてきました。たとえば長い時間考えて正解にたどり着いて、結局HDS-Rスコアが満点近くとれた患者さんを健常と考えてよいのかという話です。また遂行機能が低下していることは、ADLを低下させ、自立生活を困難にしていきます。

こういった一連の変性疾患も、MCI-ADと同様に、認知症へのコンバートが社会的に問題になっていくでしょう。患者さんの高齢化が進んでいるからです。

パーキンソン病

PDの軽度認知機能障害がどのような背景で認知症になっていくか、不明な点が多いとされています。

田尻ら[1]は、MDS PD-MCI criteriaによってスクリーニングされ、フォローできた58例について各種検査を行いました。PDDに移行したのは13例（22.4%）で、非移行群と比較したところ、初回検査時点でMMSEの日時見当識、HDS-R総得点、AVLT（Auditory Verbal Learning Test；Rey聴覚言語性学習検査[2]）総得点に有意差を認めたとしています。これらは、すべて記憶領域の障害を反映しているため、PDからPDDへの移行は大脳の記憶領域における障害の強さによるものと考察しています。

DLBはPDと病理組織学的な連続性を有する疾患であり、ATDの病態とも共通項を有しています[3]。つまり、DLBとPDDは病理組織学的に同じ面はありますが、患者の初期から経過を診てきた医師に限り、PDDとDLBは鑑別可能です。

筆者は、もともと神経内科医ではないためにPDを診る経験が少なかった時代に、DLBばかり診ていたため、PDDとDLBが違うはずはないと思っていました。しかし、グルタチオン高用量点滴療法を始めるとPD患者さんも来院するようになり、彼らの認知機能が低下していく経過を観察することができた結果、DLBとは違うとわかったのです。

PDDは基本的には、DLBのように傾眠と薬剤過敏性は高度ではありません。両者の

共通点と言えば，声が小さく表情が暗いことと，歩行時のアームスイング消失です。

このPDDとDLBの共通点と異なるのがPSPであり，声は大きく，構音障害（声が濁っていて遅い）があり，表情は明るく，アームスイングはみられることが多いです。

PSPやMSAは，初診時から既にHDS-Rスコアが25程度に低下している場合が多いです。皮質下認知症は，医師によっては認知症と認識する時期がずれるという問題点があります。加えてDLBは，認知機能が動揺しやすく，薬の評価などの際に攪乱させられます。

図18は，ATD，DLB，PSP，PD・PDDの海馬萎縮度とHDS-Rスコアの年間変化量（ar）を比較したものです。海馬萎縮度は予想通り，この疾患の順で軽くなっていきますが，それに呼応したarはPSPだけ予想外に悪いという結果です。つまりPSPの認知症進展は海馬萎縮とは独立しているということです。PD・PDDは，症例数が少ないですが，認知機能の低下がそれほど早く起こらないとすれば，それは海馬が萎縮していないからと言ってよさようです。

さて，一般にDLBは最も進行が速いと言われていますし，筆者のデータでも，保険薬だけ服用しているDLBは確かに一番悪化が速い認知症でした。ところが，図17では海馬萎縮度からの予想通り，HDS-Rスコアの低下が緩やかです。その理由はフェラ酸含有サプリメントを64.5％の患者が併用していること，適宜シチコリン点滴をして覚醒させていることなど，コウノメソッドを駆使して治療を行っているからだと思い

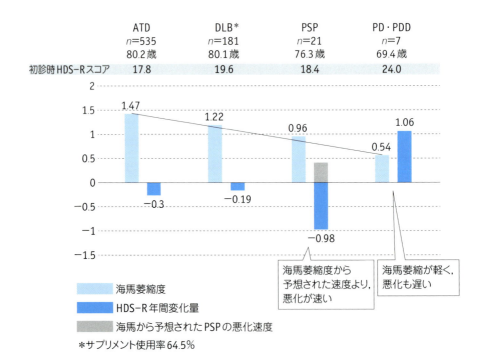

図18　変性疾患間の海馬萎縮度とHDS-Rスコア年間変化量の比較

ます。小著[4]で述べたように，DLBの治療方針は完成しています。PSPの対策はまだ手探りなので，今回の結果になりました。最善の治療をすれば変性疾患の予後は海馬萎縮度に相関するはず，と考えています。

脊髄小脳変性症（CCAとMSA）

脊髄小脳変性症のうち，悪性の経過をたどるのが多系統萎縮症（MSA）です。筆者が経験しているMSAのHDS-Rスコアは25前後のことが多く，軽度認知機能障害と言ってよいレベルであることが多いです。認知症が目立つ患者は，特にMSA-Dと呼ばれますが，それとは別の話です。

予後の良い皮質性小脳萎縮症（CCA）は，日常生活に埋没しています。筆者が開業後初めて出会ったCCAの患者さんは，物忘れがあり1人で通院していた高齢男性でした。ある日診察室入り口でよろめいたので調べたところCCAであり，国立センターに紹介しました。

もう1人は認知症の夫に付き添っていた高齢女性で，ある日転んだというので調べたらCCAでした。グルタチオン点滴ですぐに歩きやすくなり，喜んでおられました。このように変性症の患者さんを診る機会があるかもしれないので，見落とさないことです。

遺伝性脊髄小脳変性症のうちSCA17（spinocerebellar atxia type17）とDRPLAは，高率に認知症になることが知られています。筆者が診療を経験した44歳女性（DRPLA）は，大脳萎縮が高度で，調べるまでもなく認知症，多幸でした。グルタチオン点滴で歩行が改善するので，定期的に点滴を受けていました。

畠山ら[5]は，MSAにおける認知機能低下を予測する因子を探す検討を行いました。Gilman分類のprobable MSAの基準を満たす連続59例について，MMSE, FAB, MRI所見などをステップワイズ多重ロジスティック回帰分析にかけたところ，MSAにおいてMMSEスコアが急速に低下すると予測される因子は，残尿量だったとしています。

●文 献

1) 田尻佑喜，他：PD-MCI患者の縦断的認知機能評価についての検討. Dementia Japan. 2016；30(4)：546.
2) Rey A：L'examen clinique en psychologie. Presses Universitaires de France, 1964.
3) 石合純夫：高次脳機能障害学. 医歯薬出版，2003, p170-1.
4) 河野和彦：レビー小体型認知症 即効治療マニュアル. 改訂版. フジメディカル出版, 2014.
5) 畠山公大，他：多系統萎縮症における認知機能低下の予測因子の検討. Demantia Japan. 2017；31(4)：597.

第一章

開業医でも手が届く脳画像の深読み

　認知症は変性性認知症のほうが多いので，萎縮度を知るためにはMRIよりCTのほうが有用です。もちろん，CTはマルチスライスで3方向の画像が得られることが条件です。MRIは情報が多すぎて萎縮度がわかりにくいです。また一部の認知症患者さんは，撮影時間の長さと音の大きさ，閉鎖性に耐えられないことは想像がつくでしょう。

　確かにCTは，isodensityの脳腫瘍や小さな脳梗塞を見落とすことがあります。それを差し引いてもCTが有利です。疑わしい所見の場合だけMRIを依頼するとすれば，おそらく200人に1人で十分でしょう。

　マルチスライスCTがあれば誤嚥性肺炎，肺結核，脊柱管狭窄症，肝胆膵腎脾の疾患，胸腹部動脈瘤を容易に見つけることができ，認知症患者さんを複数の施設で長時間待たせることによるご家族のストレスも軽減できます。筆者のクリニックでは年間2,300人のCT（ほとんど頭部）を行っています。

1　画像診断の落とし穴

　ATDの画像診断には落とし穴があります。筆者の経験上，冠状断での海馬観察において，次の点に気をつけて頂きたいです。
1)　海馬萎縮の軽いATDもいることを知っておく。
2)　シルビウス裂の開大より海馬萎縮が先行していることが前頭側頭型認知症（FTD）との鑑別点である。
3)　海馬萎縮に左右差があったり萎縮度4(最大)であったりする場合は，ATDよりFTDを考えなければならない。
4)　NPHを合併すると，一次変性性認知症単独の場合に比べ圧縮により海馬萎縮度が高く観察される。

　脳萎縮が軽い場合は，若い頃の話を聞いてADHDを除外しておく必要があります。これは，初診日に必ずしなければならない作業です。ADHDが確定したらドネペジル

チャレンジテスト[脚注1]は行いません。

筆者は認知症臨床を34年行ってきて，それでも側頭葉てんかん，クロイツフェルト・ヤコブ病（6例経験）などの経験が不足していると感じています。ATDは，認知症で一番多い疾患ですが，特徴のない疾患なので絶対にATDだと確信するには，ほかの認知症の知識も十分に得ておく必要があります。たとえば，アミロイドPETと髄液検査なしでATDと言い切れる患者さんを完璧に抽出することが，新薬の臨床試験を担当する医師にできるかどうかは疑問です。

solanezumabの大規模試験では，試験終了後に，治験参加者のアミロイドPETを実施したところ，被験者の1/3がATDではなかったのです。これほど大きな比率で誤診が起きているなら臨床試験そのものに価値がなくなります。もっとも，患者を厳選してやり直してもこの薬は無効だったそうです[1]。

以前から筆者は，ATDの治験で著効したケースはDLBだったのではないか（薬剤に過敏だから），などと想像していました。それほど，認知症の病型鑑別は難しいのです。ましてや，MCIの方が，将来どのような経過をたどるかを予測するなどということは，大変な仕事になります。

筆者がHDS-Rスコア27以上だった方々の追跡をした結果，非常に脳萎縮が強かったのに，7～8年経ってもまったく悪化していない方もいました。一般には，教育年数によって脳のダメージを補っている（認知機能予備能力）という説明がされていますが，一度，非認知症の可能性も考えて問診をし直すべきでしょう。

神経原線維変化型老年期認知症（SD・NFT）は，老人斑が出現しないため進行が遅いと言われています。もともと彼らはSD・NFTだったのでしょうか。医師は処方が効いているからと安易に考えるべきではありません。うつ病やADHDである可能性が，もともと進行しない認知症である可能性よりも高いのです。

血液によるATD診断が可能になって精度も上がれば，個々の医師の鑑別診断能力がフィードバックされて医療の質の向上に役立つはずです。もっとも，確実にATDなのだからと，陽性症状を考慮せずにドネペジルの常用量処方がやみくもになされる機運が高まることを危惧しています。

陽性症状が強ければ，ATD確定例でもドネペジルは常用量禁止，というコウノメソッドの精神は今後も有効だと確信しています。

脚注1：ドネペジルチャレンジテスト：ドネペジル1.5mg程度を2週間処方してみて，記憶や気力に効果があれば脳内アセチルコリン不足状態（つまりATD），副作用（吐き気）が出たらATDではないと判断する検査。ADHDはアセチルコリン不足脳ではない。

● 文 献

1) ドルジン E：アルツハイマー病との戦いは予防の時代へ．ニューズウィーク日本版 SPECIAL ISUUE最新版アルツハイマー入門．Newsweek編集部．CCCメディアハウス，2017，p10-7．

2 悩ましい前頭葉萎縮の解釈

　前頭葉は生理的にも一番萎縮しやすい場所です。筆者も開院時にCT装置の性能を見るために自分の大脳（当時51歳）を撮影してみました。かなり前頭葉が萎縮していたのでぞっとしたものです。高齢者となると，なおさら前頭葉は萎縮しています。FTDはもとよりDLBやVDでも萎縮しやすいです。冠状断での前頭葉眼窩面のスリットがあればFTDの可能性は高まります。

> **症例** ▶ 虚血による脳萎縮＋低下しないHDS-RからVDの確診に至った患者（図19）

　85歳女性。ビンスワンガータイプの虚血があり，矢状断での前頭葉萎縮はかなり高度。脳回の矮小化はなく「沈み込みタイプ」なので虚血による萎縮だと思えたが，やはりすっきりしない。初診時はFTLD＋VDと診断。

　それから29カ月後，HDS-Rは10→10.5とまったく低下しなかったため，VD単独と確定できた。海馬萎縮も0.5であった。処方はニセルゴリンで正解だったと考える（ピック系なら易怒誘発のリスクがあった）。

　参考として，それぞれ別の女性のMCIとピック病の前頭葉萎縮（生理的，病的）の画像を示す。

85歳女性，周辺症状なし，ピック症状なし。HDS-Rスコア10→10.5（2年半）

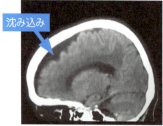
沈み込みタイプの前頭葉萎縮

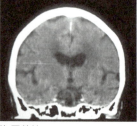
海馬萎縮0.5

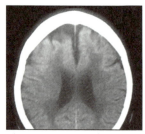
ビンスワンガータイプの虚血

79歳女性，MCI

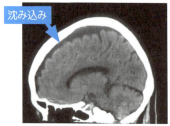
HDS-Rスコア23→26→28.5（5年）

57歳女性，ピック病

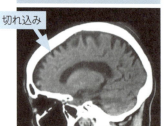
HDS-Rスコア8→0（4年）

図19 FTDと誤診しやすい前頭葉萎縮のある脳血管性認知症

3 海馬萎縮度の重要性

　何をもって認知症の進行と捉えるかという問題は，一言では表せないと思います。いつも頭を悩ませるのがピック病の進行についてです。行動障害型の患者さんはHDS-Rスコアがあまり低下しないのに，問題行動がエスカレートする場合があり，それでも中核症状の悪化といえるのか，それは周辺症状の増悪なのかという問題です。

　そして，中核薬やサプリメントがHDS-Rスコアに影響するのはもちろんのこと，ATDの治験薬の効果を調べるにあたって，患者さんがフェルラ酸含有サプリメントや人参養栄湯を併用している場合，経過に影響している可能性は認識されているでしょうか。筆者は，これらを併用していたら治験薬が効いたかのようなデータが出るのではないかと危惧しています。

　HDS-Rは言語性知能検査ですから，最も悪化が速いのは失語系患者です。その病理基盤はATD，FTD，PSPなど様々です。とにかく失語系というグループをつくることが大事です。超高齢者はATDの可能性が30％と低く，SD・NFTは治療に関係なく進行が遅いことが知られています。またAGDは他の認知症に合併することが多いため除外することも大事です。

　図20は，海馬萎縮0～1の311例と海馬萎縮1.5～4の246例のHDS-Rスコア年間変化量を比べたものです。各群はフェルラ酸含有サプリメント使用の有無別でも比較しています。その結果，海馬萎縮が強い群が有意に悪化速度が速く，海馬萎縮度とHDS-Rスコアの低下との間に相関がみられました。サプリメントの影響は有意差はないものの，悲観的なものにはなっていません。

　かかりつけ医は，アミロイドPETを使わずにMCIの予後を予測しつつ治療薬の選択を考えなければなりません。初診時にできるだけCT画像を入手して，海馬萎縮が1＋以上なら保険薬だけで頑張るのは1～2年が限界だろう，早めに抗酸化物質の投与が必要と考えておくことです。

　武井ら[1]は，MCI（MMSE 24～30）17例にアミロイドPET，MRIを施行し，10例（58.8％）にアミロイド陽性という結果が出ました。彼らの脳萎縮は個人差が大きく，しかし総じて海馬萎縮は軽かったとしています。SPECTも施行できた8例についても，アミロイドが陽性でも脳血流低下は正常範囲でした。17例の平均年齢は71.4歳と比較的若いため，アミロイド陽性だったMCIは，いずれATDにコンバートすると思われます。そこで，海馬萎縮が軽かったという報告は筆者の予想と異なりました。

　筆者は，海馬萎縮度は予後予測に非常に大事だという統計結果を得ましたが，アミロイドPETでは，脳病変を非常に早期に捉えられるため，やはり被験者が実際にコンバートしてからの結論が待たれます。

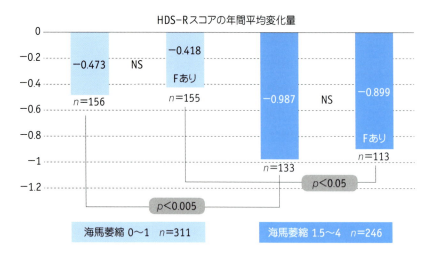

図20 海馬萎縮の程度によるHDS-Rスコア年間変化量の比較（認知症557例）
Fあり：フェルラ酸含有サプリメント併用

海馬萎縮度のコンピュータ解析

　VSRADはMRIで得られた脳構造の容積をボクセル単位で解析する画像統計解析法で，早期ATD特有の内側側頭部（主に海馬）の萎縮を解析し，診断支援に役立てるシステムです．VSRADを用いて解析をすると，voxel-based morphometry（VBM）手法を用いて簡単に海馬および海馬傍回の萎縮の程度を数値で評価できます．

　椎野ら[2]は，北米ADNI研究で公開されている症例のうち，PiB-PETを施行していて，検査開始時の診断がaMCI（健忘型MCI）であった65例について検討しました．タウ陽性は45例，陰性は20例だったのですが，FDG-PET，ADAS-Cog，VBMを含めてATDへのコンバート予測に何が役立ったかを検討した結果，正診率とオッズ比の比較において，VBMのほうがFDG-PET（脳代謝）より優れ，PiB-PET（タウ蓄積）に近いという意外な結果でした．つまり安価な検査でも有用だったと言えます．

　左海馬を関心領域とした場合のVBMはFDG-PETより有用性が高いことが示されました．正診率64.2％対57.4％，オッズ比1.64対1.20で，海馬以外の領域を加えたVBMは，正診率72.1％，オッズ比2.29と上がり，PiB-PETに肉薄するものだったとのことです．

　これらのことから筆者が感じたのは，コンバート予測には，医療費削減の観点からFDG-PETは省略可能ではないかということです．

● 文 献

1) 武井洋一，他：軽度認知障害患者17名の頭部MRIと脳アミロイド沈着の比較．Dementia Japan. 2017; 31(4): 626.
2) 椎野顯彦，他：MCI due to ADにおけるconverterの予測検査．Dementia Japan. 2015; 29(3): 384.

急激悪化群──失語系認知症

SDというのは臨床診断名で、病理基盤はFTDかATDです[脚注1]。将来ATDワクチンが完成したらタウPETでも行って病理基盤を鑑別する必要があります。

たとえば、左側頭葉が特に萎縮している場合、病理基盤からSD-FTDなどとなりますし、不思議なことに、右側頭葉の萎縮が強いSDの患者さんもいます。

HDS-Rの際に、語義失語の患者さんの口癖というのは、「はい」「そうですか」「すみません」「え？」「なにか？」です。医師の質問の意味がわからないと、こういう返事になります。

脚注1：SDは、FTLDを考案したグループによる命名で、病理基盤としてATDを想定していなかったが現実としてSD-ATDは多くいて、「SD様症状」などと考慮された表現がされている。

SD-FTD（FTDを病理基盤とするSD）

症例 ▶ 急激なHDS-R低下と時計描画の悪化がみられたSD-FTD患者（図21）

SPECTなどからFTDが確定した75歳女性。認知症診療センターで初診時HDS-Rスコアが14だったが、13カ月で2に低下。その後当院に通院したが、写真のように左側頭葉の萎縮が進行し、海馬萎縮度は、右の1＋に対して左は3＋と左右差を示す。左右差があるのはFTDの可能性が強い。結局HDS-Rは1となってarは－3.8。

時計描画では、医師が「時計を描いて下さい」（書式B）と教示すれば「とけイ」と描き、「10時10分の針を描いて下さい」（書式C）と言えば「じツプン」と描く状態。平仮名とカタカナも混在している。

ar－3.8という速い速度で悪化する認知症の病型を調べるため、当院データベースから、－3.8をほぼ中央値として平均－3.99となる集団を抽出しました。－3.36から－5.45までの連続症例61例です。

この早期進行患者が、各病型で占める割合は、PSP、FTD、失語系、DLB、ATDという順になりました。PSPはそもそもSDの色彩が強く、今回失語系には入れなかったため、このような結果になりました。

HDS-Rは言語性知能検査なので下がって当たり前ですが、動作性知能検査の時計描画も描けなくなるというのは、本症例でも明らかです。結局、「時計を描くように」という伝達が言語を介して行われるという一面もあるからでしょう。

症例 ▶ 悪化速度がきわめて高かったSD-FTD患者（図22）

本症例は先ほどの例よりさらに悪化速度が4倍速かった方です。ar－16.4というのは、これ以上ないというほどの高値です。

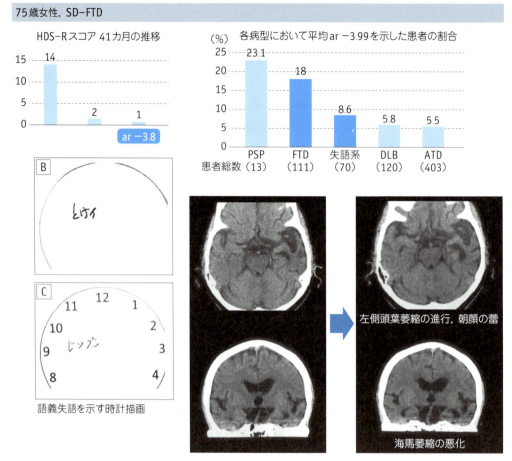

図21 精査でFTDが確定している症例（75歳女性，SD-FTD）のHDS-Rと脳萎縮の急激な悪化，および各病型における同じ進行速度の患者の割合

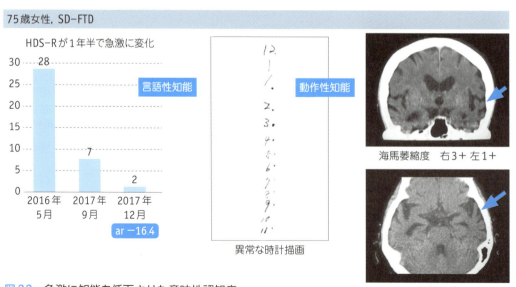

図22 急激に知能を低下させた意味性認知症

SD-ATD（ATDを病理基盤とするSD）

　筆者は，マンチェスターグループのFTLD分類が発表された頃，SDの病理基盤はみなFTDなのだと思っていました。確かにSDの病理は，TDP43 type Cが多いとされています。しかし，すべてのSD患者さんが，ピック病のように前頭葉，側頭葉の萎縮が目立つわけではなく，実際に診なければATDとしか思えない患者さんが大勢いました。そういう患者さんは，ずっとピック症状を起こすことなく，穏やかで記憶が悪いだけの状態でした。

　最近は，原発性進行性失語はSD，PNFA，LPAの3つの臨床病型からなり，LPAの病理基盤はATDが多いという説が定着してきています。それ以来，筆者はFTLD概念が消失してしまった現在（今はFTD，PPAと分けられている），ATDの一群を失語系に分類してもかまわないのだという認識をようやく持てるようになり，カルテにもSD-ATDと書くようになりました。実際，PPAのうちLPA（ロゴペニック型失語）では，病理基盤はATDが最も多いということを誰もが認識しています。それによって当院の病型比率は，FTDが減り，ATDが上昇したのです。やはりATDは認知症の50％を超えているのだと納得しました。

　しかし，進行度を病型ごとに比較すると，失語のある患者さんは群を抜いてHDS-Rスコアが落ちていくため，病理基盤ごとに集計するのは的が外れていると感じています。ATDが病理基盤ならアセチルコリンエステラーゼ阻害薬は使うべきと考えるにしても，失語系のATDも集計すると，その薬は効かないという誤った結論になってしまいます。あくまでもSD-ATDは，ATD群でなく失語系に入れるべきなのです。

　徳武ら[1]は，外来でSDと診断した9例の精査をしました。MRIでは全例が側頭葉前部の強い萎縮（ナイフの刃様萎縮のことだと思います）を示したのですが，髄液検査を追加できた5例中1例が，Aβ42低下，p-tau上昇，つまりATD所見を示したそうです。この1例をATDフロンタルバリアントと理解する医師もいることでしょう。

　そもそもATDは側頭葉と頭頂葉が萎縮する認知症ですから，側頭葉前部に萎縮が波及しやすい患者群でもあるのでしょう。当然，その部位は語義失語を起こします。医師から質問されても呆然としている場合，アパシーの存在が言語理解不全に加担している可能性もあります。そのような疑いがあれば，覚醒系治療（シチコリン注射やCDPコリン内服）がいくらか奏効するでしょう。

　SDと言えば，PSPではしばしば語義失語を伴います。垂直性注視麻痺の有無を調べるために「下を見て」と教示すると，舌を出してしまう患者さんがけっこういます。「上を見て」の教示の直後に「下を見て」と言っているのに，そうなってしまいます。

● 文献
1) 徳武孝允, 他：意味性認知症の画像所見とバイオマーカーの検討. Dementia Japan. 2017; 31(4): 590.

第一章

D 告知

　しっかり告知する医師が良い医師だと考えている方もいるようです。そして，真実を聞くことが患者の権利だとも言われます。本当にそうでしょうか？

　MCIは，まだ未知の世界です。アミロイド陽性でも記憶低下と関係しない場合すらあり，アミロイド蓄積量と重症度は必ずしも相関しません。基本的にMCIの患者さんに来院初日に将来の進行を断言してしまうことは筆者には考えられません。断言とは，「5年くらいで家族の顔もわからなくなり10年以内に寝たきりになります」というような予測のことです。患者さんはメンタルが鋼鉄のように強い人間とは限りません。

　著名な医師に「奥さんはDLBで7年後に死にます」と冷徹に言われたと，こぼすご家族もいました。筆者は，やはり「いっしょに治しましょう」と言える医師でいたいと思います。筆者は認知症が完治できるとは言っていません。周辺症状は消退させることができますと言っているだけです。

　中核症状を治そうとして用法・用量通り処方することが，患者さんの陽性症状を増悪させることにつながる場合もあります。進行を食い止めようと焦るあまり，介護者の負担を減らすことが軽視されるのが実情です。コウノメソッドでいう抑制系薬剤が，認知症の適応として認められていないからでもありますが，そこは臨床医の機知で乗り越えていきたいところです。

　告知の話に戻りますが，少なくとも，大人の発達障害，双極性障害，非定型うつ病，側頭葉てんかん，一過性全健忘の5疾患の経験が少ないと，上記のようなムンテラをするのは危なっかしいでしょう。以前の筆者がまさにそうでした。

　米国では，軽度認知機能障害の時期に「進行します」と言わずに認知症に移行した場合，患者さんやご家族から訴えられることがあるそうです。筆者が心配しているのは，この逆のケースです。初診時に「認知症予備軍ですよ」と説明してしまいドネペジルを4年間処方していた患者さんが，実はADHDだったという経験をしました。その患者さんはメチルフェニデート（コンサータ®）で改善したのでADHDで間違いないのですが，4年間認知症の恐怖を味わわせられたとして訴えないのは，日本人の優しさがある

からでしょう。医師はそれに甘えてはまずいと思いました。そして，記憶がよくならないのに，よくぞ4年通って頂いたと，感謝の気持ちでいっぱいです。ADHDを知らなかった自分を恥ずかしく思いました。

同時に，認知症の医学書ではADHDについて言及されていない現状に驚き，1日も早い啓発が必要だと思いました。学会では，55歳以上のMCIの12％がADHDであると既に報告されています[1]。

筆者は，このような苦い経験をしたので，ぜひ大人の発達障害，特にADHDの患者さんは認知症そっくりの記憶障害を主訴として訪れるということを知って頂きたいと思い，第三章に書き綴りました。特に認知症が出始める移行期の60歳前後の方は要注意です。

極端な話をすると，たとえ髄液タウが異常高値だとしても，現在その患者さんに起きている物忘れはADHDのせいかもしれません。大人の発達障害はアルコール依存症を合併することが多いです。ARDだったら断酒によって脳萎縮は元に戻ることがあります。尿失禁は，ATDが進行していることによるのではなく，NPHを合併していることが関係しているかもしれません。SPECTでも誤診が起こることがあります。

CTやMRIの画像機器を持たない医師が，ADHDの知識もなく初日に認知症だと確定することは不可能であるはずです。患者数は少ないですが，血糖，NH_3，低肺機能，ビタミンB_{12}欠乏，神経梅毒など調べるべき項目は多くあります。

側頭葉てんかんの例が増えてくるようになり，筆者は海馬萎縮度のみならず，海馬の中の小さな石灰化を血眼になって探すようになりました。知識が増えると，正しい診断を下すために必要な行為も当然，増えてきます。

もしご家族が「今後どうなるでしょうか」と聞いてきたら，「1回の診察だけではわからない部分もあるので，しばらく診させて下さい」と謙虚に話すのがいいと思います。ただし，患者さんに伝わるので，不安そうに言うのではなく，誠実で真剣なまなざしで，展望が持てるように，グレーのままを話しましょう。また，暗い声で話してはいけません。どちらかの薬が副作用を起こしうるなら，既定の1/3量くらいを処方しておくか，決着がつくまでは抗酸化サプリメントを推奨しておくのがよいでしょう。

そのときに，診断に決着がつかないうちに内服するのは気が進まないと拒否するARD患者さんは少数派です。認知症学は病理学的診断で確定が得られる分野ですので，初めに診断ありきというのはおおよそ不可能でしょう。コウノメソッドは，「走りながら考える」手法をとっています。

● 文 献

1) 上村直人, 他：ADHD in Old Age. 老年精神医学会雑誌. 2017；28（増刊号Ⅱ）：176.

第一章

E　MCIの生活指導

　MCIは，ATDのように即刻薬物療法を考慮するステージとは限りません．画像上，海馬萎縮が明らかならまだしも，認知症予備軍でない患者さんもいるわけで，健康長寿を実現することと共通するような，認知機能によいとされる生活を指導すれば間違いないでしょう．

　筆者の経験では，保険薬の前に生活指導をお話しするほうが医師として信頼されやすいとの印象を持っています．多忙な外来では，長い時間を割いて説明することもできませんので，推奨できる事項を列挙したものを印刷しておいて，患者さん個々に特に行ってもらいたい項目に○印をつけてお渡しするのが効率的であろうと思います．

　医師は科学的である必要もありますから，できるだけ論文が出ている項目を落とさないようにして，また現実的に生活に取り入れられるものを挙げました．

①**基本項目**
　　口から入るもの：水分をよく摂る[1]，腹八分目・ケトン体がよく出る食事[2]脚注1
　　頭の休息：昼寝30分[3]，
　　体内時計の維持：朝型の生活[4]，軽い運動で熟睡を

②**頭のトレーニング**
　　特に音読[5]，音楽やアートの教室への参加

③**社会参加**
　　物忘れカフェなど

④**いきがい**
　　ボランティア活動，子どもとのふれあい

⑤**その他**
　　定期健診と生活習慣病の予防・治療，天然歯の維持[6]

　　脚注1：ケトン体がよく出る食事：炭水化物を減らし，血中ケトン体が増えると，抗酸化作用で健康長寿，神経細胞の保護が期待できる．お腹も空かなくなり過食も減る．

ちなみに，Verghese[7]が認知症になりにくい活動として図23のように，ゲーム，楽器演奏，パズル，ダンスなどを挙げています。469人の健常な75歳以上の高齢者を調査しています。124人が追跡期間中間値5.1年後までに認知症になりました。

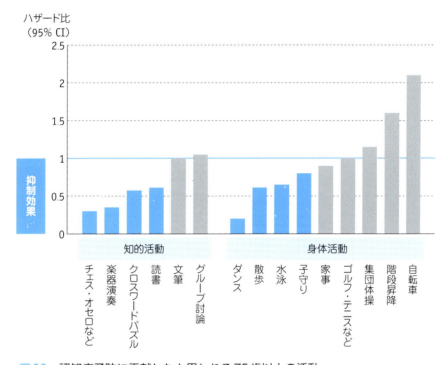

図23　認知症予防に貢献したと思われる75歳以上の活動

（文献7をもとに作成）

● 文 献

1) 竹内孝仁：水をたくさん飲めば，ボケは寄り付かない．講談社, 2013.
2) 佐藤拓己：体内年齢がよみがえる科学　ケトン体革命─究極のアンチエイジング理論. 2016.
3) 青柳由則：認知症は早期発見で予防できる. 文藝春秋, 2016.
4) 有田秀穂：セロトニン欠乏脳. NHK出版, 2003.
5) 川島隆太：脳を鍛える大人の音読ドリル. 名作音読，漢字書き取り60日. くもん出版, 2003.
6) 髙島明彦：アルツハイマー病は今すぐ予防しなさい. 産経新聞出版, 2013.
7) Verghese J, et al：Leisure activities and the risk of dementia in the elderly. N Engl J Med. 2003；348(25)：2508-16.

第一章

F MCIの薬物治療

　そもそもMCIの概念が提唱された理由は、認知症になってしまう前に治療を開始したいという思いからです。そのときに、認知症でないのに認知症の薬を処方してよいのだろうかという罪悪感を抱く医師もいるかもしれません。「この患者さんは間違いなく変性疾患のレールの上に乗っている」という確証をつかめないからです。

　認知症は画像でなく、臨床像から診断されるものですが、認知症の過半数は変性性の疾患で、海馬など記憶に重要な部位の萎縮が症状発現の前から、ある程度みられてしかるべきです。ですから、CT画像なしでMCIに対する処方を決断せよというのは確かに酷な話でしょう。ただ、治療の開始判断のためには全員に脳血流シンチグラフィーが必要であると唱えるとしたら、それは医療の過剰と言わざるをえません。もっとも、MCIに対する脳血流シンチは精度の高いものとは思えません。

　正常範囲と判定されても抗認知症薬で記憶が改善するなら、検査も感度が甘いと言わざるをえません。また、認知症はATDだけではないのに、アミロイドPETでMCIすべてを語るのは勘違いです。臨床医には、中核薬をチャレンジテストしてみるという考えが必要でしょう。

　チャレンジテストというのは、ATD初期が疑われるなら、ドネペジル1.5～2.5mgで患者さんが反応するかという話です（73頁 脚注参照）。記憶力や自覚症状が改善するのであれば、その方の大脳はアセチルコリン欠乏脳ですからATDかDLBということなのでしょう。

　MCIと認知症は連続性のあるスペクトラムですから、ドネペジルの用量は3mgから、という考えにとらわれていてはMCIの治療開始は難しくなります。つまり0か100かという考えしかできないと、MCIの治療に乗り出せないでしょう。

　ただ、高齢者の自動車運転事故がいっそう社会問題化することが予想される将来、抗認知症薬を服用している者はすべて免許返納命令という法律ができてしまったら、MCIに保険薬は処方できなくなるおそれもあります。

1 MCIに抗認知症薬を投与する根拠

　MCIに対して保険適応を有している薬はありません。しかし，変性性の認知症はいつから認知症になったのかを判断することは難しく，たとえば3人の医師が診察した結果，2人がMCI，1人がアルツハイマー型認知症（ATD）と判断するということが生じます。そうなると2人は処方せず，1人は抗認知症薬を開始するかもしれません。

　筆者は，読者の多くが開業医であると思われる本書において，「やはりSPECTで脳血流低下を証明しないと処方してはいけないでしょう」などといった非現実的な議論をするつもりはありません。ただでさえ医療費が高騰しているわが国において，これ以上高額な検査は勘弁してほしいと言いたいほどです。

　プライマリケア医として最低限すべきことは，その患者さんは「大人の発達障害，特にADHDではないと言えるのか」「うつ病による仮性認知症でないと言えるのか」「脳腫瘍，甲状腺機能低下，正常圧水頭症，慢性硬膜下血腫，ビタミンB_{12}欠乏など**抗認知症薬を投与しても無効である疾患が否定できているのか**」という問いかけです。

　ただし，CTなどの画像診断すら困難な状況の臨床医も多くいることでしょう。そこで，改訂長谷川式スケールを行っているときの**ATDらしさ**（遅延再生が不得意など）や，時計描画の**DLBらしさ**（円から数字が逸脱していく現象など），**ピック病らしい態度**（横柄，使用行動など）など，小さな特徴をたくさん積み重ねて，もはやCTを見なくても確信できるというような力量を身に着けて頂きたいと思います。

　そのような患者さんの雰囲気があるなら，もはやMCIではないだろうと思われるかもしれませんが，改訂長谷川式スケール27以上をMCIと定義するなら（健忘型MCIでの値はこれくらいでしょう），その範囲に各病型の特異性を示す患者さんが含まれています。それが実は，医療機器のない外来での醍醐味です。患者さんにとっては受け入れたくないかもしれませんが，医師にとってはハッとするような認知症の確証が出るのです。

　ところで，専門医はどのようにMCIへのドネペジル開始を決断するのでしょうか。高野（横浜総合病院脳神経内科）[1]は，「近時記憶障害が，年齢に比べて明らか。脳血流SPECTで後部帯状回および頭頂葉背外側の血流低下を認めたため」ドネペジルを処方したとしています。その症例は無効（認知症に進行した）だったそうですが，処方行為は間違っていないでしょう。

● 文 献
1) 高野大樹, 他：軽度認知症（MCI）の診断と治療. 神経内科外来シリーズ3　もの忘れ外来. 荒木信夫, 総編. メジカルビュー社, 2016, p100-13.

2 ドネペジル

ATDを対象にドネペジルの長期投与による大規模調査が行われました。それによると，初めて投与された群のHDS-Rは1年後（1,376例）に変化量が＋0.17と有意差なし，継続投与群の1年間（2,236例）の変化量は－0.89と有意に悪化していました[1]。

ドネペジルは短期決戦型と思われます。当院のデータでは，ATD 77例のドネペジル内服患者で初めての投与，継続投与の区別なく集計した結果，平均年間変化量[脚注1]が－0.33でした。サプリメント併用のない患者群です。画像所見や症状から，進行が遅いと言われるSD・NFTやAGDは除外したつもりです。

脚注1：平均年間変化量とは，仮に途中でHDS-Rスコアが上昇してそのあと悪化したとしても最新データを採用し，初診時のスコアと比較して1年間の変化に換算したもの。

うつ状態のMCIにドネペジルが効きやすい

Luら[2]の研究は，非常に興味深いものです。同じMCIでもうつ状態がある群とない群でドネペジルへの反応性が変わったというのです。健忘型MCI（aMCI）756例にドネペジル，ビタミンE，プラセボを投与して3年間観察しました。うつ状態の定量的評価には，Beckうつ病調査票（BDI）[3]を用いました。

まず，うつ状態の関与ですが，BDIスコア10以上のうつ状態のMCI 208例は，ドネペジル群がほかの2群に比べて，1.7年目，2.2年目，2.7年目において進行率が有意に低かったそうです。一方，うつ状態でないMCI 548例は，ほかの2群に比べて，ドネペジルを投与しても進行を抑えられなかったのです。つまり，①うつ状態はATDへのコンバートリスクである，②うつ状態のMCIには，ドネペジルを投与すべきである，ということができるでしょう。筆者は認知症圏のうつ状態には，まずアセチルコリンを補ってから，どうしても食欲がわかないような患者さんにのみセロトニンを補うという順番がよいと提唱してきましたが，この結果はそれを支持しているように思います[脚注2]。

脚注2：あらゆる医療技術を科学的証拠で検証した結果をデータベース化したコクランライブラリーによると，まだATDとまでは診断できない程度のMCIに対するドネペジルの効果をみたメタ解析結果では，ドネペジルの使用を妥当とする科学的根拠はない，としています[4]。

ドネペジルへの反応はATDに移行するかを判断する1つの目安に

ドネペジルの副作用として，パーキンソニズムや易怒が多く報告されています。しかし，それが副作用であることを否定する専門医も見受けられます。安全性情報に関しては，製薬会社に不都合な結果は論文として発表されない可能性があるという出版バイアスの存在は知っておいたほうがいいでしょう。実際に，認知症の進行によるのか，薬の副作用であるのかの見極めが難しい場合もありますが，まずは介護者の観察による情報

をよく聞く，毎回患者さんの肘をつかんで歯車様筋固縮の発生をチェックすることが肝要です。

中日新聞のインタビューに答えて，新井[5]は，抗認知症薬の服用により暴力的になったと思われた場合について，「認知症は数日では進行しない。患者の様子が急に変わったとすれば，薬が原因と考えられる」との助言を行っていますが，主治医に「進行したから薬を増やしましょう」と言われ，医師が治療方針を変えないケースもあるかと思います。

患者さんやご家族には，大事なことは，医師が知らない場合もあることを心得ておくことですと言うしかありません。介護者には現状についての，よりきめ細やかな啓発がなされるよう願っています。

筆者は，ATDのレールに乗っているかどうかの判断は，①遅延再生が不得意，②早期から道に迷った，③画像上の脳萎縮が年齢相当以上，④ドネペジルに反応，などを提唱しています。つまり，ドネペジルはリトマス紙として都合のよい薬（神経伝達物質への作用が単純だから）であり，ATDなら最初に使いたい薬です。

ドネペジルチャレンジテスト（73頁脚注参照）を行って不変なら2.5mgに増やします。最大量は2.5mg×2（危険分散で2回投与）とし，これで無効ならいったん中止し，経過観察とするか，ADHDやうつ状態でないかを再確認し，あるいはフェルラ酸含有サプリメントを開始します。

画像検査や甲状腺機能を調べる血液検査は必ずやっておきましょう。患者さんがかなり深刻な面持ちで来院しているなら様子観察ではなく，何らかの診断をつかむよう努力して下さい。動脈硬化の危険因子を多く持つ人ならCTでラクナ梗塞が検出されない可能性も考えて，また脳室のわずかな変形から脳腫瘍を疑い，MRIを依頼します。CTの時点で正常圧水頭症（歩行障害，尿失禁が出る前のステージ）がわかるくらいの読影力は必要です。

●文献

1) 新井平伊，他：アルツハイマー型認知症患者に対するドネペジル塩酸塩の長期投与による病態の推移および安全性；長期・大規模調査「J-GOLD」の中間集計結果．老年精神医学雑誌．2013；24(11)：1160-9．
2) Lu PH, et al：Donepezil delays progression to AD in MCI subjects with depressive symptoms. Neurology. 2009；72(24)：2115-21.
3) Beck AT, et al：An inventory for measuring depression. Arch Gen Psychiatry. 1961；4(6)：561-71.
4) 浜　六郎：認知症にさせられる！幻冬舎，2010．
5) 新井平伊：暴力暴言ひどくなる「抗認知症薬」．中日新聞，2017年9月5日付朝刊．

3 ガランタミン

ガランタミンは花から抽出された物質なので，ドネペジルのようにアセチルコリンだけを賦活するという人工的な作用ではなく，用量さえ間違わなければATD以外の認知症にもそこそこ効果を示すはずと考えます．保険適応症を考えなければ，認知症に一番応用が利く成分だと思います．感触としてはVD，失語系，FTDには第一選択でしょう．ただし，開始用量は2mg×2にしています．

筆者の経験を集計したところ，ガランタミン＋フェルラ酸含有サプリメントの組み合わせが認知症の進行が一番少ないのではないかと推測させるデータが出ました（図24）．保険薬を処方し1年以上経過した認知症328例（病型は考慮せず）について，ドネペジル，ガランタミン，リバスチグミンの3群をそれぞれ保険薬単独とフェルラ酸含有サプリメント併用群に分けて，HDS-Rの年間変化量を比較しました．メマンチンは単独使用者が少ないので，3種の中核薬のいずれかで併用されていることが多く，その併用状況は考慮していません．

この中核薬ごとの比較は，次の理由で正当と言えない点もあります．①ATDの占有率も明らかに薬によって違う（ドネペジル→ガランタミン→リバスチグミンの順で多い）．②この統計は数を確保するために病型は無視している．③第一選択をドネペジルとした場合，リバスチグミンは薬剤反応性の悪い患者さんが対象になるという不利な条件になった可能性がある．④有意差検定されていない．

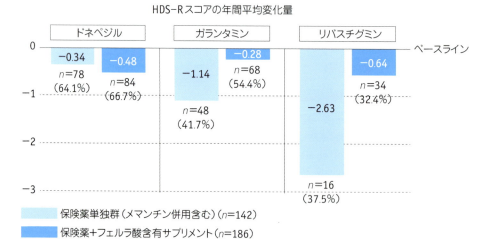

図24　認知症に対するフェルラ酸含有サプリメントの併用効果

認知症328例．ドネペジルが有効性が高くて，リバスチグミンが無効ということではない．リバスチグミンは3番手として使われ，難治例にばかり当たるからである．
＊認知症の病型は考慮していない．

そのため，このリサーチではフェルラ酸含有サプリメントの併用効果だけに注目して頂きたいと思います。現段階では科学的根拠において十分とは言えないかもしれませんが，日常診療データの解析であり，筆者自身このデータが明日から役立つと思いましたのでお示しします。

単独薬剤で一番有効なのは，ドネペジルである可能性があります。ただし，ドネペジルは取り扱いの難しい薬なので（易怒やパーキンソニズムを起こしうる），コウノメソッドで提案しているような，病状に応じたきめ細やかな用量設定を行った場合にのみ，よい薬だと言えましょう。実際筆者は，ドネペジルがないと非常に困ります。投手が投げる球種としたらストレートです。

最近，ATD以外の患者さん（ADHD，うつ病なども含め）にはガランタミンしか処方していません。患者さんのご家族に飲み薬と貼り薬の選択をさせると，貼り薬を選択することが少ないため，リバスチグミンの頻度は減ります。認知症とはいえ独居状態の方が増えており，貼るという行為はなかなかの障壁となります。

ガランタミンの今回の解析での好成績は，日ごろの印象通りでしたので，ある程度，納得はしているところです。

症例 ▶ ガランタミン高用量（16mg）で意欲の向上がみられたMCI

3年間通院している82歳女性。

CTでは前頭葉萎縮が強めのATD。娘は「ぼけてしまった」と言い，不安から確認を繰り返す，ピック病に多い症状を起こしていた。

そこで，副作用が出ないようしばらく続けてきたガランタミン（レミニール®）4mg内用液3回（1日12mg）を8mg錠2回（1日16mg）に引き上げた。

7週後，明るくなった。できなくても，やろうと努力する。食事もおいしいと好評価だった。初診時はHDS-Rスコア26のMCIだったが，いまやアセチルコリン不足が本格的になってきたということだろう。ガランタミンは食欲がなくなる薬の代名詞であるから，むしろ食欲が増したとのことで，変更後の16mgが適量であると納得した。

症例 ▶ ガランタミン低用量（2mg×2）でHDS-Rが劇的に改善

87歳の患者。HDS-Rスコア14だったが，46日で20.5に上昇した。ガランタミンは規定の半分，2mg×2で開始。なぜ，2カ月も経過していないのに2回目のHDS-Rを行ったかというと，娘が目を丸くして記憶がよくなったと言ったからである。忙しい外来でHDS-Rを頻回に行うのは，なかなか困難だが，中核薬の少量投与の結果がまだ集積されていないので，どの程度効くのか継続して検討したいと思った。筆者の2回目の処方はどうしたかというと，もちろん増量はしなかった。1日4mgのままである。効いたら増量を止める，コウノメソッドの鉄則である。

> **症例** ▶ ガランタミン初回用量より低用量処方で改善：うつ病と誤診されていたMCI

　83歳女性。循環器内科でうつ病と診断され，エスシタロプラム（レクサプロ®）が処方されていたが，それを疑問に思った経験豊富なケアマネジャーに付き添われて当院に受診した。HDS-Rスコアは26.5で，CTでは海馬萎縮0.5，ビンスワンガータイプの虚血があった。脳血管性うつ状態ではないかと思い，エスシタロプラムを半減させ，興奮系ニセルゴリンを朝1錠，ガランタミン2mg×2を開始。フェルラ酸含有サプリメントも推奨した結果，劇的に改善し化粧して通院するようになった。

　エスシタロプラムもガランタミンも「できるだけ効かないような量」にしたわけである。うつ病か認知症か，わからないような高齢者はたくさんいる。経験上，効かないとされる量の薬を多系統（セロトニン系とアセチルコリン系）補充することで，改善していくことがある。

4 リバスチグミン

　2015年のメタ解析で，ATDおよびMCIに対する薬物療法の論文を総括したものがあります。まず，ATDに対するガランタミン，リバスチグミンの中止率は平均18%であり，45件の論文の総評として，薬物療法はATDの認知機能に対して，大きくはないが有意な変化をもたらす，MCIには効かない（5件の論文）としています。運動療法はATDとMCIの双方において認知機能を改善する可能性があります[1]。

　12カ月の比較的長期の比較試験では，リバスチグミンは軽度ATDに有効という報告があります。治療した軽度ATD 11例，無治療のATD 21例，無治療のMCI-AD 22例を追跡し，ATD治療群は少し改善するか維持し，ATD無治療群は急激に悪化，MCI-ADは少し悪化したとしています。一番効果が得られたのは，最初の3カ月としています[2]。

　Ferrisら[3]の結果は特異的です。リバスチグミンはMCIが認知症にコンバートするのをよく抑制したが（プラセボに比較して），女性にしか効かなかったというのです。1,018例のMCIを3～4年追跡しています。

　リバスチグミンはパーキンソン病（PD）が認知症になる手前の状態であるMCI-PDに対して，認知機能をかなり改善すると報告されています。28例に対して，6カ月間，二重盲検プラセボ対照試験をパッチ製剤にて行い，遂行能力，不安，疾患に伴う健康状態が有意に改善しました[4]。

> **症例** ▶ 薬剤過敏性があり，リバスチグミン2.25mgでもハイテンションになるSD・NFT

　約9年通院している97歳のSD・NFT。arは－0.90とまずまずの経過で乗り切ってきたが，さすがにHDS-Rは18.5から10.5に低下した。そこで，歩行障害系にはリバスチグミン（リバスタッチ®パッチ）ということで切り替えた。スイッチするときは，普通，中等量からの開始であるが，規定量の下に有効域があるといけないので，思い切って2.25mgにした。

　その結果，最初の4日間は，昼も夜もしゃべりっぱなしで，その後終息したという。したがって効果があったので増量せず，そのまま継続とした。高齢だから少なめにというのは常識だが，スイッチのときに量を控えめにすると悪化するリスクもあったし，体格も比較的大柄である。やはり認知症外来も長期投与ばかりでなく，切り替え時を頻回に見極めるほうがいいと思った。

●文 献

1) Ströhle A, et al:Drug and exercise treatment of Alzheimer disease and mild cognitive impairment:a systematic review and meta-analysis of effects on cognition in randomized controlled trials. Am J Geriatr Psychiatry. 2015;23(12):1234-49.

2) Almkvist O, et al:Preserved cognitive function after 12 months of treatment with rivastigmine in mild Alzheimer's disease in comparison with untreated AD and MCI patients. Eur J Neurol. 2004;11(4):253-61.

3) Ferris S, et al:Effects of gender on response to treatment with rivastigmine in mild cognitive impairment:A post hoc statistical modeling approach. Gend Med. 2009;6(2):345-55.

4) Mamikonyan E, et al:Rivastigmine for mild cognitive impairment in Parkinson disease:a placebo-controlled study. Mov Disord. 2015;30(7):912-8.

5 アセチルコリンエステラーゼ阻害薬3成分の比較

　必ずしもMCIのみが対象ではありませんが，当院においてドネペジル，ガランタミン，リバスチグミンの使用について，データがまとまってきましたので紹介します。

　筆者は，1つの成分の性質を知るために，ある時期に集中して同じ成分を処方するというトライアルもしていますが，若いATDにはドネペジル，易怒・失語系の認知症にはガランタミン，歩行障害系はリバスチグミンという方針はあります。

　そういった患者さんのキャラクター分類以外に，処方する順番としてはドネペジル→ガランタミン→リバスチグミンという順にスイッチしていくことが多いです。それが表6に示されていると思います。つまり軽症の頃はドネペジル，重症にはリバスチグミンになっていくということで，フェルラ酸含有サプリメントの併用率はこの順で高くなり，海馬萎縮度，HDS-Rスコア年間変化量（ar）はいずれも，この順で悪化しています。

　そうなると，患者さんの改善率が一番悪いリバスチグミンが正当に評価されないため，海馬萎縮度をATDの平均値1.22と同じになるように調整すると，リバスチグミンのarは－0.02（ほとんど悪化していないことを示す）というよいデータになります。

表6　アセチルコリンエステラーゼ阻害薬（AChE-Ⅰ）3成分の成績

単独処方	人数（年齢）	ATD（%）	DLB（%）	FTD（%）	初回HDS-R	F併用率	海馬萎縮度	ar	ar（HDS-Rスコア年間変化量）海馬萎縮度調整後ar（人数）	メマンチン併用時ar（人数）
ドネペジル	291(80.0)	51.9	11.0	4.5	19.3	57.4	1.22	−0.21	−0.21(291)	−0.53(54)
ガランタミン	266(78.8)	43.8	11.9	10.0	18.1	63.1	1.36	−0.29	−0.01(201)	−0.20(31)
リバスチグミン	90(80.1)	34.6	23.1	7.7	18.3	66.0	1.44	−0.49	−0.02(74)	−0.57(14)

単独処方	人数	ar 海馬萎縮度0〜1	ar 海馬萎縮度1.5〜4
ドネペジル	291	−0.16(175)	−0.28(116)
ガランタミン	284	−0.34(156)	−0.60(128)
リバスチグミン	94	−0.03(49)	−0.57(45)

重症に強いドネペジル，軽症に強いリバスチグミン，とわかる。

矢印（↓）：筆者がドネペジル，ガランタミン，リバスチグミンの順でスイッチしていく傾向があることを示している方向性。つまりリバスチグミンは不利な状況（重症）に使われる。

- しかし海馬萎縮度を1.22に調整すると，arはリバスチグミンで悪くはない。
- メマンチンと併用して成績が向上するのはガランタミン。（最右列は別の患者群）

F：フェルラ酸含有サプリメント

予想外の結果として，メマンチンも併用していた別のグループの成績を3成分で比較すると，メマンチンはガランタミンとの相性がよいと思われました。それがar －0.20に表れています。

　さて，表6下段ですが，海馬萎縮度で2群に分けて，3成分がどちらの群を得意とするかを調べました。MCIは海馬萎縮度0～1に入る可能性が高いです。その結果，重症に強いのがドネペジルで，軽症に強いのがリバスチグミンと出ました。ドネペジルだけが重症ATDに認可されているという現実と一致したようです。

　この結果から，筆者が行うことが多い，ドネペジル→ガランタミン→リバスチグミンというスイッチの順番は，本当はリバスチグミン→ガランタミン→ドネペジルがよいのではないかと推測されたのです。ただ，理論的に高齢者や重症患者さんは脳内の神経伝達物質が複合して低下しているはずなので，ドネペジルの用量は規定量では多すぎるだろうと思えます。

　ドネペジルはアセチルコリンしか賦活しないという人工的な成分なので，高齢者には3成分の中で一番神経を使います。その調整次第で結果に差が出るはずです。おそらく何らかの方法でドパミン，セロトニンも補充しないと長期戦は戦えないでしょう。

6 シロスタゾール

　ATDの血管因子は，病状を進行させる大きな因子であると思われています。しかし，シロスタゾールがATDの認知機能を向上させる[1]のは虚血病巣の改善ではなく，血管壁アミロイドの排泄によると推定されています。

　平川[2]は，HDS-R 22以上で6カ月以上シロスタゾール治療が可能だった52例の経過を報告しています。全員が中核薬を使用していません。シロスタゾールは50mg×2で開始し，明らかな変化がみられないときは100mg×2に増量しました。観察期間は平均16.5カ月（6～36カ月）です。その結果，年間HDS-R変化量は＋0.92，2年では＋1.18だったとしています。シロスタゾールは用量が多いほうが成績がよく，1日200mgが望ましく，長期間認知機能が維持できるとしています。なお，使用したのは先発品（プレタール®）です。

　また平川[3]は，後発品と先発品の比較試験を精力的に行い，後発品の効果が低いことを証明しています。初診ATD 42例を無作為に2群に分け，6カ月後のHDS-Rスコアの変化を見ました。HDS-Rスコア4点以上の上昇を有効としたときに，有効は先発品で13例，後発品で1例でした。4点以上の下降を悪化としたときに，悪化は先発品ゼロ，後発品4例と明らかに差が出ました。後発品200mgは先発品100mgよりHDS-Rスコアの改善度が低く，頭痛，動悸といった副作用が後発品で皆無だったことから（先発品では2割発生），PDE3阻害作用は後発品にはほとんどないと結論づけています。

　シロスタゾールがATDに効く機序においては，頭痛がヒントになります。ATDモデルマウスの血管壁にはアミロイドβが蓄積しており，シロスタゾールが血管拍動を強めることで頭痛が起こり，アミロイドも排泄されたのです[4]。

　一方，米国のDIAN研究（家族性ATD家系600例の追跡調査）で見出されたことですが，MRIで発見される微小出血がATDの認知機能を低下させると言われています。ATD発病の5年前に発生して発病の引き金になるのではないかとも推測されているようです[5]。

　このような背景がある中で，シロスタゾールを脳血管脆弱性のある高齢者に処方してよいのかという心配が起きるのですが，シロスタゾール服用で認知機能が上がるという集団統計が出ている以上，そのリスクを上回るメリットがあるということかもしれません。もちろん，消化管潰瘍の既往者には処方できません。それでもMCI-ADへの第一選択薬にシロスタゾールを推す医師もいることは確かです。

●文献

1) Ihara M, et al：Cilostazol add-on therapy in patients with mild dementia receiving donepezil：a retrospective study. PLoS One. 2014；9(2)：e89516.

2) 平川　亘：軽度認知障害(MCI)に対するシロスタゾール単独治療52例の長期成績．Demantia Japan. 2016；30(4)：539.

3) 平川　亘：認知症薬の使いこなし―レビー小体病から「せん妄」まで．認知症治療研究会誌．2018；4(2)：138-54.

4) 青柳由則：認知症は早期発見で予防できる．文藝春秋, 2016.

5) NHKスペシャル取材班：アルツハイマー病を治せ！ ―"認知症800万人"時代の処方箋．主婦と生活社, 2014.

7 レベチラセタム

てんかんは，おそらく最初にイメージされるであろう大発作ではなく側頭葉てんかん(小発作)が問題になります。静かなてんかんとも言われ，数年間気づかれずに経過することが多いようです。まさに「誰もがかかりうる，誰も知らない病気」[1]であり，仮性認知症を起こす重大な疾患なのです。側頭葉てんかんは記憶障害を起こすのですが，記憶の出入り口である海馬で放電が起きるからです。それとは別に，海馬の興奮を抑えることでMCIからのコンバートを抑止できるという考えがあり，米国ではレベチラセタムはてんかんでなく，認知症の薬として認可される予定です[2]。現在MCIを対象にPhase Ⅲが進行中です。

Xiao[3]は，抗てんかん薬のレベチラセタムが動物実験などの結果から，ATD予防に有用であろうとしています。

実際にレベチラセタム(イーケプラ®)を処方してみて多い副作用は浮動性めまいで，患者さんは「気分が悪い」と訴えます。てんかんに対する処方なら，バルプロ酸を主体として，制御できないときにレベチラセタムを少し追加します。

● 文 献
1) 久保田有一：「高齢者てんかん」のすべて. アーク出版, 2017, p23-45.
2) 青柳由則：認知症は早期発見で予防できる. 文藝春秋, 2016, p167.
3) Xiao R：Levetiracetam might act as an efficacious drug to attenuate cognitive deficits of Alzheimer's disease. Curr Top Med Chem. 2016；16(5)：565-73.

8 人参養栄湯

ツムラ人参養栄湯は，いま筆者の外来で最も改善率が高い保険薬と言えます。標的症状はアパシーで，かなり進行して何を処方しても反応しない認知症の患者さんが，3gでも効果を示します。1日9gまで処方可能です。幸いなことに認知症以外の精神疾患や発達障害にも効果がみられています。

ごく一部でハイテンションになることがありますが，予想より頻度は低いです。本来元気のない患者さん(陰証)に処方する漢方ですので，アパシーのほかにDLB，うつ状態なども標的症状とします。

Ohsawaら[1]は，ATD19例に人参養栄湯を投与し，MMSEが12週間で17.3→19.4と$p<0.001$の有意差で改善したという驚くべき報告をしています。筆者は200例以上に処方して，この数字を実感しています。さらにATDの食事量が増える，アパシーマウスの行動が改善される，などが報告されています。

なぜこの漢方が効くかを各生薬から見てみると，ニンジンとオウギが活性酸素分解酵

素(SOD)作用，チンピ(ノビレチン)がATDラットの記憶改善，加齢による脱髄を再ミエリン化，オンジ(フルクトース)が抗酸化作用，神経成長因子合成誘導，ゴミシ(デオキシシザンドリン)がATDマウスの記憶改善，とそれぞれ効能が知られています。

要するに抗酸化作用で代表される抗加齢効果は，変性疾患を改善させることと共通項を有するということです。現に筆者の経験でもハイテンションになる高齢者がいました。ですから開始用量はツムラの場合3g(朝)が基本です。よほど重症，寝たきりに近いなら6g開始でもかまいません。

当院での成績を図25に紹介します。233例に使用し中止64例。 つまり継続率は72.5％であり，5例以上に使用して改善率が高い疾患は，PPA(失語系)，PSP，ADHDでした。この3疾患は，うまく治せないことがありますし，処方した患者さんの平均HDS-Rスコアは11.2とかなり低いことを考えると，人参養栄湯はなくてはならない武器です。肝心なMCIへの効果はこれから試していきますが，重症であるほど効く印象があります。

なお，漢方が効いた確証がない症例は0.5人と計算しています。

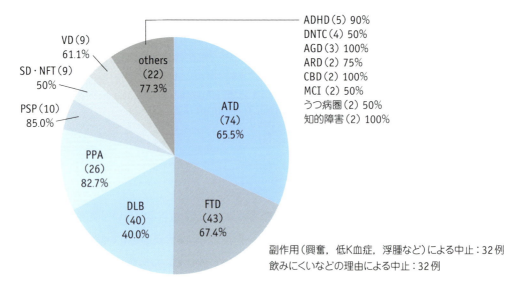

図25　ツムラ人参養栄湯を処方した病型，処方人数，および改善率
233例(うち男性56例)，平均年齢78.8歳。平均HDS-Rスコア11.2，継続率72.5％
5例以上処方し改善率が高いのはPPA，PSP，ADHD

● 文 献
1) Ohsawa M, et al：A possibility of simultaneous treatment with the multicomponent drug, Ninjin'yoeito, for anorexia, apathy, and cognitive dysfunction in frail Alzheimer's disease patients：an open-label pilot study. J Alzheimers Dis Rep. 2017；1(1)：229-35.

9 CDPコリン

　別名シチコリンとも言いますが，米国では医薬品扱いではないのでサプリメントとして購入できます。日本では昔から意識障害患者に静注するシチコリンが存在し250，500，1,000mgのアンプルがあります。

　そういった背景で内服サプリメントでは脳に届かないだろうと思っていたのですが，思いのほかよく効き，不思議なことに注射より効く患者さんもいるほどなので，海外を中心に一部の国民には，精神活動を改善するnootropicsあるいは向知性薬としても知られます。2017年11月に厚生労働省は，スマートドラッグと称して販売されているシチコリンを含む27品目を個人輸入規制対象予定とするとの発表を行いました。

　CDPコリンは，ホスファチジルコリンの生体経路における中間体の1つで，動物実験では脳内グルコース代謝，脳血流上昇，線条体ドパミン増加が観察されます。ラットの神経傷害には用量依存的に効くとされています[1]。健常者が服用しても低用量でATP・クレアチニンリン酸の増加がみられるため，成人男性75例に250mg（最低単位）を1カ月内服してもらったところ，プラセボ対照二重盲検試験で注意力・精神運動速度の向上と衝動性の減少[2]がみられました。

　こういった報告は，筆者がADHDにも推奨する根拠となっています。ADHD治療薬と同じように，ノルアドレナリンとドパミンを賦活すると思われます。

　CDPコリンは1日最高量が1,000mg（1日2回，10時間ほど間隔を空けること）と言われています。中にはハイテンションになる認知症患者さんもいます。1日量は，認知症が対象の海外の試験では，多くが1,000mgです。筆者の経験では，250mgで様子を見て，最高で750mgです。4,000mgという高用量も現実にありうるようです。一般には2,000mgまでは安全と言われます。深刻な副作用はないとされており，筆者の経験ではハイテンションのみです。ですから，昼夜逆転を起こさないように，15時までに使用するようにして下さい。

　Gareriら[3]によると，65歳以上のATD 448例を対象に後ろ向き多施設ケースコントロールスタディを行い，アセチルコリンエステラーゼ阻害薬（AChEI）投与197例と，AChEI＋CDPコリン1,000mg 251例の比較で，MMSEスコアに3カ月後（16.9→17.6），9カ月後に$p<0.001$の有意差が出ています。

　プラセボ対照二重盲検試験においても有意差が出ています。軽度～中等度のATD 30例をCDPコリン1,000mg群13例とプラセボ群17例に割り付け，CDPコリン群において12週後にADAS-cog，脳波，脳血流が改善しました[4]。

　なお，MCI-VDの場合も効果があります。65歳以上，MMSE 21以上のVDでATDが除外されている265例を健常者84例と比較し，MMSEに差はなかったものの（22.4→22.9），3カ月後と9カ月後にGDS（Geriatric Depression Scale）で差のあ

る傾向（$p=0.06$）がみられました[5]。

VD 14例への投与でも記憶，行動に好ましい影響がみられたと言われています[6]。また，低酸素や虚血から細胞を保護する作用[7]が確認されています。

図26は当院のデータです。当初予想した通り，CDPコリンが有効だった59例のうち一番多かったのはDLBでした。改善した項目は，アパシー34例で，認知機能が向上した症例も7例ありました。これは期待以上の成果です。CDPコリンはパーキンソン病にも効く[8]ということですから，覚醒作用以外にも有効性はあるということでしょう。合わせて，米国のサプリメントN-アセチルシステイン（グルタチオンの前駆体）が一番効いたのがFTLD[脚注1]，DL-フェニルアラニン（ノルアドレナリンの前駆体）はPSPだったことを示しています。

脚注1：当時筆者はピック病とSD-FTDを合わせてFTLDと呼んでいた。

保険薬との併用

Castagnaら[9]は，後ろ向きケースコントロールスタディで，リバスチグミンとCDPコリンを併用しても副作用は増えないとしています。65歳以上の認知症（ATDやVD）174例を82例のリバスチグミン単独群と92例のシチコリン1,000mg併用群の2群に割り付け，3カ月後，9カ月後に比較し，併用しても差はみられなかったが中止が増えることはなかったとしています。

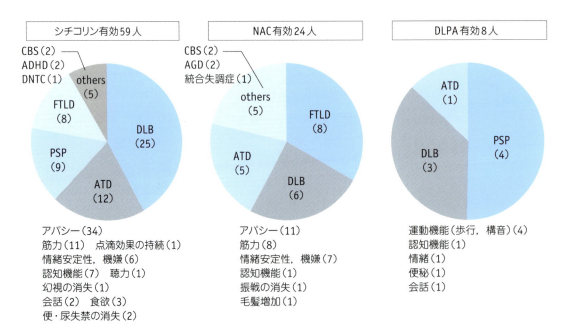

図26 シチコリン，N-アセチルシステイン（NAC），DL-フェニルアラニン（DLPA）が奏効した神経・精神疾患の割合

円グラフ下は改善のみられた項目

● 文 献

1) Kaplan T, et al：Investigation of the dose-dependency of citicoline effects on nerve regeneration and functional recovery in a rat model of sciatric nerve injury. Turk Neurosurg 2014；24(1)：54-62.
2) McGlade E, et al：The effect of citicoline supplementation on motor speed and attention in adolescent males. J Atten Disord. 2015；July 15.pii：1087054715593633.
3) Gareri P, et al：The Citicholinage Study：Citicoline plus cholinesterase inhibitors in aged patients affected with Alzheimer's disease study. J Alzheimers Dis. 2017；56(2)：557-65.
4) Alvarez XA, et al：Double-blind placebo-controlled study with citicoline in APOE genotyped Alzheimer's disease patients. Effects on cognitive performance, brain bioelectrical activity and cerebral perfusion. Methods Find Exp Clin Pharmacol. 1999；21(9)：633-44.
5) Cotroneo AM, et al：Effectiveness and safety of citicoline in mild vascular cognitive impairement：the IDEALE study. Clin Interv Aging. 2013；8：131-7.
6) Fioravanti M, et al：Cytidinediphosphocholine(CDP-choline)for cognitive and behavioural disturbances associated with chronic cerebral disorders in the elderly. Cochrane Database Syst Rev. 2005 Apr 18；(2)：CD000269.
7) Hurtado O, et al：Neuroprotection afforded by prior citicoline administration in experimental brain ischemia：effects on glutamate transport. Neurobiol Dis. 2005；18(2)：336-45.
8) Secades JJ, et al：Citicoline：pharmacological and clinical review, 2006 update. Methods Find Exp Clin Pharmacol. 2006；28 Suppl B：1-56.
9) Castagna A, et al：The CITIRIVAD Study：CITIcoline plus RIVAstigmine in elderly patients affected with dementia study. Clin Drug Investig. 2016；36(12)：1059-65.

10 フェルラ酸含有サプリメント

　詳細は省略しますが，フェルラ酸とガーデンアンゼリカの配合からなるサプリメントで，コウノメソッドで最も重要なサプリメントです（拙著既刊を参照されたい）。これは，抗酸化物質とアセチルコリン賦活物質との組み合わせになっており，コウノカクテル（主にグルタチオン＋シチコリン）もこの作用の組み合わせになっています。

　変性疾患には酸化防止とアセチルコリン賦活が最も効率的なコンビと思われ，PD，DLB，PSP，MSA，NPH，VDの歩行にも即効します。

　そして興奮性のあるガーデンアンゼリカの配合を絞れば，情緒調整作用が期待できるため，怒りっぽい患者（陽証）も元気がない患者（陰証）も中間証に落ち着くという便利なものです。

　あらゆる保険薬が合わない（副作用ばかり出る）認知症患者さんの場合は，結局このサプリメントだけにして成功することも多く，また最も陽性症状の強い認知症であるピック病に対するピックセット（クロルプロマジン＋フェルラ酸含有サプリメント）は，しだいにクロルプロマジン必要量が減るという効果を示します。医者要らずになることもある理想的なサプリメントです。

　SD・NFT，AGDのように85歳を超えて発病し，そもそも進行が遅い認知症には保

険薬なしでこのサプリメントだけを内服してもらったほうが副作用のリスクも低くなるでしょう。

　長期戦にも強いため，10年以上問題なく服用して，あとから効いてくるケースもあり，効果が切れたと感じることは少ないです．ですからMCIのうちから使用を開始して，一生保険薬なしで老後の穏やかな精神生活をまっとうするケースもあると思います．甘味があるため，患者さんが毎日好んで使用すると聞いています．

　認知症の第三期になると誤嚥性肺炎の心配が出てきますが，胃瘻になってからも，ガーデンアンゼリカを多く含むタイプを白湯に溶かして注入すれば7割以上の患者さんで効果が期待でき，経口摂取が増えます．

比較的重症例にも効いている可能性

　当院のデータですが，HDS-Rを2回以上行っている認知症で保険薬を服用している連続406例を，フェルラ酸含有サプリメントなし150例と，サプリメントあり256例の2群に分けました．HDS-Rスコア年間変化量は，前者が－0.86，後者が－0.62でした．

　CTでCMI（cella media index，側脳室体部/頭蓋骨内側短径）が29％未満（脳萎縮が軽い）の246例では，HDS-Rスコア年間変化量がサプリメントなし群で－0.24，あり群で－0.31とよい値ではないのですが，CMI 29％以上（脳萎縮が強い）の204例では，サプリメントなし群が－1.40，あり群が－0.99と比較的重症でも効いている可能性を思わせるものでした．

　ATDで同条件の連続267例を2群に分けました．改善者（年間変化量0以上）の占有率はサプリメントなし群で32.6％，あり群で37.4％でした．いずれも有意差はありませんでしたが，今後サプリメントを推奨するか否かの参考にはなりました．

11 ルンブルクスルベルス含有サプリメント

　養殖赤ミミズの内臓から抽出した成分にルチン，キトサン，田七人参を配合したサプリメントです。頸動脈プラークが19例全員で6カ月後に有意に退縮しており[1]，血行改善によいだけでなく，うつ状態には効果が高いと報告されていますので[2]，陰証のMCI，MCI-VDには推奨できます。また，切断予定だった足趾の糖尿病性壊疽が改善したという報告もあります（図27）。血液の流動性をよくするだけでなく，動脈内壁の損傷を修復する作用のある物質を筆者は他に知りません。また血行改善作用によりインポテンツ，肩関節周囲炎なども改善するとされています。

　メタボリックシンドロームの認知症への関与は深刻であり，その症状にも奏効することが示されています。岩田[3]は，500例の投与例があり，サプリメント平均2.8カプセル/日内服の48例（平均79歳）において，6カ月後に収縮期血圧，拡張期血圧，中性脂肪が有意に改善したとしています。追跡期間5年間の患者群35例（平均3.9カプセル/日内服，平均77歳）では，さらにHbA1cが下がる傾向（$p=0.18$）がみられました。

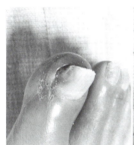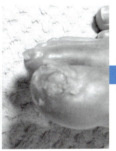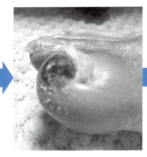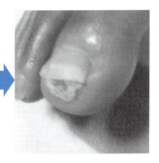
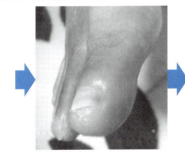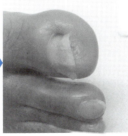

図27　糖尿病性壊疽の改善例

63歳男性。インスリン使用中。某年3月，足切断の診断を受ける。慢性下肢動脈閉塞症のため過去に2回カテーテル治療を行ったが，壊死が進行し切断予定となった。ルンブルクスルベルス含有サプリメントの使用開始（6カプセル/日）。1年後，図の通り壊死が改善した。

（小川説郎先生ご提供）

● 文　献

1) 穴水聡一郎，他：凍結乾燥ミミズエキス含有サプリメントによる動脈硬化改善効果の検討．日東医誌．2015；66：275-81．
2) 松崎一葉，他：うつ病状態に対する抗うつ薬とサプリの効果―最新1,000例の臨床症例を通して．第9回日本機能性食品医用学会総会，2011.12月．
3) 岩田　明，他：ルンブルクスルベルス含有サプリメントの歴史と活用．認知症治療研究会誌．2018；4(2)：84-93．

12 抑肝散加陳皮半夏

松本[1]は，MCIで物忘れに対して不安感がある19例に漢方薬を6カ月処方し，改善を観察しました．1年間に外来を訪れたMCIに抑肝散加陳皮半夏7.5g/分2を処方し，Addenbrooke's Cognitive Examination Revised (ACE-R)[2] の下位尺度「記憶」で有意な改善（13.8→16.2, $p=0.03$）を示しました．MMSEでは有意差はありませんでした（28.1→28.3）．ACE-Rは施行時間は15分，採点時間は5分で，検査の内容はダウンロードすることが可能です．

MCI研究では，ACEは認知症予備軍と確定はできない患者群に対して非常に感度がよく，認知症へコンバートする患者さんも予測できることが示されています[3,4]。

筆者はMCIの記憶障害に抑肝散系が効くとは思っていませんが，易怒，側頭葉てんかんが疑われる場合や，海馬に石灰化がある場合は，この抑制系で認知機能の低下を抑える可能性はあると思います．ですから漢方の基本に沿って，患者さんを選択すれば改善率が上がるでしょう．

8歳以下のADHDには，多動抑制にクロルプロマジンを出すわけにいかないので甘麦大棗湯を処方します．抑肝散は苦くて受けつけないと思い，甘い漢方にしたのです．ところが，これがけっこう効果的で，穏やかになることで集中力向上の手助けになっています．また，チアプリドを小児に処方（適応外処方）して成功したこともあります．

●文 献

1) 松本正人：軽度認知障害（MCI）に対する抑肝散加陳皮半夏の認知機能に対する効果について．Dementia Japan. 2016；30(4)：543.
2) Mioshi E, et al：The Addenbrooke's Cognitive Examination Revised(ACE-R)：a brief cognitive test battery for dementia screening. Int J Geriatr Psychiatry. 2006；21(11)：1078-85.
3) Galton CJ, et al：A comparison of the Addenbrooke's Cognitive Examination(ACE), conventional neuropsychological assessment, and simple MRI-based medial temporal lobe evaluation in the early diagnosis of Alzheimer's disease. Cogn Behav Neurol. 2005；18(3)：144-50.
4) Mitchell J, et al：Outcome in subgroups of mild cognitive impairment(MCI)is highly predictable using a simple algorithm. J Neurol. 2009；256(9)：1500-9.

13 冬虫夏草

寺山ら[1]は，ATD 9例を実薬群4例とプラセボ群5例の2群に割り付け，実薬群に冬虫夏草入り粉末カプセル1.6g（市販のカプセル800mg/日），プラセボ群に同じカプセル（カイコの乾燥粉末のみ）を毎日内服してもらい，投与前と8週間後に髄液アセチルコリン濃度を比較しました。2群の間で年齢，開始時のHDS-Rスコア，MMSEスコア，髄液アセチルコリン濃度に有意差はなく，8週後にアセチルコリン濃度だけが実薬群で有意に上昇（$p=0.0209$）しました。

カイコ冬中夏草は，食品および医薬品として安全性は確立されているため[2]，MCIに試す価値はあるかもしれません。寺山の検討で実薬群だった4例の平均HDS-Rスコアは14.5だったため，表面上に効果が現れなかった可能性があります。

●文献

1) 寺山靖夫, 他：カイコ冬虫夏草の乾燥粉末のアルツハイマー型認知症脳機能向上に及ぼす効果. 岩手医誌. 2016；68(5)：223-7.
2) Sillapakong P, et al：Acute and sub-chronic toxicity analyses of hot-water extract of Isaria japonica from silkworm (Bombyx mori) pupae. Current Traditional Med. 2015；1(3)：184-92.

14 ガンマオリザノール

ガンマオリザノール（ハイゼット®）は米ぬか油から精製された物質で，ガンマオリザノールという名前で後発品もあります。適応症は高脂血症（1回100mg，1日3回）と，心身症における身体症候ならびに不安・緊張・抑うつ（1日10～50mg）です。

佐々木ら[1]の報告では，認知症のBPSDに効果が認められたとしています。決められた15カ月で入院し，4週間状態が落ち着いている認知症78人（ATD，DLB，VD）のうち69人（抗認知症薬内服者，飲酒者，抗精神病薬使用者は除外）を実薬群33人と対照群36人に割り付けました。ガンマオリザノールを50mg×2で4週間投与し，実薬群は有意にNPIが低下（$p<0.01$）しました。MMSEとBarthel Indexは差がみられませんでした。

ガンマオリザノールは大脳辺縁系を介して更年期障害に効くので，産婦人科で広く使われてきました。

体幹が安定するようになった，強い陽証の2例

症例 ▶ CBD疑い。ガンマオリザノールで姿勢改善。歩行も安定

猛烈な陽性症状の認知症である。CBDを疑っているがまさにピック病のような67歳女性。プロペリシアジン（ニューレプチル®），ジアゼパム（セルシン®）と睡眠薬2種

を使っているが，ガンマオリザノールがBPSDに効くことを期待して開始．姿勢がよくなって歩行が安定したという．この薬は，興奮を起こすことなくADLを改善した．

症例 ▶ ピック病．クロルプロマジンに頼っていたがガンマオリザノールが著効，体幹傾斜も改善

NPHシャント手術後の周辺症状の激しいピック病である．ショートステイを月に1週間利用しているが，帰宅すると，とたんに暴力が出る．チアプリドでは奇異反応が出て，もっぱらクロルプロマジン（ウインタミン®）だけが頼りだった．ショートステイ先での不安にガンマオリザノールが効くことを期待して50mg（昼）を処方．それが著効して，笑い，挨拶するようになって驚いた．たまたまそういう季節にあたったのではないかと娘に確認したが，ガンマオリザノールが効いたと思うとの答えであった．クロルプロマジン節約作用があるため体幹傾斜も改善した（図28）．

83歳女性，FTD＋NPH術後　HDS-Rスコア0

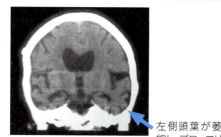
海馬萎縮2＋

左側頭葉が萎縮し，ブロッコリー様にみえる

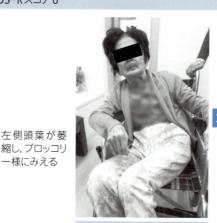
クロルプロマジン18mg

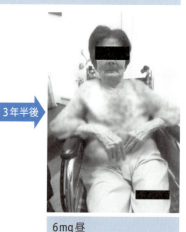
3年半後
6mg昼
ガンマオリザノール50mg昼

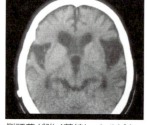
側頭葉が強く萎縮し，シルビウス裂が大きく開大してアフリカ大陸のシルエットのようにみえる．シャント手術後の所見

図28 ガンマオリザノールが著効した陽性症状の強いFTD

●文献

1) 佐々木英忠，他：認知症の精神行動異常に対するγ-orizanol（ハイゼット）の効果．日老会誌．2017；54（臨時増刊号）：221．

コラム　アルツハイマー型認知症の遺伝子治療の可能性

2012年にNatureに掲載されたのが，ATD治療につながる可能性があるとして報告されたA673Tという突然変異です。アミロイドを作り出すペプチドの形成を40％低減させること（in vitro），ATD以外の認知機能低下も遅らせること，アポE4を持つ人にも有効であることが報じられました[1]。

1,800人のアイスランド人の全ゲノムを解読するというプロジェクトの一部に老化研究班があり，85歳以上の1％にAPP（アミロイド前駆体蛋白質）の突然変異（A673T）が発見されたのです。

これによって，APPのアミロイドβ形成が抑制されATD予防になることが示され，老化によってATDリスクが上昇する理由が証明されたことが評価されています。なぜなら生存期間が長いほど突然変異が増えるからです。たまたま，病気に打ち勝つ突然変異がこれだったのですが，85歳まで生きられた理由のひとつとして，この変異がATDになるのを抑制したことが考えられます。

2018年現在，iPS細胞を用いたこの突然変異の研究が続いています[2]。この突然変異の存在は，最近劣勢が伝えられているアミロイドカスケード研究者を勇気づけたと，当時のニューヨーク・タイムズは報じたそうです[3]。

1) Jonsson T, et al：A mutation in APP protects against Alzheimer's disease and age-related cognitive decline. Nature. 2012；488(7409)：96-9.
2) Lehtonen Š, et al：Generation of a human induced pluripotent stem cell line from a patient with a rare A673T variant in amyloid precursor protein gene that reduces the risk for Alzheimer's disease. Stem Cell Res. 2018；30：96-9.
3) マーガレット・ロック，著．坂川雅子，訳：アルツハイマー病の謎―認知症と老化の絡まり合い．名古屋大学出版会，2018．

第一章

G うつ状態

1 「うつ」「うつ病」の取り扱い

　筆者は，主にレビー小体型認知症（DLB）を多く診るようになった時代から「うつ」という言葉に割り切れない，もやもやしたものを感じています。うつ病という言葉の問題は，この言葉から想像される病気の重篤感が聞いた人によって異なり，混乱をまねきえます。

　自殺をイメージする場合もあれば，ちょっと教授に怒られて気分が沈んだ学生のイメージも含まれるとすれば，範囲が広すぎます。筆者は「認知症のうつ」を説明するにあたって，うつ病，うつ，というわかりにくい言葉は放棄することに決めました。ただし，うつ病圏という言葉だけ残しました。疾患の総称として必要だからです。

　用語として使うなら，大うつ病（疾患名），うつ状態（漠然とした病態），うつ症状（大うつ病を構成する具体的な症状の数々）だけにするといいと思います。そして非定型うつ病もDSM-Ⅳで認められた疾患名であり，治療薬が多少異なることから老年期うつ病も独立して存在すると考えます。

　うつ病圏の三大疾患は，大うつ病，非定型うつ病，老年期うつ病とします。非定型うつ病は，マスメディアが新型うつ病と呼称しているもので，大人の発達障害と密接な関係があります。

　貝谷[1]は，大うつ病を，①定型うつ病と，②非定型うつ病に分類できるとしていますが，筆者は大うつ病と非定型うつ病とし，定型うつ病（つまり典型的な大うつ病）という言葉は煩雑なので使いません。大うつ病は絶対に精神科医が診るべき，非定型うつ病はプライマリケア医でも対応できるという現場の印象から，両者は統合しません。

　認知症の前駆としてうつ状態になったことがある患者さんは無視できないほどいます。そして，大うつ病とは，複数のうつ症状がそろった，限られた患者さんの病名であり，まとまった期間，うつ状態です。大うつ病と双極性障害は別の病気と思ったほうがいいでしょう。

表情が暗くて，言葉数が少なく，悲観的で，消極的な状態のすべてをうつ状態と表現することにしましょう。大うつ病は，精神科医しかコントロールできないような重篤な（自殺のリスクがある）病態を指します。

大うつ病はSSRIなどが効きにくい場合に三環系抗うつ薬が必要なこともあり，睡眠導入剤だけでは眠れない人たちです。親族にも大うつ病がいて自殺者もいるかもしれません。頭痛と便秘があり，朝調子が悪くて夕方にかけて元気になってくる，何に対しても楽しみを感じず食欲がない，などが認められます。精神科入院歴があるなら大うつ病と思われます。

非定型うつ病には，SSRIなどの抗うつ薬と，症状に合わせて抗不安薬なども使われます。嫌いなことには興味が向かず，好きなことは楽しめるので身勝手と思われることもあります。頭痛や便秘はなく，夕方にかけて調子が悪くなる，食欲はある，とても明るく見えることもある，などがみられます。最近ADHDとの異同が議論になっています。つまり，非定型うつ病というものは存在しない，ADHDの躁うつの波を観察しているだけではないか，という意見もあります。

老年期うつ病は，「寂しい」という発言がキーワードです。抗うつ薬は常用量を決して出さずにセルトラリン25mg錠の半分を夕方から始めたり，不安に効く薬剤（クロチアゼパム，ガンマオリザノール）を併用します。

双極性障害は，躁期とうつ期の波の程度によって，Ⅰ型（入院が必要になるほどの激しい躁状態とうつ状態）とⅡ型（躁状態はなく，軽躁状態とうつ状態）に分けられます。大量殺人の犯人がSSRIを服用していたケースが注目され，躁期に入ってSSRIが攻撃性を増してしまったと考察される場合があります。大人の発達障害がベースにある場合は抗うつ薬が効きにくいとされます。発達障害は薬剤過敏性の傾向があるため，用量調整が重要です。

アパシーとうつ状態は違うものですが，鑑別が容易でなかったり合併したりしている場合もあります。脳血管性うつ状態という言葉がありますが，これは限りなくVDに近いです。実際は脳血管性アパシーの患者は多いのですが，後者の名称は普及しなかったのです（脳血管性アパシーという語は，筆者が確認できた範囲では，2008年の小林[2]の記述にみられます）。

DLBとうつ状態の関係は，切っても切り離せないものでしょう。うつ症状が先行してDLBに発展するのか，うつ状態があったことでDLBが発病したのか判然としません。根拠はないものの，筆者は認知症発病の10年以上前のうつ状態なら大うつ病として独立発症したものと捉えることにしており，認知症外来への通院期間でもうつ状態の再発に留意しています。

ところが近年，ATDや健常高齢者と比較してDLBは，発達障害であるADHDであった方が多いという報告があり，うつ状態になる理由がわかりやすくなったと思いま

す．詳細は後述しますが，発達障害は情動ストレス応答に関わる扁桃体が脆弱なため，容易にうつ状態になります．ADHDからDLBになる理由はブラックボックスですが，ADHD素因があるとうつ状態になりやすいというメカニズムを想定するならば，DLBのうつ状態も理解できないことはないです．

なお，抗うつ薬やリチウムが，海馬歯状回と側脳室前方にある神経幹細胞の増殖・分化を促進するという報告がある[3]ために，抗うつ薬で認知機能が向上した場合は，うつ病圏であって認知症ではないと必ずしも言えないかもしれないと指摘されています[4]．

しかし，臨床の場ではそこまで考えると疑心暗鬼になってしまうので，筆者は抗うつ薬で元気になる患者さんは，やはりうつ病圏と考えてよいだろうと思います．図29は筆者が考案したバランス8です．うつ症状も認知症症状も8項目ずつくらいは質問しましょうという提案です．

U：うつ病を疑う質問	N：認知症を疑う質問
□ 若い頃，うつ病でなかったか	□ 頭部打撲，脳卒中，せん妄（錯乱）の既往はないか
□ 親戚にうつ病や自殺者はいないか	改訂長谷川式スケールを実施
□ 何をやっても面白くないか	□ 27点以下である
□ 寝られるか	□ 迷子になったことはないかあるいは万引きをしたことはないか
□ 頭痛はないか	□ 怒りっぽくなっていないか
□ 食欲はあるか	□ 仕事や家事のミスはないか
□ 朝の調子は悪くないか	□ 幻覚や妄想はないか
□ ひどい便秘ではないか	□ トイレは間に合うかあるいは夜間頻尿はないか
	□ 自分の記憶に問題はないと思うか
集計　点	集計　点

- U，Nとも高スコアの場合，認知症のうつ状態と思われる．　　U≧3かつN≧3のとき
- Uが高すぎる場合，抗うつ薬〔まずセルトラリン（ジェイゾロフト®）〕が必要な可能性がある．　U≧5
- Uが低すぎる場合，認知症を疑う．　　U＝0～2

図29　バランス8（エイト）

まとめ　うつ病という言葉は使わないほうが，混乱しない．

●文献
1) 貝谷久宣，監：よくわかる最新医学 非定型うつ病 パニック障害・社交不安障害．主婦の友社，2009．
2) 小林祥泰：脳疾患によるアパシー（意欲障害）の臨床．新興医学出版社，2008．
3) 橋岡禎征，他：抗うつ薬の作用機序．綜合臨牀．2005；54(12)：3011-7．
4) 宮永和夫：若年認知症の臨床．新興医学出版社，2007．

2　非定型うつ病と認知症：予後予測が困難であった2例

MCIの世界を勉強するのに絶好の2つの症例を合わせて紹介します。

症例 ▶ 初診時のHDS-Rスコアが将来をまったく反映しなかった2人（図30）

お互い配偶者と死別したために，いとこ同士で通院を始めて3年経過した男性（Aさん）と女性（Bさん）。

初診時79歳だったAさんは7年前に妻を亡くし，うつ状態となって5kg痩せた。HDS-Rスコア19.5。筆者はATDと判断した。Aさんはフェルラ酸含有サプリメントを今日まで服用している。

初診時77歳だったBさんは元気な様子で，HDS-Rスコア27。ATD初期と考えフェルラ酸含有サプリメントを推奨したが，保険薬を希望されたので，ドネペジルを開始した。

こうして2人の通院が始まった。HDS-Rスコアから，Bさんのほうはまだ来院の必要はないという感じを抱いた。それが数年後に，二人の予後は初診時の見立てとはまったく異なるものとなった。

3年後，AさんはHDS-R 29となり，老年期うつ病と診断を変更。Bさんは22.5に急激に低下し，独居が危ぶまれる状況となった。いま振り返ると，2人の側脳室は対照的で，Bさんは初診時から脳室が明らかに大きかった。

医師として何よりショックだったのは，Aさんが，仮性認知症であるのにHDS-Rが20以下になっていたという事実である。海馬は1＋で，変性疾患と生理的萎縮の境界であった。Aさんは初期から抗不安薬クロチアゼパムが必要だったので，不安を中核とする老年期うつ病という診断と一致する。

この事例を紹介したのは，ドネペジルやフェルラ酸含有サプリメントでMCIがリバースしたという話ではありません。初診時にAさんを「認知症予備軍ではない」と気づくにはどうすればよいか，開業医の課題になるでしょう。その方法を考えてみました。

ここで，脳萎縮度から2症例の将来を予見できたかどうか検証しました（図31）。2症例と年齢差のないうつ病圏14例とATD 304例の海馬萎縮度とCMI（側脳室体部最短幅／頭蓋骨内側短径）との差をみたところ，Aさんは海馬萎縮度，CMIともに認知症との差はなく，予見できません。

Bさんの側脳室体部は典型的なATDの"たらこ形状"であり，CMIが悪くATD平均値よりさらに脳室が大きかったので，将来必ず進行すると予見できたはずです。Bさんは結局，保険薬のnon responderであり，サプリメントの導入に同意しなかったのですが，もっと強く抗酸化サプリメントを推奨すべきでした。

さらに，Bさんと年齢を一致させたATDを選定し，改善群，悪化群とのCMI比較

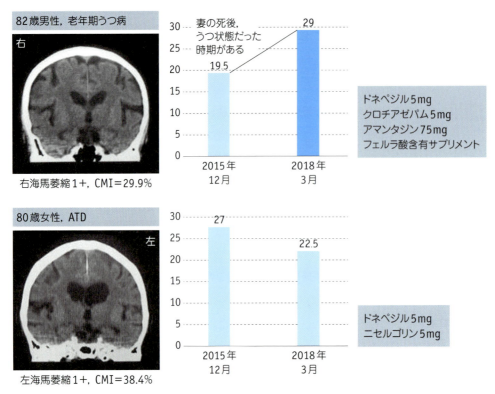

図30 いっしょに通院していた2人の対照的な経過

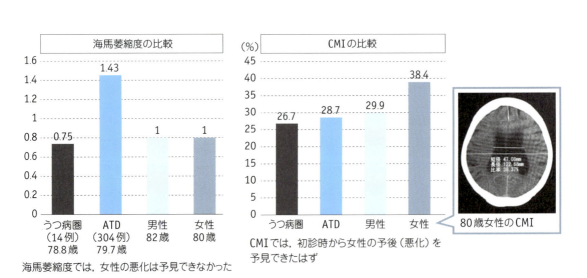

海馬萎縮度では，女性の悪化は予見できなかった

CMIでは，初診時から女性の予後（悪化）を予見できたはず

図31 2症例の脳萎縮度

をしました（図32）。症例女性は悪化群よりさらにCMIが1.34倍大きく，HDS-Rのarも1.76倍速いことが示され，側脳室体部の拡大と進行速度は関係があるように思われました。

そこで，ATD女性269例の統計から，海馬とCMIはどちらが進行速度に影響するかを検証しました（図33）。集団統計で調べると，やはり海馬萎縮度のほうがより影響するが，海馬萎縮の少ない場合はCMIが大きいほうが進行していることがわかりました。つまり，この症例女性は，海馬萎縮が軽いため，CMIの大きさが進行を予見していたと言えるでしょう。

したがって，ATD患者さんの予後予測には，海馬を第一に重視し，側脳室がかなり大きい場合は海馬萎縮がなくても要注意という結論になりました。

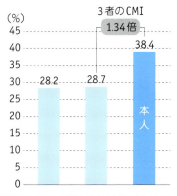

病型	ATD	ATD	ATD
経過	改善	悪化	悪化
人数	97	172	
年齢	80.8	80.3	80
HDS-Rのar	+1.89	-2.05	-3.60

図32 急激に悪化したATD女性と他の患者群のCMIの比較

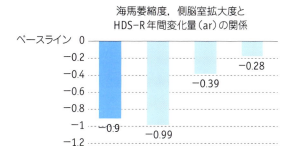

海馬萎縮度	大1.5～4	大	小0～1	小
CMI（％）	大≧28.5	小＜28.4	大	小
人数	82	51	52	82
平均年齢	80.8	80.8	81.3	79.3
初診時HDS-R	16.4	17.1	18.7	20.5
CDスコア	6.49	7.61	7.53	8.36

図33 女性ATDにおける海馬萎縮度，CMIと認知症重症度の関係

合計267人を海馬萎縮度，CMIの値により4群に分け，進行速度（ar）との関係を検討した。

3 認知症のうつ状態

認知症では，前駆状態や初期症状としてのうつ状態がしばしばみられ[1]，専門医でもうつ病圏との鑑別に頭を悩ませます。また，アパシー（無為）とうつ状態は鑑別が難しいことがあり，さらに両者が混在する認知症患者さんもいます。

うつとアパシーが鑑別を必要とするのは治療の方向性が異なるからです。完全なアパシーなら抗うつ薬ではなく，まず覚醒系のCDPコリン2〜3カプセルが確実です。もっとも，うつ状態に間違いないと考えてCDPコリンにしたとしても逆効果になることはないですから，抗うつ薬との併用は問題ないでしょう。その点，アパシーだけの患者さん（たとえばFTD）に抗うつ薬はリスクを伴います。

表7[2]は，朝田がいくつかの報告をまとめたものに筆者が注釈を加えたものですが，健忘型MCIには各種うつ病が迷入します。いわゆる仮性認知症です。また，非健忘型MCIにはFTLDとDLBの初期が入るという概念で，わかりやすいと思います。

表7　記憶障害型のMCIにはうつ病が含まれる

		変性疾患	血管障害	精神疾患
amnestic MCI	single domain	ATD		うつ病
	multiple domain	ATD	VD	うつ病
non-amnestic MCI	single domain	FTLD		
	multiple domain	DLB	VD	

各種のMCIとさまざまな認知症の初期を対応させるという考えには無理があるという意見もある。
domain：領域

（文献2をもとに作成）

アルツハイマー型認知症におけるうつ状態

加齢に伴う喪失体験や孤独がうつ状態に拍車をかけるという社会的要因はさておき，認知症の生物学的基盤がうつ状態も引き起こしうるというデータが出始めました。

Krell-Roeschら[3]によると，正常な認知機能の高齢者においてアミロイドPETが検出した大脳皮質のAβ蓄積度とBeckうつ病評価尺度や不安尺度のスコアが相関しました。

またSweetら[4]は，10例の高齢発症うつ状態（大うつ病9例，双極性障害1例）の平均追跡期間6年後の病理所見は正常脳が1例だけであったとし，臨床的には認知症になったのが7例，うち6例の病理基盤がATDでした。4例にはDLBの病理もあり，4例に脳梗塞を見出しています。

認知症の生物学的基盤がうつ状態も起こすなら，臨床的に表出するまでに時間がかかる認知機能低下の前にうつ状態が存在しうるということになり，うつ状態は認知症発症

のハイリスクであると想像されます。

　アミロイドPETが普及していない時代には，ATDのうつ状態には白質病変が関与するという意見が目立っていたように思います。横手ら[5]は，16カ月間に来院した健忘型MCIとATD 63例における抑うつ尺度Geriatric Depression Scale (GDS)[6]と白質病変の相関を調べました。抑うつ群（23例）には，抑うつのない群（40例）に比べ糖尿病が有意に多く，MMSEは有意に低く，白質病変もtotal scoreが有意に悪かったとしています。白質病変の部位としては右前頭葉，両側側頭葉が抑うつ形成に関与があると考察しています。

　論文の数からみると，あたかもうつ状態とATDの関係が深いと思われがちですが，一方で，FTDの生前マーカーがないこと，MIBG心筋シンチグラフィーがまだ普及していない国があることなどから，FTDに関してはデータがないだけという可能性は否定できません。筆者の経験ではATDとうつ状態はなかなか結びつきません。外来の聞き取り調査では，過去にうつ病を経験したとか家系にうつ病がいるという認知症は，ピック病とDLBが多いです（13頁 表2参照）。

　うつ病におけるグルココルチコイドや脳由来神経栄養因子（BDNF）の変化が認知症の形成に影響する可能性も指摘されており[7]，うつ病や認知症予防のためにこの方面の研究は重要視されています。

　SSRIが海馬のBDNFを増加させるという報告[8]を受けて，SSRI投与の抗認知症効果が期待されていますが，賛否が分かれています。

認知症＋うつ状態と診断する力量

　太田正博氏は，ATD当事者として講演活動を行い，社会的反響を呼んだ方です。49歳のときに物忘れが始まり，2年後から妻も記銘力低下に気づきました。53歳で医師にかかり改訂長谷川式スケール（HDS-R）が20。ATD＋うつ状態と診断されました。半年後にうつ状態が改善してHDS-Rが26に上昇。しかし精査の結果を受けてドネペジルが開始されました。その2年半後，HDS-Rは19になっていました[9]。

　初診から2カ月後にMRI，髄液，SPECT，甲状腺機能検査などを行いATDの診断が確定していたためHDS-Rが著明に上昇しても主治医はひるむことなく認知症対策を始め，それでもHDS-Rは低下してしまったわけです。ドネペジルを始めていなかったらもっと悪くなっていたのかもしれません。

　ATD疑い＋うつ状態と2つの診断をするのは，なかなか力量がいります。精神科医療では，コモビディティ（comorbidity，併存）という言葉がよく使われますが，非定型うつ病とパニック障害が辺縁関係にあるように，疾患の合併があまりにも多く，重複には慣れているのです。

　彼の早期症状は，①会議の発言内容，会議開催の準備などに時間がかかり，手はずや要領が悪くなった，②重要な事項を忘れる，業務連絡の報告漏れ，書類紛失，③図

表などの書類作成が困難，とされています[9]。

　もし当院に大学卒の53歳男性が来院し，筆者がこの症状を聞いたらまず想起するのはATDよりも注意欠如多動性障害（ADHD）です。ADHDの注意欠如主体の患者さんは，上記の症状がそのまま当てはまります。すぐに，幼少時に落ち着きがなかったか，宿題を忘れたか，成績がよかったか，の3点と，家族歴を聞きます（遺伝要因もある）。結局は，ADHDでなく「HDS-R 20でCTでは脳萎縮がある程度起きている」でしょうからATDと診断できると思いますが，のちに無治療でHDS-R 26に上がったときに，やはりADHDではなかったのかと動揺すると思います。なぜなら，うつ状態の併存に注意を払っていないからです。

症例 ▶ 認知症＋仮性認知症という発想

　81歳女性。息子と初診したのが2年3カ月前。同居している夫や息子に「しょっちゅうぼけていると言われるんです」と本人はこぼした。HDS-Rは13しかなく，海馬萎縮も生理的範囲を超えていたので，ATDだと思っていた。ドネペジル3mgを処方。

　2週間後に再診し，最近のニュースについて聞いたところ，まったく思い出せない。ドネペジルを5mgに増量し，あとは地域の医師に任せることになった。3回目の診察は，それから2年2カ月後だったが，HDS-Rが21に上がっていたので驚いた。息子に何を内服しているのかと聞くと何も飲んでいないとのこと。今さらながら前医の診断を聞くと「不安神経症と言われていました」と言う。

　しかし，海馬萎縮はかなりあるので，やはりATDはあると考えた。初診時はATDに仮性認知症がプラスされてHDS-Rが13に落ちていたと理解したのである。

◎

　若い患者さんなら仮性認知症のみですむ話ですが，高齢になるとこういう複合はあるのだと勉強になりました。これは，パーキンソン病＋薬剤パーキンソニズムの患者さんが多くいることと同じであると考えます。

●文 献
1) 藤井直樹：かかりつけ医が認知症・MCIを診る．日本医事新報社，2016．
2) 朝田　隆：MCI有症率と認知症への移行率．基礎からわかる軽度認知障害（MCI）─効果的な認知症予防を目指して．鈴木隆雄，監修，島田裕之，編．医学書院，2015, p27-32．
3) Krell-Roesch J, et al：Depressive and anxiety symptoms and cortical amyloid deposition among cognitively normal elderly persons：the Mayo Clinic Study of Aging. Int Psychogeriatr. 2018；30(2)：245-51．
4) Sweet RA, et al：Neuropathologic correlates of late-onset major depression. Neuropsychopharmacology. 2004；29(12)：2242-50．
5) 横手　顕，他：軽度認知障害，アルツハイマー型認知症における抑うつと白質病変の関連．Dementia Japan. 2016；30(4)：549．
6) 松林公蔵，他：総合的日常生活機能評価法─Ⅰ評価の方法．d老年者の情緒に関する評価．Geriatric Medicine. 1994；32：541-6．

7) 水上勝義：うつ病と認知症の関連性—とくに生物学的関連性を中心に. 老年精神医学雑誌. 2018;29(3)：235-540.
8) Castrén E, et al：The role of BDNF and its receptors in depression and antidepressant drug action：Reactivation of developmental plasticity. Dev Neurobiol. 2010；70(5)：289-97.
9) 菅崎弘之：MCIと当事者—認知症を生きる 認知症と明るく生きる太田正博氏. 認知症に先手を打つ 軽度認知障害(MCI). 朝田 隆, 編著. 中外医学社, 2007, p145-51.

レビー小体型認知症におけるうつ状態

DLBやPDD患者さんで明るい表情を見せる方をほとんど知りません。DLBは，幻視や泥棒が入ってくるという妄想などへの不安からうつ表情になり，PDは自分の体が動きにくくなっていくという不安からうつ状態になりやすいのだと思います。

DLBのうつ状態発現には，DLB特有の神経変性が関与していることが想定されています。DLBの介護がATDより大変である理由のひとつにうつ状態が挙げられます。DLBの臨床診断基準では2017年の改訂において[1]，うつ状態が支持的特徴に挙げられたほど密接です。

大うつ病を合併する割合は，DLB 19～33.3％，ATD 8～8.7％です[2]。これは単なるうつ状態でなく，大うつ病の統計ですから，ただごとではありません。地域調査では老年期の大うつ病の頻度は約2％[3]です。

Gattoら[4]は，DLB剖検脳においてSSRIが海馬での神経細胞新生を促すこと，認知機能を高めるであろうことを報告しました。DLBないしPDDの41例と非認知症15例の剖検脳を比較しました。生前の治療は，無治療群，SSRI投与群，アセチルコリンエステラーゼ阻害薬(AChEI)投与群，SSRIとAChEI併用投与群の4群を比較検討しています。その結果，SSRIの使用においてポジティブな上記の結果を得ています。

前述のようにADHD−DLBラインの患者さんは，扁桃体の脆弱性に注意しながらDLBの薬剤過敏性を考慮して抗うつ対策を練れば，うまくいくように思います。高齢者へのセロトニン単独賦活は，脳内の神経伝達物質間バランスを崩すため，できるだけ覚醒系，興奮系を優先しながら最終手段として抗うつ系を少し加えるという考えが正攻法です。

つまり，CDPコリン(サプリメント)・アマンタジン→リバスチグミン4.5mg以下→セルトラリン25mgという優先順位が安全です。

DLBとうつ病圏の鑑別に画像診断が必要なことも

前田ら[5]は，精査目的で入院して最終的にDLBと診断した12例(平均72.5歳)の初期症状について言及しています。DLB確診前の診断としては，抑うつ障害5例，精神病性障害2例，身体症状症2例，神経認知障害3例でした。このように多様な精神症状が前景にあってもDATスキャンなどの機能画像診断などから早くDLBと診断し，薬剤過敏性を考慮した的確な処方を行うことが求められるとしています。

三武ら[6]は，DLBの72歳女性について報告しています。13年前にうつ状態となり，精神科に通院して症状の軽快と悪化を繰り返していました。その後，道に迷う，話の辻褄が合わなくなるなど，急激に認知機能が下がって施設入所。入所後に幻視が出て，意識消失のようなエピソードも頻発しました。

入院すると，内側側頭葉の萎縮は軽いものの，線条体のDAT取り込みは低下，SPECTで後頭葉の血流低下が見つかりDLBとほぼ確定されドネペジル投与開始となりました。

筆者は，DLBの場合，認知症症状の発現からさかのぼって10年くらいまでは「DLBの部分症状としてうつ状態となりDLBが始まった」，それ以上昔だと「独立した老年期うつ病がDLB病理とは別個に存在した」と，大まかに区別しています。

この患者さんは59歳という若さで治療抵抗性の非定型うつ病に罹患したと思われるのですが，家族に精神疾患の人はいないか，発達障害の人はいないか，という情報もほしいものです。

| まとめ | 高齢者のうつ状態は抗うつ薬だけでは治せないことがあり，悪化や副作用のリスク上昇につながる場合もある。 |

● 文 献

1) McKeith IG, et al：Diagnosis and management of dementia with Lewy bodies：fourth consensus report of the DLB Consortium. Neurology. 2017；89(1)：88-100.
2) 今井正城, 他：うつ病とレビー小体型認知症. 老年精神医学雑誌. 2018；29(3)：267-73.
3) 朝田　隆, 他：老年期の気分障害の疫学. 老年精神医学雑誌. 2004；15(11)：1221-5.
4) Gatto A, et al：Importance of proactive treatment of depression in Lewy body dementias：The impact on hippocampal neurogenesis and cognition in a post-mortem study. Dement Geriatr Cogn Disord. 2017；44(5-6)：283-93.
5) 前田重一, 他：レビー小体型認知症の初期症状としての精神症状の多様性について. Dementia Japan. 2015；29(3)：350.
6) 三武友絵, 他：うつ病の経過中に亜混迷状態を呈し鑑別に苦慮したレビー小体型認知症の一例. Dementia Japan. 2015；29(3)：351.

認知症を伴うパーキンソン病のうつ状態

　パーキンソン病(PD)には，運動症状と非運動症状があります。非運動症状で重視されるのがうつ症状であり，これは運動症状とは無関係にQOLを下げるという報告が多いです。つまりPDを担当する神経内科医には，精神科の知識が必要であることは言うまでもありません。

　非認知症のパーキンソン病の倦怠感とアパシーは，多因子から構成されると考えられていますが，主な因子はドパミンの作用不全と前頭葉機能低下と思われ，うつ状態とアパシーの評価，保険薬で解決するならPD治療薬の適正用量の設定で改善できると提案されています[1]。

　PDは振戦に左右差があることが多いのですが，左手から始まり，うつ状態のあるPDのほうが，ワーキングメモリ(短期記憶)が悪いという報告があります。つまり，うつ状態の有無と発病開始側(左右)の組み合わせにより66例のPDを4群に分けて比較したわけです[2]。

　ワーキングメモリについては前頭皮質のドパミンD1受容体との関連性が多く報告されています。以前から，PDがうつ状態になるのは，体が動かないための反応性のうつではないかという説もあったのですが，それだけではないようです。

　専門医には馴染みのあるanhedoniaは，喜びやうれしさが感じられない症状で，DSM-Ⅳに記載されました。うつ症状に伴う二次的な症状なのか，PDの精神症状なのかは不明です[3]。身体的，社会的に喜びが感じられないという自覚症状に対して，結局はうつ状態の治療と同じ薬を使うことになります。言うまでもなく，医師としては運動症状を改善させてADLが上向けば，anhedoniaは解除されることでしょう。

　PDの運転能力は，多くの報告では運動機能の低下が運転の妨げになっているとされていますが，認知機能障害の存在が事故割合増加と関連していたとする報告もあります[4]。

　最後に，PDは進行性核上性麻痺(PSP)と誤診されることが少なくないことから，鑑別が重要になります。PSPはPick complex[5]に含まれるほどですから，うつ表情というより多幸のキャラクターなのですが，語義失語(言ってみればSD-PSP)があり，HDS-Rスコアの低下がほかの認知症より速いくらいですので，抗酸化サプリメントやDL-フェニルアラニン(DLPA，ノルアドレナリンの前駆体)，グルタチオン点滴など保険薬以外のものをいかに導入するかで予後が変わります。DLPAは歩行をサポートするだけでなく，表情が豊かになります。

症例 ▶ パーキンソニズムと食欲不振にスルピリドとサプリメントが奏効(図34)

　1年半通院している73歳女性。瞼がこわばって目が開けられない。Meige症候群と診断されて14年目。今回一気に，帯状疱疹の痛みと食欲低下が改善し，話すことがで

73歳女性，PDD，HDS-Rスコア22.5

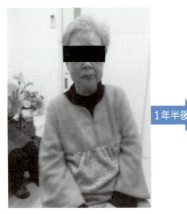
14年目のMeige症候群。神経内科で合わない薬を増量され気力低下，動きも悪化。

1年半後

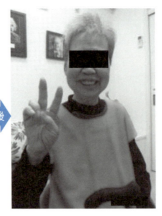
皮膚の痛みが軽くなった。食べられるようになった。よく話すようになった。

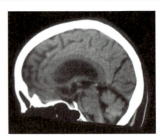
ハミングバードサイン陰性

アミトリプチリン（トリプタノール®）→中止
ドパコール　50mg×2

帯状疱疹痛→プレガバリン（リリカ®）・梔子柏皮湯
食欲低下→スルピリド50mg・ポラプレジンク150mg
認知症→N-アセチルシステイン600mg

図34　3症状を一気に改善できたPDD

きるようになった。

　アトピー性皮膚炎へのプロトピック軟膏（免疫抑制薬）の副作用で強い灼熱感を皮膚に感じたときに使う梔子柏皮湯を用いた。またN-アセチルシステインのサプリメント600mgで，よく話をするようになった。もともと，うつ状態の方の食欲不振は食欲セット（スルピリド＋ポラプレジンク）で効率的に改善することができる。

　パーキンソニズムに対してスルピリドを迷わず処方するのはコウノメソッドの真骨頂である。一般処方量の1/3を30日だけ使うことで，うつ状態からくる食欲不振を改善する。N-アセチルシステインはグルタチオンの前駆体であり，黒質から発生する活性酸素をブロックしてパーキンソニズムに奏効する。食欲がない患者さんに保険薬を処方して副作用が起こると強いダメージを与えてしまうので，ここぞというときのサプリメントであった。

● 文献

1) Skorvanek M, et al：The associations between fatigue, apathy, and depression in Parkinson's disease. Acta Neurol Scand. 2015；131(2)：80-7.
2) Foster PS, et al：Working memory in Parkinson's disease：the effects of depression and side of onset of motor symptoms. Neuropsychology. 2013；27(3)：303-13.
3) 乾　俊夫：Anhedoniaとうつ．パーキンソン病 臨床の諸問題2．山本光利，編著．中外医学社, 2011, p162-9.
4) Dubinsky RM, et al：Driving in Parkinson's disease. Neurology. 1991；41(4)：517-20.
5) Kertesz A, et al, ed：Pick's disease and pick complex. Wiley-Liss, 1998.

前頭側頭型認知症のうつ状態

FTD（ピック病）において，ATDにみられるようなうつ状態があるのかどうか，29の研究のメタ分析をした報告によると，FTDにもほかの認知症と同様にうつ状態はみられるが，調査方法が不均一なのでさらに研究が必要とされています[1]。

Bertouxら[2]は，bvFTD（ピック病）を正しく診断するツールを開発中であり，ピック病のアパシーが，うつ病圏と誤診される大きな要因だとしています。

bvFTD（ピック病）は52.2％が精神疾患と誤診されたという報告があります。精神疾患と誤診された率は，ほかの認知症ではATD 23.1％，SD 24.4％，PNFA 11.8％としています[3]。

bvFTDといえば陽証が典型的で，おおよそうつ状態（陰性症状）とは関係ないように思えるし，元気がないときはアパシーと考えているように思います。筆者は，いまでもピック病がうつ状態だとはとても思えません。

1936年に日本人がまとめた世界のFTD剖検28例（うちピック球ありが14例）のうち，精神疾患の家族歴があったのは3例でした。61歳女性の姪，50歳男性の家族，31歳女性の兄が知的障害で母が精神疾患罹患者です。また家族にピック病がいた方が4例，1例にハンチントン病の家族歴がありました[4]。

現実には剖検まではなかなか調べられません。ピック病のひきこもり，何もしない，無関心，無口，語彙の数の減少という家族会の観察[5]は，大いにうつ状態と勘違いされる症状です。

4年間うつ病圏と誤診されていた48歳男性の症例があります[6]。配置転換を契機に不眠，抑うつ気分が出現して，近医を受診，うつ病の診断のもと4年間抗うつ薬を処方されていました。出勤できず自宅に閉じこもっていたそうですが，親族の結婚式に出席したときに，相手の言葉が理解できない，言葉が少ないことを家族が心配してMRI検査となりました。萎縮はFTDを示しHDS-RができないほどのSDでした。初期だけうつ症状で，その後は消える認知症は多いと言われます。宮永[6]の自験例ではFTD 33例，SD 6例のうつ症状は10〜40％にみられています。そこで，50歳以上でうつ症状が1年持続したらCTとHDS-Rをすべきと提唱しています。

さらに，48歳男性でうつ病と言われていたが，躁転して2日間不穏となって緊急入院したところ，HDS-Rスコアは満点だがMRIでFTDだとわかったケースも紹介されています。まさに，うつ病で始まり行動障害がみられるようになったことから双極性に見えてしまいます。もちろん，FTDはアパシーのほうが多いので，アパシーは治らないとされています。

ところが，当院の調査では，本人の既往歴と家族歴にうつ病があるピック病とDLBの患者さんは多いのです。一方，ATDは精神疾患とはあまり関係がないという結果が

出ています。うつ状態を起こす大脳の病的変化が，前頭葉萎縮のきっかけになるということであれば，キャラクターの逆転（陰証→陽証）は考えなくてよいことになります。精神疾患は前頭葉を萎縮させて認知症を形成するという仮説を立てたくなります。

　筆者の経験上，DLBは明らかに前頭葉が萎縮する疾患です（フロンタルレビー）。PDについても初期からみられる前頭葉血流低下は研究者の間ではよく知られた知見であるのに，医学書の記述をあまり見かけることがないのは，幻視が後頭葉血流低下と関係しているからでしょうか。

　発達障害をベースにもつ認知症は，前頭葉機能障害という点でピック病に見えてしまうとの指摘には，まったく同感です。ADHDはDLBになりやすいので，介護抵抗の強いDLBに移行するとクロルプロマジンが必要になってきます。もともとピック病にはクロルプロマジンが必要なのですが，長く診ていると，ある日を境に急にアパシーに陥って，転げ落ちるように死の転帰をとるものです。これは前頭葉機能低下が暴走を抑えられなくなり前頭葉がいよいよ機能停止したということでしょう。

　精神科ではピック病の不安焦燥への対症療法としてSSRIが処方され，有効でないことも多くあるようですが，筆者はドパミンブロックしたほうが直接的で確実であると考えます。もしその患者さんがピック病でなくて，ADHD＋ATDであるとしても，クロルプロマジンで問題が起こることはありません。

　うつ状態とアパシーが併存する高齢者も多く，抗うつ薬の適正使用が行われないと，アパシーの悪化や，患者さんが暴力的になることにもつながります。

　ピック病は多く診ているがうつ状態の評価には不慣れな医師がいる一方で，その逆の医師もいます。現状では解決策はなかなか出てこないと思います。

　うつ状態を非侵襲的に医療機器で測定できるようになれば，科学的評価が可能になり，最も介護者が恐れるピック病への薬物療法も前進するでしょう。

原発性進行性失語（PPA）のうつ状態

　PPAは，SD，PNFA，LPAの総称です。言語のコミュニケーションが難しいため呆然とするか，一方的に話をしてくるかなのですが，彼らはうつ状態になるのでしょうか？

　Hsiaoら[7]は，自殺未遂のあと入院してきた意味性認知症（SD-FTD）の63歳男性へのインタビューから，過去に自分がしてきたことを思い出すこともできず将来の自分のイメージも湧かない，つまり自分自身がわからないことで自殺行動に至ったと考察しています。悲哀というより困惑・不安ということでしょうか。この男性は前頭側頭葉の血流低下からFTDと確定，うつ病圏ではないとされています。

　宮永[6]は自験例で，FTD 33例とSD 6例のうつ症状の頻度をまとめていますが，やはり，悲哀感と不安感はそれぞれ，FTDで27％と42％，SDで33％と33％としており，筆者の推測を否定する結果ではないようです。

PPAの場合は，本人にインタビューしにくいし，本人も表現できないため内的な問題を集計するのは容易ではないと思います．内科医としては食事量減少や便秘などからうつ状態を推測し，興奮系・覚醒系薬剤を的確に追加するのがよいでしょう．

適応障害と診断されていた意味性認知症（SD-ATD）

松田ら[8]の症例報告です．57歳女性が専門学校を卒業して看護師として働いていたところ，配置転換がストレスとなってうつ状態となりました．仕事が覚えられないため精神科に受診し，適応障害との診断でSNRIやSSRIを処方されたものの改善せず，その1年後から言葉が出なくなりました．

診察には協力的でピック症状はなく，語義失語（語理解障害）が強くHDS-Rスコアは13しかありません．そこで意味性認知症（SD）と診断されました．MRIでは頭頂葉と左側頭回の萎縮を認めたので病理基盤はATDかと思います．報告者は，精神疾患＋認知症ではなく，SDが適応障害で始まったものと考えています．

なお，適応障害とは，ストレス因子によって3カ月以内にうつ状態や不安を呈する精神疾患です．精神科外来では5～20％，病院でのコンサルテーションでは50％を占めていて，よくある心理学的反応です．

したがって，適応障害＋強迫症，適応障害＋双極性障害などといった診断は許容されています[9]．

● 文 献

1) Chakrabarty T, et al：The prevalence of depressive symptoms in frontotemporal dementia：a meta-analysis. Dement Geriatr Cogn Disord. 2015；39(5-6)：257-71.
2) Bertoux M, et al：Social cognition and emotional assessment differentiates frontotemporal dementia from depression. J Neurol Neurosurg Psychiatry. 2012；83(4)：411-6.
3) Krudop WA, et al：Identifying bvFTD within the wide spectrum of late onset frontal lobe syndrome：a clinical approach. Am J Geriatr Psychiatry. 2015；23(10)：1056-66.
4) 渡邊道雄：Pick氏限局性大脳萎縮症（Pick氏病）ノ臨床ト解剖（第一報告）．精神誌．1936；40(3)：197-226.
5) 若年認知症家族会，他，編：若年認知症 本人・家族が紡ぐ7つの物語．中央法規出版，2006.
6) 宮永和夫：ピック病とその仲間たち―前頭側頭葉変性症の臨床．新興医学出版社，2016.
7) Hsiao JJ, et al：Suicidal behavior and loss of the future self in semantic dementia. Cogn Behav Neurol. 2013；26(2)：85-92.
8) 松田泰範，他：抑うつ症状が前景に立ち，適応障害と診断されていた意味性認知症の1例．Dementia Japan. 2017；31(4)：170.
9) 日本精神神経学会，監修．高橋三郎，他，監訳：DSM-5精神疾患の診断・統計マニュアル．医学書院，2014，p284-7.

うつ状態と血管因子

　Fujikawaら[1]は，50〜64歳の大うつ病の半数と，65歳以上発症の大うつ病の大多数（93.7％）に無症候性脳梗塞（silent cerebral infarction；SCI）の合併を認めるとしています。

　脳血管性うつ状態は，国際学会があるほど重要視されていますが，脳血管障害により大脳基底核など意欲や気分に関係する部分が高頻度に虚血性障害を起こすので，うつ状態，アパシーになりやすくなります。

　ですから，脳血管性認知症（VD）で易怒がない限り，ニセルゴリンを処方することが多くなります。多少易怒があっても処方しないと進行してしまうと感じられる患者さんには，ニセルゴリン細粒3mg（1回量）を処方することもあります。

　医師の質問に対して，返事に時間がかかったり（長考），「わかりません」と答えたりするのは，大うつ病とVD，PDD，DLBに共通した特徴です。後3者の場合，皮質下認知症の答え方として知られます。対照的なのが皮質性認知症（ATD，ピック病）で，考え無精，でまかせ応答などと言われる即座にでたらめを答える様です。相手の質問が終わる前に答えてしまうのはADHD（特に多動タイプの患者さん）の特徴です。

　皮質下認知症というのは，大脳皮質の組織（神経細胞）はあまり減っていない画像上脳萎縮が軽い患者群です。代わりに白質が酸欠になっているため，二次的に脳室が拡大します。ビンスワンガータイプのびまん性虚血では，脳室が大きくなりがちであり，困ったことに正常圧水頭症も合併しやすいです。おそらく虚血病変がNPHを二次的に起こすのでしょうが，その理由はまだ解明されていません。

　VDもNPHもワイドベース歩行（両足の距離が長い）になります。CTなしで両者の鑑別をするのは容易ではありませんが，長年の高血圧や糖尿病，喫煙，構音障害があればVDの可能性が高まります。感情失禁がみられれば，ほぼVDが確定的です。もちろんATDやDLBに合併するVDも無視できないほど多いです。

　シロスタゾールが脳血管に作用して血管壁内のアミロイドをクリアランスし，ATDの認知機能を改善するという基礎・臨床データがあります。VDが合併しているなら脳梗塞再発予防効果と相まって絶妙の処方と思われます。ただし高齢者で脳血管がボロボロであるなら（ラクナ梗塞多発），MRIでしかわからないような微細な脳出血を促進する危惧があり，いまのところその有用性についての結論は出ていません。ちなみに，信頼性の関係等で筆者はシロスタゾールに限り後発品は使いません。

　VDの感情失禁をうつ状態とみるかどうかは難しい問題ですが，「死にたい」というような発言が多ければうつ状態でしょう。感情失禁そのものとうつは無関係ですが，体が動かないことに対する悲しみでうつ状態になる可能性は捨てきれません。悲惨な状況でもニコニコ笑うのは，前頭葉障害です。この場合，あえて病識を蘇らせる治療は不要だ

と思います。ガランタミンの治療の成果で病識が出てくることがありますが，その医療行為が否定されるものではないでしょう。

NPHのように口をあけているような様はアパシーであり抗うつ薬は禁止で，覚醒系（アマンタジン，CDPコリン内服，シチコリン注射）の適応です。

● 文 献

1) Fujikawa T, et al：Incidence of silent cerebral infarction in patients with major depression. Stroke. 1993；24(11)：1631-4.

うつ状態は認知症のハイリスク因子なのか

うつ状態と認知症の深い関係が多くの研究者によって研究されてきました。単なる合併にしては頻度が多すぎるので，筆者は，うつ状態が認知症を起こしやすくするという決定的な科学的証拠となる論文を探し続けてきました。その結果，次のような研究に行きあたりました。

うつ状態によって糖質コルチコイドが増加する。これは神経毒性を持ち，海馬の変性を起こす[1]と同時に大脳皮質と海馬のノルアドレナリンとセロトニンを低下させる[2]。このことがMCIの発症につながるというのです。

糖質コルチコイド増加は，うつでは視床下部－下垂体－副腎系の機能不全を起こすことが関係していますが，これがATDの病態生理の中核をなすと考える研究者もいます[3]。

またCaraciら[4]は，脳由来神経栄養因子(BDNF)のレベルや活動の低下が，細胞新生の減少と可塑性障害につながるため，うつと認知症の関連性は証明できるとしています。

うつが認知症を起こしやすくするかどうかの検討は，メタアナリシスの結果，複数の論文でATD，脳血管性認知症の危険因子と言えるという結論でした[5]。

佐々木らの報告[6]は，示唆に富むものです。認知機能が正常であればうつの有無にかかわらず3年後のATDへの移行に影響しないが，MCIであればコンバート率は上がり，さらにうつのあるMCIは，コンバート率が格段に上がるとしています。つまりMCIとうつ症状の合併はきわめて深刻であるということであり，うつを合併している群はMCI単独群に比べ大脳の質的変化が起きているのかセロトニンが低下しているのか，前頭葉血流がより低下しているのか，いまだデータが不足しています。うつが，大脳病変（神経細胞の減少）を促進するのだとすれば，それを薬物療法で補正しておくことは有意義でしょう．

そもそも，なぜうつになる人がいるのでしょうか。家系的にうつ病が多発するケースがあることは，精神科医なら誰しも感じていることです。遺伝的にうつになりやすい何かがあるのでしょうが，発達障害を診ていると，そのような仕組まれたメカニズムを意識せざるをえません。

発達障害は3歳頃には健常者と異なるシナプスの変化が起きていることが病理学的検討で指摘されています。生活に支障をきたすかどうかは，その後の生活環境によるでしょうが，前頭葉でノルアドレナリンやドパミンが減少するという病理が，発育の段階である程度存在しており，それは，容易にうつ状態を起こしうる状態と言えます。いささか三段論法的ですが，そのようなストレス脆弱性の脳基盤の形成が，うつ家系の方々にあったのではないかと想像しています。

　逆に，認知症からうつ状態になるメカニズムとしては，脳血管疾患の併発によってアルツハイマー病変が蓄積し，前頭葉－線条体系が障害されることで老年期うつ病を起こすと想定されています[2]。

　2017年に筆者は，できるだけ多くの認知症患者さんとそのご家族から，認知症の家族歴だけでなく，患者さん本人の発達障害や，うつ病など精神疾患の既往についても聞いたのです。その結果，DLB（陰証）の方が過去にうつ病（陰証）だったケースがあることがわかり，予想通りでした。一方，アスペルガー症候群（陽証）がピック病（陽証）になりやすいのではないかとの予想は見事に裏切られて，ピック病の既往もうつ病（陰証）が多かったのです。そしてATDには精神疾患との関連が認められませんでした（**13頁表2**参照）。

　少なくとも，うつ病は予想以上に大脳の機能不全を起こしているのだろうと思えました。

● 文　献

1) Sapolsky RM：Depression, antidepressants, and the shrinking hippocampus. Proc Natl Acad Sci U S A. 2001；98(22)：12320-2.
2) Butters MA, et al：Pathways linking late-life depression to persistent cognitive impairment and dementia. Dialogues Clin Neurosci. 2008；10(3)：345-57.
3) Chi S, et al：Depression in Alzheimer's disease：epidemiology, mechanisms, and management. J Alzheimers Dis. 2014；42(3)：739-55.
4) Caraci F, et al：Depression and Alzheimer's disease：neurobiological links and common pharmacological targets. Eur J Pharmacol. 2010；626(1)：64-71.
5) Diniz BS, et al：Late-life depression and risk of vascular dementia and Alzheimer's disease：systematic review and meta-analysis of community-based cohort studies. Br J Psychiatry. 2013；202(5)：329-35.
6) 佐々木恵美，他：茨城県利根町研究の結果から─ADへのコンバージョンを考察する．老年精神医学雑誌．2006；17(増刊号Ⅱ)：55-60.

4 老年期うつ病

うつ症状を起こす3因子として，①器質的因子，②内因性因子，③社会心理学的因子が関与し，個々の患者さんによって関与の割合が異なるとされています。

精神科に来院する大うつ病の患者さんは，②を③が刺激したと考えられ，老年期うつ病は①の関与が主体であると考えられます。本書では大うつ病には触れません。

高齢者のうつ状態は，10人に1人という高頻度にみられます。処方が必要なほど日常生活に支障をきたしているなら老年期うつ病と言っていいでしょう。第一の特徴は，不定愁訴が多いことで，不安が前景に立つ場合は，抗うつ薬低用量＋抗不安薬低用量で処方を組み立てます。

抗不安薬は，クロチアゼパム（リーゼ®）が合う人とエチゾラム（デパス®）が合う人の2グループに分かれるようです。前者は心臓神経症，明日のことが気になるタイプに，後者は肩こりが起きるタイプに合います。どちらか1種のみ処方します。クロチアゼパムは，ほとんど健常であっても，副作用なく飲める方もいれば非常に強く副作用（朝起きられない，ふらつくなど）が出る体質の方もいます。最初は頓用で試したほうが安全でしょう。

閉じこもりがちな独居高齢者には，デイサービスの回数を増やす，人と接触する機会を増やすなどの福祉系の配慮が基本です。要介護度が軽度のケースでは，おしゃべり介護ロボット（ぬいぐるみタイプ）が効果的なこともあります。最初は馬鹿にしていても，けっこう心のよりどころになる場合があります。

不眠には，生理的な睡眠を促すラメルテオン（ロゼレム®）が効けば問題ないですが，効き目が薄いと言われることが多いです。入眠障害に使われるスボレキサント（ベルソムラ®）は高齢者には用量制限があり，非常に合う方がいる一方で，合わない，やめたいという方も出るので，ベンゾジアゼピン系より中止率が高いです。ベンゾジアゼピン系は否定的意見が増えてきていますが，用量を間違えない限り失敗した経験は皆無です。

精神科では睡眠を促すために抗うつ薬を処方する傾向があります。結果としてそれで副作用なく熟睡できればいいですが，高齢者の場合はまず睡眠薬から始めます。

グリシン3,000mg配合のサプリメントは，けっこう効果があるという話を患者さんから聞きます。

症例 ▶ 12年間通院している「寂しい」が口癖の85歳女性（図35）

初めのうちは，認知症の夫に付き添って来院していた女性。73歳のときに，自分も認知症かもしれないということで初診した。そのときのHDS-Rスコアは19.5で，てっきりATDだと思っていた。

ところが，12年経過してHDS-Rスコアは26であり，進行性という認知症の定義には

85歳女性，老年期うつ病

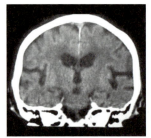
海馬萎縮0.5＋

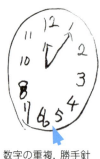
数字の重複，勝手針
（ADHDに多い症状）

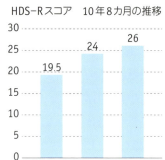

図35　老年期うつ病における仮性認知症の解除

当てはまらない。この女性の決まり文句は「寂しい」である。これは，大うつ病の悲哀とは違う。寂しいと連呼する，子どもに電話をかけ続けるのはいったい何かと思い，検討の結果老年期うつ病であろうと思われた。

不安気質の方が反応性にうつ状態になるのが老年期うつ病だとすると，セロトニンの補充はほどほどにして，ほかの神経伝達物質とのバランスを崩さないことが大事である。また，医師として，本人の悩みや苦しみに耳を傾けることで，一定の満足を得て頂けるだろう。結局認知症ではないことが確定したのだが，もちろん海馬萎縮は軽く，逆に時計描画ではうつ状態が強いときは描き間違えることがある。

症例 ▶ 途中で一時的に仮性認知症になった老年期うつ病（図36）

2年1カ月通院している74歳女性。そもそも，精神科でうつ病と診断されていた方で，おかしなことを言い出したので認知症のチェックをしてほしいと依頼された。ピック病のような目つきでHDS-Rスコアは13.5しかなく，甘いものが好きだとなれば，当時の筆者としたらピック病に思い至る。精神科に入院するほど重症で，入院中に主治医もFTDを疑うようになったという。筆者はその紹介状に誘導されてピック病と思ってしまった。いま弁解するならば，この女性にはピック病とは違う，じっとした嫌な雰囲気があった。ピック病の子ども返りでなく，やはり精神疾患を思わせる幻聴などもあった。そのあたりの理解としてはDLB基盤の前頭葉機能低下もあるのでは，というこじつけで納得してしまっていた。

結局HDS-Rスコアは，今回26に上がり，変性疾患説は形勢が悪くなった。もともとのうつ病が仮性認知症を起こしていただけ，幻聴などは急性精神病様症状という理解に至った。本例は若い頃から整理整頓はできており，ADHDではなく双極性もない。単純にうつ症状だけが続き，不安が主体なので，いわゆる老年期うつ病でよいだろう。筆者はいまになって，本例の兄（80歳）がうつ病だと知った。問診の欠落である。

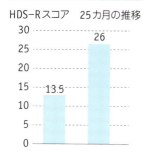
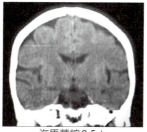
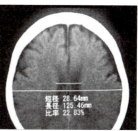
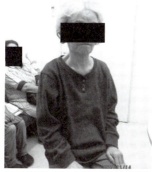
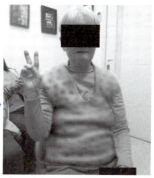

図36　仮性認知症だった老年期うつ病

　抗認知症薬を一度も処方することなく，中核にフェルラ酸含有サプリメントを据えたこともよかったのであろう。少なくとも副作用で後退することがない。確かに陰証のうつ病とは違って境界性パーソナリティ障害に対するような処方ではある。うつ病と境界性パーソナリティ障害は，同一円の中を行き来するのだから，それでよいのだろう。本例はいま，笑顔である。

症例 ▶ 老年期うつ病に抗うつ薬を過量に処方し仮性認知症に

　当時81歳の女性が，7年前にうつ症状で某病院に受診したところ初診からセルトラリン8錠が処方された。2週間で変調をきたし，日中はぼーっとして，夜中に叫ぶようになった。薬を変えてほしいと家族が懇願したところ，嫌なら他の医療機関に移るようにと言われ，当院に初診。

　筆者はDLBだとずっと思っていたが，7年後にはついにHDS-Rが満点となり，CTを見直すと海馬萎縮がまったくないので，これはうつ病圏だったのだとようやくわかった。

　現在の処方は，セルトラリン25mg，クロチアゼパム10mg，ニトラゼパム5mg，ドネペジル1.67mgである。筆者はいつもクロチアゼパム中止を提案するのだが，それだけはどうしても処方してほしいとの希望で，不安が主体の老年期うつ病でよいであろう。

5 双極性障害

　双極性障害というのは，なかなか難しい疾患のようです。筆者は内科医なので，かつてうつ病圏の1病態にしか思っていなかったのです。コウノメソッドで言えば，うつ病圏は陰証，双極性障害は陽性/陰性症状を繰り返す。そういった意味で統合失調症に似ていないでしょうか。病相が周期的に変わるなら，同じ処方を長期投与はできないと当たり前のことに気づきます。

　殺人事件の犯人がSSRIを服用していたというニュースから，SSRIは怖い薬だと思うのは極端かもしれないですが，患者さんのために頭の隅に置いておいて損はないでしょう[脚注1]。うつ病圏だと思ってSSRIを処方したが，実は1/10くらいのわずかな期間の躁期が隠れていて，その期間にSSRIを飲むのは火に油を注ぐことになるのは想像できます。

脚注1：厚生労働省は2009年5月に，同省に副作用として報告があった他害行為のうち，抗うつ薬との因果関係が否定できない症例が確認されたことを受け，抗うつ薬のSSRIとSNRI 4成分について，添付文書に他害行為などについての注意を喚起する記載を追加するよう製薬企業に指示した。

　今後，コウノメソッドが精神科領域に乗り出すにあたって，うつ病圏（陰証）に双極性障害を入れないこと，双極性障害と境界性パーソナリティ障害は基本的に陽証としてクロルプロマジンの標的疾患とすることを基本認識としています。もちろん，その中に発達障害（AS，ADHD）も入ります。

　ADHDは，多動，衝動的なので躁状態として観察されます。またアスペルガー症候群は，自分の能力以上のことを要求されると急にはしゃぐのだそうです。情動コントロールも難しいので，よいことがあるとはしゃいでしまい，それが躁状態に見えます。筆者は34年間認知症専門でしたので，エネルギッシュな動き，明るい態度はピック病に思えてしまいます。しかも大人のADHD，ピック病は初診時期として50歳前後が多くて，年齢も重なっています。

　双極性障害の典型例は，躁状態が数週間，うつ状態が数日というように躁期が長い。最近提唱された双極Ⅱ型障害は，軽躁が少なくとも4日，うつ状態が少なくとも2週間というようにうつ期が長い。衝動性が高いのでADHDそっくりですし，重症化しやすいです。そこで，精神科でもADHDを双極Ⅱ型と思う医師が多いそうです[1]。

　双極性障害はうつ病より発症年齢が低いとされているので，よく来院するADHDの年齢と重なりやすくなります。

症例 ▶ 認知症＋双極性障害。娘は「うつの母親のほうが受容できる」

　4年間通院している80歳女性。その15年前から双極性障害は明らかで，メンタルクリニックに通院していた。4年前にATDが重なって当院に移ってきた。つまり，気分障害はいまから19年前から存在していて，ATD初期にうつ状態になったという話ではない。

間違いなく双極性障害とATDの合併と思われるので，アセチルコリンで元気にさせて，ドパミンブロッカーでハイテンションを抑えている状況となっている。そのため，ドネペジル（興奮系）＋クロルプロマジン（抑制系）という妙な組み合わせなのだ。この場合，下手にセロトニン賦活薬を使ってはならない。

　この女性のハイテンションは，ピック病に近い。本例の娘は，「お母さんを絶対に躁にさせないで下さい。この人の躁は受容できないです」という驚くべき発言をした。一般に，「死にたい，死にたい」と親に言われるのはつらいはずであるが，娘の考えは逆であった。うつ期は素直だからいいと言うのである。こういう介護者の肉声は医師の胸に突き刺さる。そんなときに，自殺されても困るからSSRIは処方すると決めつけてしまうと，介護が大変になるであろう。

◎

　躁うつの波がある認知症の患者さんは確かにいます。それを双極性障害と言ってしまっていいのかずっと悩んできましたが，故・高橋の症例[2]のように41歳から双極性障害だった人が老後に認知症になりうるのは当たり前として，朝田の症例[2]では認知症の治療中に躁転して暴力的になってしまい，双極性障害も一生残っていることを考慮しなかったことが反省点と書いておられます。筆者は，外来での聞き取り調査の結果，家族や本人の既往に発達障害・精神疾患がある頻度がDLBとFTDで多く，ATDで少ないということを把握していました。第三章で述べますが，DLBの47％はそもそもADHDだったと報告された[3]一方，FTDにおける報告は，2018年になってからでした。FTD本人の既往の約1/3に双極性障害・統合失調症がみられたというのです。家族における有病率も有意に高かったのです[4]。

症例 ▶ 双極の波によってHDS-Rスコアも時計描画も変化する（図37）

　9年間通院している74歳女性。筆者は長年，大うつ病は正常な時計が描けると信じていた。何かの医学書に書いてあったからである。しかし，筆者も精神疾患患者を多く診るようになり，精力的にHDS-Rや時計描画テストを行うようになると，そうではなかった。

　この女性は，DLBを疑って長年診てきたが，HDS-Rの経過は認知症を否定するものであるし，結局，うつ期のときにHDS-Rと時計描画が悪化するという分析でよいと思う。興奮系のセルトラリンと抑制系のクロルプロマジンが必要だという現状は，まさに本例の双極性を表しているのではないか。非常に愛想が悪い日は，境界性パーソナリティ障害の傾向もあるように感じられる。

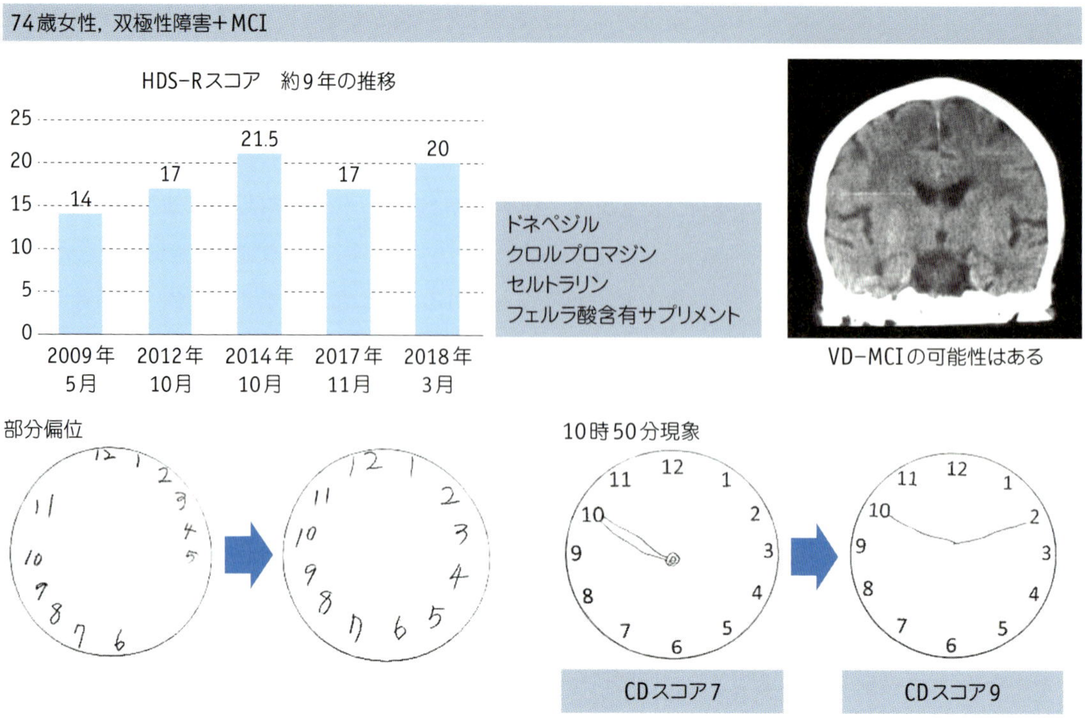

74歳女性，双極性障害＋MCI

HDS-Rスコア　約9年の推移

- 2009年5月: 14
- 2012年10月: 17
- 2014年10月: 21.5
- 2017年11月: 17
- 2018年3月: 20

ドネペジル
クロルプロマジン
セルトラリン
フェルラ酸含有サプリメント

VD-MCIの可能性はある

部分偏位

10時50分現象
CDスコア7 → CDスコア9

図37　双極性障害におけるHDS-RスコアとCDスコアの動揺

双極性障害のように見えることもある境界性パーソナリティ障害

　境界というのは，健常と統合失調症の中間あるいは神経症と統合失調症の境界という意味で専門医は，ボーダーと呼んでいます。相手に対して態度を急変させるために，友達や患者さんの支持者は1人もいなくなっていくという経過をたどります。

　健常者からみると，一番の親友だった人がある日を境に一番の敵に変わるのです。正常な心理ではないので，理解はできないでしょう。筆者も患者さんにそういう変化を見せられた経験があるので，医学書でこの疾患を知ってから合点がいきました。こちらは理解できなくていいのだと一種諦めにも似た境地になり，楽になりました。

　このパーソナリティ障害が薬で治ればよいのですが，なかなか完治には至らないように感じています。患者さんには失礼な言い方かもしれませんが，なにしろ患者さんと医師のよい関係を築くことができたと安堵した瞬間に裏切られた気分を味わうことになります。ただ，患者さんのほうは悪気はないようですので，こちらもショックを受ける必要はないのかと思います。病気であることを理解してお互いを責めずにすむのであれば，それでいいのだと思います。こういう病気があると知っておくことで，医師も医院の受付スタッフも救われます。

　非常に衝動性が高く，情緒不安定なので，安定した対人関係を保つことができませ

ん。アスペルガー症候群は，こうすれば相手は困るとわからずに結果として困らせるのに対して，境界性パーソナリティ障害は相手を困らせようとして困らせる行動をします。

症例 ▶ 人を困らせようとして物を盗む男性

2年間通院している70歳男性。非常にIQの高い家系で，初診時はピック病と思われた。楽器を習っているが，まったく覚えられないと楽器をわざわざ持ってくるという奇行がみられる。その頃には筆者は発達障害を勉強しはじめており，ADHDと診断。ドクターショッピングにより他院で脳血流シンチグラフィーを受け，前頭葉血流低下もあった。しかし，ピック病でない特徴もそろっている。家はごみ屋敷になっていて（写真を見せてくれた），身なりは非常に整っている。これはADHDの証拠であろう。

とにかく朝一番に来院して，長々と悩みを笑いながらしゃべるので，予約制の外来が立ち行かなくなる。ある日，かばんから当院で盗んだ絵画を取り出し，「犯人は私です」と笑いながら言った。本人も「困らせてやろうと思って」と説明する。そして，受付に設置したアンケート用のボールペンを持って行ってしまったことも判明。

万引きはピック病の代名詞とも言えるが，ピック病は相手を困らせようとは思っていない。ちなみにHDS-Rスコアは2回行い，2回とも30点である。

ついに，「物忘れ」を主訴として2年通院している本例の診断名がわかった。ADHDを合併した境界性パーソナリティ障害である。

◎

内山[5]は，「ずっと自分の好きな話だけで終わってしまう，アスペルガー症候群合併でない限り，対人交流はできるが変わった行動をする。これはボーダー（境界性パーソナリティ障害）＋ADHDだ」と指摘しています。ADHDをベースに境界性パーソナリティ障害になるという1つのパターン[6]として覚えておくとよいでしょう。

上記の70歳男性にアトモキセチン（ストラテラ®）を初めて処方したときは，午後3時でしたが，薬剤師が朝食後だと説明したのに，その場で2錠飲んで（空腹時）めまいを起こして倒れたそうです。そういう衝動性はADHDのそそっかしさや境界性パーソナリティ障害の激しさのせいかもしれません。また，高額なサプリメントを買いあさって，サプリメントの開発者に遠方まで会いにいくなど激しい多動性もありました。大量服薬も境界性パーソナリティ障害の一症状です。絵画を盗んだと聞いたときに，筆者は精神科外来の怖さが身に沁みました。暴れまわる大きな体のピック病と格闘したことはありますが，これとは違った意味で恐怖を感じました。

本例が境界性パーソナリティ障害だと気づいたのは，もう1人72歳の女性を診ていたからです。患者さん1人の診療を経験することは，医学書10冊を通読するよりわかりやすいです。患者さんの特徴は「クリニックの全員が困っている」ということです。ただ，その患者さんの病名に至るまでに，多くの関連書を読む必要がありました。

境界性パーソナリティ障害の場合，扁桃体は平均より小さく，感情や思考が安定しません。二極思考といって白黒をはっきりつける傾向があります。激しいことをするので，リストカットによる自傷もみられます。痛みの閾値が高くなっていると理解されています。怒りっぽいところはアスペルガー症候群に似ているし，気分の変動で双極性障害のようにも見え，ピック病と思われる面もあります。

うつ病圏と境界性パーソナリティ障害は，お互いの病態を循環して表出してくることがあるため，抗うつ薬（興奮系）の処方はほどほどにし，転換したときは，抑制系処方が必要になります。

強引な分類でしょうが，アスペルガー症候群，境界性パーソナリティ障害，ピック病は，「陽証グループ」として治療方針は近いものになります。うつ病圏のように，保護される対象とは毛色が違っていますので，日頃からの抗うつ薬の処方過剰は危険です。おそらく，患者さんの自殺を多く経験してきた精神科医は，抗うつ薬処方の手をゆるめるのが怖いでしょうし，医学書にも十分処方するように書かれています。そこは，個別化医療で医師の力量が試されます。

コウノメソッドは精密な鑑別診断を前提とはしません。陽証ですからクロルプロマジンをベースに処方していきましょう。

症例 ▶ 5年半にわたって周囲を振り回した女性

81歳女性。万引きの既往があり，HDS-Rスコアは17.5しかなく，前頭・頭頂葉はそこそこ萎縮していた。海馬は萎縮していないので，よけいピック病を疑った（ピック病には海馬無萎縮タイプがいる）。

その後，双極の波を繰り返した。5年半経って，HDS-Rスコアは22→25と上がってきた。本例は認知症ではなかったのである。そもそも当院にかかるようになったのは，ご主人を筆者が診ていたからである。

本例は遠方から息子の送迎で通院していた。夏になると「背中が暑い」などと不定愁訴を繰り返していた。「先生のお陰でとてもいい」と絶賛し続けていたが，ある日「もうこんなところは二度と来ない」と言ったきり通院しなくなった。これは境界性パーソナリティ障害の症状だと思われた。万引きはクレプトマニアだからであった。

いま思うと前頭・頭頂葉萎縮という組み合わせは，疾患特異性はなく生理的であり，海馬萎縮は0.5＋なので精神疾患でよいということである。非常に印象に残る症例で苦労したが，精神疾患の勉強になった。

症例 ▶ 万引きを常習的に繰り返していた女性

69歳女性。初診時HDS-Rスコア28.5，足を組み，万引き常習で4回拘留されている。基底核に石灰化があるのでDNTCのピック症状だと決めつけていた。HDS-Rス

コアが25.5に落ちたときには，やはり認知症と確認できた気がしたが，3年後に28に再上昇。

クロルプロマジン，ニトラゼパム，フェルラ酸含有サプリメントで当院通院中は一度も万引きしていない。いつもオーバーに「先生がいい」と言ってくれるが，そのうち罵倒されるかと警戒している。これも前述の境界性パーソナリティ障害を経験したから予測できるのである。海馬萎縮は0.5＋。本例の診断は，双極性障害，クレプトマニア，特発性基底核石灰化とした。

● 文 献

1) 宮岡　等，内山登紀夫（対談）：大人の発達障害ってそういうことだったのか．医学書院，2013，p103．
2) 朝田　隆，編：誤診症例から学ぶ 認知症とその他の疾患の鑑別．医学書院，2013．
3) Golimstok A, et al：Previous adult attention-deficit and hyperactivity disorder symptoms and risk of dementia with Lewy bodies：a case-control study. Eur J Neurol. 2011；18(1)：78-84.
4) Gambogi LB, et al：Long-term severe mental disorders preceding behavioral variant frontotemporal dementia：frequency and clinical correlates in an outpatient sample. J Alzheimers Dis. 2018 Nov 15. doi：10.3233/JAD-180528. [Epub ahead of print]
5) 宮岡　等，内山登紀夫（対談）：大人の発達障害ってそういうことだったのか．医学書院，2013，p105．
6) 林　直樹，監修：新版 よくわかる境界性パーソナリティ障害．主婦の友社，2017．

6 非定型うつ病

　DSM-Ⅳ（1994）に初めて記載された疾患概念です。本来は，大うつ病を定型うつ病と非定型うつ病に分けるのですが，筆者は，定型うつ病という言葉は煩雑なので，使うのをやめました。大うつ病と言えばみな定型と認識するのです。

　大うつ病と非定型うつ病は処方の仕方が違うので，このように非定型をmajorの分類に入れると混乱します。うつ病圏の種類は，あくまでも大うつ病，非定型うつ病，老年期うつ病にしたいと思います。この中で大うつ病と重い双極性障害は，プライマリケア医が診る範疇ではありません。

　軽い大うつ病を気分変調性障害，軽い双極性障害を気分循環性障害としています。診断確定に自信が持てないなら，こういう表現でいいと思います。そもそも，物忘れ外来に大うつ病と重い双極性障害の患者さんは，あまり来院しません。

　非定型うつ病を一言で表現すると，自分勝手にみられる病気です。好きなことはできるが嫌いなことはできない，悩んでいる割によく食べる（甘いものを無茶食いする），よく眠れる，などの特徴があります。臨床医によると，うつ状態で受診する人の6割は非定型うつ病といい[1]，新型うつ病とか都市型うつ病とも呼ばれます。

　非定型うつ病の診断基準では，「好ましいことがあると気分がよくなる」ことが決定的な診断の決め手になるようです。大うつ病との鑑別に困ったときは，重要なサインになります。沈んでいることが多いのに，上司にほめられると有頂天になるところが「気分屋」「自己中心的」とみられます。

　これはADHDに似ています。ADHDは，興味があることなら集中してできるのに，興味がないと，講義から立ち去ったり，ミス続きで怒られてばかりいたりします。これが自己中心的に見えます。非定型うつ病というのは，実際は双極性障害やADHDを観察しているのに新型うつ病だと思ってしまっているのではないか，この病気は本当はないのではないか，という指摘があります。

　アスペルガー症候群（AS）は，そもそも友達をつくろうと思っていない，相手の気持ちがわからないという部分があるため自己中心的に見えます。才能はあるのですが，飲みに行った仲間の間で「笑わない」「冗談が通じない」「雑談できない」となると，印象が悪くなり，いじめられる原因となります。もっとも，本人はいじめられていると気づかないかもしれません。空気を読めないからです。

　一生懸命に本人を理解しようと周囲が気遣っても，本人はそれに気づかないため，やがて周囲はあきらめます。しかしIQは高く，仕事はある程度こなすので，周囲の社員が発達障害について勉強し，その人に対する見方を変えるだけでお互いのストレスはなくなり，本人も企業の一員として機能できるようになります。

　クロルプロマジンが必要になるのは大うつ病より非定型うつ病のほうです。いつもい

らいらしていて，怒り発作もあります。怒りを躁期とイメージするならプチ双極性障害とも言えるでしょうか。そしてADHDにも似ています。疾患というよりも性格の違い程度とも受け取れる病気です。

しかし激しく落ち込むことがあるので，自己中心的だなどとは本人に指摘せず，その人が非定型うつ病だと周囲が早く気づくのが大事です。物忘れ外来だとピック病と誤診される可能性もあります。

うつ状態なのに，なぜ怒りが表出されるのかというと，大うつ病はセロトニン（平常心）とノルアドレナリン（積極性）が不足し完全な陰証であるのに対して，非定型うつ病では，パニック障害をきたしたときなどはセロトニン上昇を起こしています。非定型うつ病も不安障害も不安気質がベースにあるため，非定型うつ病はパニック障害を起こしうるのです。ADHDやアスペルガー症候群もパニック障害を起こす可能性があります。

非定型うつ病は，大うつ病より遺伝性が強く，患者さんの7割は両親のどちらかがうつ病圏に罹患しているとされています。発達障害に近い遺伝確率です。非定型うつ病は，夜だけ悲しくなる，週のうち2～3日だけうつ状態になるという調子ですから，医師にかかっていない可能性もあり正確な有病率は不明ですが国民の5％程度のようです[1]。

治療は，SSRIを基礎薬として，適宜三環系（イミプラミン）をかぶせます。不安にはロフラゼプ酸（メイラックス®），抑制症状にはクロルプロマジンがいいと思います。高齢者なら，まずは「効かないように」処方しましょう。

症例 ▶ 9年間DLBと誤診，のちに当院にて仮性認知症が改善。多剤低用量処方が奏効

78歳女性。長年通院してHDS-Rスコアが19から27に上昇。DLBは誤診で，非定型うつ病だった方である。冠状断で扁桃体／海馬複合体の上だけがポコッとなくなっていた。

兄弟が2人いる。家は貧しかった。20歳で結婚。兄弟に比べて特にストレスに弱く，2009年の初診時の問診によれば，心身症で精神科に4年通院，医師に恵まれず途中で4人替わったという。

初診時は，車いすで来院。尿失禁が起きるほど病状が重く，幻覚もあり，自殺の夢をみると言っていた。カルテには「謎の多い患者」と書いてあり，筆者も戸惑っていた。最初の処方は，ドネペジル（アリセプト®）細粒0.5mg（既定の10％），ニセルゴリン細粒3mg×2，ニトラゼパム（ベンザリン®）5mgというように「効かないように」処方した。HDS-Rスコアが19となると，当時の筆者の知識では認知症と考えざるをえなかった。前医のトラゾドン（レスリン®），フルボキサミン（デプロメール®），スルピリド（ドグマチール®），ビペリデン，ゾルピデム（マイスリー®）は継続とした。それから当院に8年通院，劇的に改善した。

結局，仮性認知症に翻弄されました。現在の当院での処方をみると，抗うつ薬だけでは治せないことがわかります。世間から批判されがちな多剤処方ですが，平均の最高用量比は39％であり，きわめて低用量です。

　非定型うつ病は，三環系抗うつ薬が効かない[2]と言われていて，大うつ病とは違う障害という説があります。常に患者さんに「あの薬はどうだったか」と感想を求めて，手探りで必要な薬を検索していきます。

　過去のHDS-Rスコアで仮性認知症と見破れなかったでしょうか。19点だったときのHDS-Rはまだら失点です。これは普通VDですが，CTでは脳虚血はなく，海馬萎縮も0.5＋です。また4年間の精神科通院を考えると，初診時からたとえHDS-Rスコアが低くても認知症予備軍ではないのだと判断できたかもしれません。精神疾患を勉強した現在の筆者は，たとえばHDS-Rスコア18くらいまでは精神疾患の可能性を否定しません。ただ，車いすで尿失禁があった方に「うつ病です」とは言えなかったというのが9年前の筆者でした。こういった経験をした直後に治療を行い奏効したのが，以下の83歳女性の症例です。

症例 ▶ 鑑別できない患者には「効かない」量で処方する

　83歳女性。循環器内科でうつ病と診断されエスシタロプラム（レクサプロ®）が処方されていたが，それを問題視したケアマネジャーが当院に連れてきた。HDS-Rスコアは26.5でCTでは海馬萎縮0.5＋，ビンスワンガータイプの虚血あり。脳血管性うつ状態なのではないかと思い，エスシタロプラムを半減させ，興奮系ニセルゴリンを朝1錠，ガランタミン（レミニール®）2mg×2を開始。フェルラ酸含有サプリメントを推奨した結果，劇的に改善し，化粧して来院した。

◎

　エスシタロプラムもガランタミンも，できるだけ効かないような量にしたわけです。うつ病か認知症かわからないような高齢者はたくさんいます。効かないような量の薬を多系統（セロトニン系とアセチルコリン系）補充することで，改善していきます。そして，このケアマネジャーは，こういった処方で本例は改善すると最初から読んでいたようです。

症例 ▶ 薬の種類を減らして薬剤性認知症が改善。非定型うつ病の処方に（図38）

　70歳男性。精神科にて過剰な向精神薬が112日間，処方されていた。まじめな方で，うつ病の既往があり，抗うつ薬で調子がいいとのこと。自殺念慮はなく，大うつ病というより非定型うつ病程度であると思った。

　HDS-Rは25で海馬萎縮は軽い。本人は物忘れを主訴として来院したので，筆者は，ドネペジル2.5mgを処方したり前医の薬を7種中止したりして，代わりの睡眠薬に変

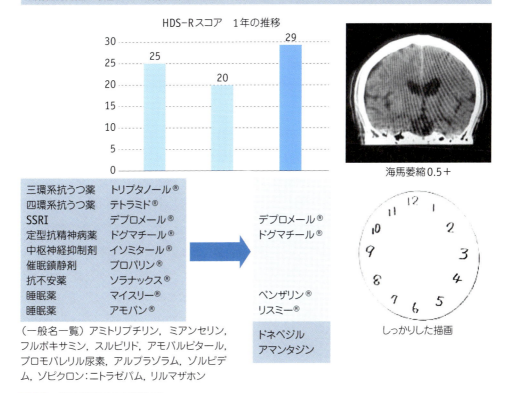

図38　薬剤性認知症が改善

更した．その後，睡眠が浅くなったとの訴えで，予定より16日早く受診した．実は，難病の妻を介護しており，そもそも熟睡できない状況であった．筆者はドネペジルをいったん中止し，その後1年が経過した．

　HDS-Rスコアは途中で20まで下がったものの，結局29になり，認知症の疑いはなくなった．運転免許の更新を心配しておられたが，運転してかまわないですし，更新はパスするはずですと回答した．

● 文　献

1) 貝谷久宣, 監：よくわかる最新医学 非定型うつ病 パニック障害・社交不安障害. 主婦の友社, 2009.
2) Mario CA：Atypical Depression in the 21st Century：Diagnostic and Treatment Issues. Psychiatric Times.
http://www.psychiatrictimes.com/major-depressive-disorder/atypical-depression-21st-century-diagnostic-and-treatment-issues（2019年1月29日閲覧）

7 発達障害とうつ状態

　精神科医の五十嵐良雄は，最近の精神科受診者の動向として，①気分障害，統合失調症の軽症化，②発達障害の多さ，を挙げています。精神疾患の軽症化は本人や社会にとって歓迎すべきことですが，プライマリケア医にとっては鑑別診断がより難しくなったことを意味します。

　また，大人になってから気づかれる発達障害は，特にアスペルガー症候群の場合，曖昧なものを感じ取る力が弱く（空気が読めない，冗談が通じない），対人関係上のコミュニケーションに課題のある人たちです。勉強はできるだけに，いじめられたりして，うつ状態になりやすく，ひきこもりになる人もいます。一方，空気が読めずに，いじめられていることに気付かない人もいます。

　整理整頓ができない，衝動買いをする注意欠如多動性障害（ADHD）は，前頭葉のノルアドレナリンとドパミンが減る病気です。三環系抗うつ薬は，この2種の神経伝達物質を増やす薬ですから，まるでADHD自体がうつ病かのような脳内変化とも思われます。

　たとえば，ノルトリプチリン（ノリトレン®）の作用機序は，まるでADHDのためにあるようなものです。ノルトリプチリンは気力を出させるタイプの三環系であり，ADHD治療薬の2種がともに合わなかった42歳女性が，ノルトリプチリン10mg（最低開始用量の1/3）はいい感じだと言って，継続しています。

　ADHDにうつ状態が併発した，と聞くと偶然，不幸が重なったと思われがちですが，そうではなくてADHDがベースにある場合，生活環境がストレスフルであると，うつ状態にはなるべくしてなった，ということです。心が弱いというより，最初から脳の機能異常（扁桃体の脆弱性）があるという認識です。しかし，うつ状態が強いなら発達障害による二次障害で予後が悪化していくため，的確な対応が必要です。

　そもそも大人の発達障害とは，出たり消えたりする機能的なものであり，ストレスがなければ薬はゼロにすることもできます。うつ状態に対しては，対症療法とし，食欲低下にはスルピリド，総合的にはセルトラリンとパロキセチンを副作用の起きないようにセンサリングしながら処方します。睡眠障害にも睡眠薬を処方して問題ありません。

　もちろん医師は，患者さんを全人的にケアする（不安にさせない，負担にならないようにする，エネルギーを与える話術を施す）わけですが，薬物戦略としては脳を治すイメージが必要です。筆者は，抗精神病薬のほかに，抗酸化物資などで脳組織の再生を図ります。

　20年前に提唱された非定型うつ病は，新型うつ病とも呼ばれますが，実はADHDのことではないかという主張があります[1]。つまり，発達障害を知らないため，うつ病の新型に見えてしまったのではないか，実際は発達障害が見せる躁うつの波やうつ状態

をうつ病の新型として観察していたのではないか,という提起です。アスペルガー症候群もADHDもパニック発作を起こしうるわけですし,パニック発作は非定型うつ病の一症状とされています。いたずらに病名が増えたのであれば歓迎できません。

●文 献
1) 鈴木勝昭:双極性障害とうつ病性障害.臨床家のためのDSM-5虎の巻.森 則夫,他,編.日本評論社,2014,p74-85.

第一章

H その他の精神疾患

1 統合失調症

　筆者は統合失調症とは縁がありませんが，認知機能が低下したという相談で少しずつ患者さんを診る機会が得られています。おそらく筆者との接点は，認知機能低下のほかに発達障害があるケースで，治療相談に進展しています。

　精神科では患者の人権尊重のためとして頭部に放射線を照射すること，つまりCT検査を行わないという慣習があったと聞きます。実際，精神科の二大疾患である大うつ病と統合失調症の大脳萎縮がどうなっているのかというデータが歴史的に乏しいのではないかと思います。筆者はMCIの世界に携わっている立場上，精神疾患の脳萎縮がどの程度かという情報を欲していました。

　今回写真に示す3例（図39）の比較により，認知症を合併した統合失調症は，それなりに側脳室が拡大することを確認できたと思います。

症例 ▶ 統合失調症の姉妹例の大脳は前頭葉萎縮あり

　母親が長女（54歳，統合失調症）の相談に来院。画像は長女のCT所見であるが，前頭葉萎縮がみられる。長女本人は26歳で離婚し，2人の娘を自分で育てているので生活破綻者ではない。大学卒で偏差値はかなり高く，就職している。

　母親の観察を聞いたところ，MCIを疑わせる。長女は当院への受診を断り，母親が長女の画像だけ持参して相談となった。20歳で発病しているので，破瓜型（重症化しやすいタイプ）ということになる。いったん症状は治まり52歳で再発。幻聴あり。ベースにADHDやアスペルガー症候群があった可能性もある。54歳にしては少し前頭葉萎縮が強めであると感じる（中段の69歳の画像と比較するとわかる）。幻聴があるためレビースコアは少し上がるが，ピックスコア，レビースコア合計は高くはならず，認知症と誤診されない範囲で収まった。

　次女は独身で，統合失調症で自殺している。母親は，今回一人で新幹線で来院した。

破瓜型の統合失調症姉妹例（54歳女性）

ピックスコア1.5, レビースコア3
26歳で離婚。診察拒否で母親が相談に。
本人の前夫との間にできた2人の娘は健全
（偏差値は高い）。
妹は45歳で自殺

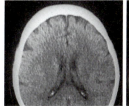
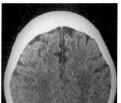

6年観察して認知症でないことがわかった統合失調症
（69歳女性）

HDS-Rスコア23→23（6年後）
ドネペジル1mg, メマンチン（メマリー®）10mg
フェルラ酸含有サプリメント

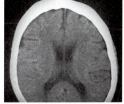
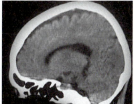

28カ月でHDS-Rスコアが14.5→10と低下してきた
統合失調症＋FAD（72歳女性）

統合失調症は60歳で発病。今回薬剤性パーキンソ
ニズムをN-アセチルシステインで改善できた。
ガランタミン12mg, ビペリデン（アキネトン®）2mg,
ドパコール200mg, アロチノロール10mg,
ブロナンセリン（ロナセン®）4mg,
N-アセチルシステイン1,200mg

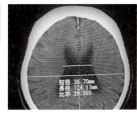

CMI＝29.6%
ATDレベルの所見

図39　統合失調症単独例2例とATD合併例1例のCT比較

80歳には見えない若々しさで，いまも介護の仕事をしている。自分も調べてほしいと言うので，HDS-Rスコア26でMCI-ADと診断。

母親はフェルラ酸含有サプリメントを既に飲んでいたが，強いタイプに変更するように助言。長女にも，フェルラ酸含有サプリメントを推奨した。

◎

なお，木村[1]はMRIにおける前頭葉萎縮とSPECTにおける前頭葉の血流低下を示した統合失調症の症例を報告しています。前頭葉は生理的にも萎縮しやすいですが，SPECTで陽性となると意義が出てきます。木村が1例報告したということは，ほかの統合失調症は萎縮していないということでしょうか。

Reischleら[2]は，多幸を伴う幻聴と，幻視を認めた53歳男性のFTDを報告しており，FTDと遅発性統合失調症の鑑別は重要であるとしています。Nearyら[3]のFTD臨床診断基準では幻覚は記載されていませんが，織田[4]はFTDに幻覚があってもよいとしており，FTDの1/2〜2/3が内科医により精神疾患と誤って診断されていることを述べています。

統合失調症の最も重要と思われるアミノ酸配列変異が22番染色体内にあること（RTN4R-R292H）が2017年，名古屋大学を中心とする研究グループによって同定されました[5]。筆者は，統合失調症の陽性症状にはリスペリドンかクロルプロマジンのどちらが第一選択になるかを個々の患者さんで検討することを中心に，フェルラ酸含有サプリメントを併用することを考えています。

症例 ▶ 6年間，認知症の併発かどうか判断できなかった統合失調症

臨床医は，患者さんを自分の得意分野で診断しようとする傾向があるため，筆者はこの方の主訴（物忘れ）の原因は認知症だと思っていた。

63歳，女性。息子に付き添われて初診した。統合失調症は確定していて精神科に30回通院している。初診の目的は，認知症が加わっていないか判断してほしいということだった。息子がそう感じた理由は，情緒不安定，転びやすい，普段と違う道順は覚えられないという点である。

CTで前頭葉は軽度萎縮しているが，脳回矮小化ではなく生理的範囲ぎりぎりであった。HDS-Rスコアは23だったので筆者はDLBと診断した。ただしパーキンソニズムはなかった。本例の娘がネットで調べたフェルラ酸含有サプリメントを希望したので，トライしようということになった。

その後6年経過。メマンチン（メマリー®）10mg朝，ドネペジル1mgを処方しているが，治療に満足しているようで，転院しなかった。HDS-Rスコアは6年経っても23だった。

進行性という認知症の定義には当てはまらず，統合失調症の認知機能低下と診断し直した。最近甘いものが好きで10kg太ったものの，ピック症状はない。

◎

筆者は，統合失調症患者さんが記憶を低下させていくというイメージを体験として知らないために見立てを誤っていたということでしょう。破瓜型と違って中年期発症なので，症状もマイルドで診断がしにくかったのです。ちなみに，不思議なことに家系には何も異常は認められませんでした。統合失調症，うつ病，発達障害，近親結婚，認知症，すべて見当たらないそうです。ただし，このようなことは考えにくく，家族への聴取の範囲では不明なだけかもしれません。

最下段に72歳女性の側脳室画像を示します。典型的な，"たらこ形状"で，家族性ATDを合併した統合失調症，薬剤性振戦がN-アセチルシステインで止まった症例です。

松山ら[6]は，統合失調症の1/4に認知症を合併するとし，55歳男性の症例を報告しました。認知症の世界では，認知機能低下を中核症状と言いますが，統合失調症患者の認知機能低下は，伝統的に陰性症状と言う慣習があるので注意を要します。

「大学卒の教師。（著者注：30歳頃の精神症状はいかにも統合失調症です）35歳で再

燃し再入院，その後長期安定。55歳のとき自動車通勤したことを忘れてタクシーで帰宅。授業を怠る，試験問題作成を忘れる。服薬管理不良，食事量減少で精査のため精神科入院となった」とあります。MRI，SPECT，髄液Aβ42の値[脚注1]からアルツハイマー型認知症が確定したとしています。ドネペジルなどで一定の改善がみられたとのことです。

脚注1：髄液Aβが256pmol/L以下だとアルツハイマー型認知症。この症例は，94であった。

症例 ▶ 60歳の軽度統合失調症。幻聴をドパミン阻害薬低用量で解消

　60歳女性。50歳のときから双極性障害と言われていた。幻聴で夜叫ぶので，夫が寝られないということで来院。てんかんを疑われたこともあったが真偽は不明である。当院を受診したきっかけは口コミだった。

　外観は，レビー感，ピック感はなく，問診からADHDも否定された。HDS-Rスコアは24.5で時計描画テスト（CDT）は満点（9/9）。CTで脳萎縮なし。統合失調症と判断し，リスペリドン（リスパダール®）1mg×2，ニトラゼパム5mg（寝る前），フェルラ酸含有サプリメントを推奨して1カ月後，一気に改善した。ただ，足のだるさが出たらしいので，リスペリドン（朝）を0.5mgにしておいた。

● 文 献

1) 木村修代, 他：MRIにて前頭葉萎縮が認められた統合失調症の一例. 精神神経学雑誌. 2004；106：152-60.
2) Reischle E, et al：Frontotemporal dementia presenting as acute late onset schizophrenia. Psychiatr Prax. 2003；30(Suppl 2)：78-82.
3) Neary D, et al：Frontotemporal lobar degeneration：a consensus on clinical diagnostic criteria. Neurology. 1998；51(6)：1546-54.
4) 織田辰郎：前頭側頭葉変性症FTLDの診断と治療. 弘文堂, 2008.
5) Kimura H, et al：A novel rare variant R292H in RTN4R affects growth cone formation and possibly contributes to schizophrenia susceptibility. Transl Psychiatry. 2017；7(8)：e1214.
6) 松山清治, 他：統合失調症に若年性アルツハイマー型認知症の合併が疑われた一例—その診断と治療経過について. 老年精神医学雑誌. 2017；28(増刊号Ⅱ)：208.

2 クレプトマニア

「万引き」イコール「ピック病」ではない

　精神疾患を診る機会が少なくて認知症ばかり診ていると，万引きした患者はおおかたピック病だろうと思ってしまうのですが，学会抄録や新聞報道を読むとATDや精神疾患，発達障害でも万引きすることがわかります。

　読売新聞（2017年5月31日朝刊）の主旨は，精神疾患で万引きを繰り返す場合は刑務所にいるよりも，罰金を払わせて，精神科で治療したほうが社会的にメリットがあるという話でした。判決が出た3事例については，3人とも1年2～6カ月の懲役が求刑され，罰金25～50万円が科されました。

　クレプトマニアという病名を筆者が初めて聞いたのは初診患者自身（中年女性）からでした。その後受診した患者さんもみな専門病院に入院歴がありました。治療の一環として，街に出て，万引きをしない訓練をするとのことです。筆者がADHDと判断した33歳男性は3カ月入院していましたが，退院直後に再犯しています。この男性はピックセットで万引きは一度もしておらず，母親の喜びはたいへんなものでした。それから4年経ちます。

　クレプトマニアは窃盗症と訳され，米国精神医学会の精神疾患診断基準（DSM-5）にも記載されています。万引きで逮捕された人の4～24％を占め，女性が男性の3倍です。筆者の患者さんの1人は境界性パーソナリティ障害の女性でした。

　ピック病もクレプトマニアも罪悪感が薄いようです。クレプトマニアの事例では，裁判官から次は刑務所だと言われた帰り道に菓子パン2個とコーヒー牛乳を盗んだと記事に書かれています。金銭的な事情で盗むのではなく，盗む衝動が抑えられず不必要な食料品を自宅にため込みます。

　裁判になったある女性は，クレプトマニアと摂食障害の合併と診断されており，筆者は摂食障害の方の一部は発達障害がベースにあると考えています。

　法務省法務総合研究所が2017（平成29）年3月に公表した研究報告書で，再犯防止には医療を含めた多方面の処遇が効果的とも書かれており，我々医師にも活躍の場が与えられていると解釈したいです。筆者は万引き防止にクロルプロマジンを使っていますが，ピック病，発達障害，クレプトマニアにもある程度の効果があると思っています。精神科ではSSRIをよく使いますが，筆者は使いません。万引きにクロルプロマジンが有効であることはもっと広報されてよいと思います。

　クレプトマニアのご本人から聞いた話ですが，主治医が精神疾患と診断書に書いても罪は軽減されないと言います。筆者もピック病の万引きで，何度も診断書を書いていますが，拘留が免除された例は1例もないです。自験例で，銭湯で言い争いになったピッ

ク病男性が拘留されて，みるみるうちに認知症が悪化したということで関東から来院したのですが，2箇所の専門施設でピック病と診断されず，あるクリニックでピック病と診断されたとのことです。

　万引きで職場を懲戒免職になったピック病本人（61歳）の著書があります[1]。スーパーで万引きして現行犯逮捕。弁明の機会も与えられず，拘留となったのですが，その後ピック病と診断されたために名誉回復できました。

　ピック病には，たとえば弁当をちゃんとレジで買ったのに出口で小さなチョコをポケットに入れてしまうといったパターンがあり，これは衝動性というより語義失語とかアパシーによる自動的な（無意識な）行動のようなニュアンスを感じます。

精神疾患でも万引きする

　石川県の病院が発表した万引き症例は3人とも男性でした[2]。ピック病以外でも万引きするという主旨ですが，躁状態，躁状態の再燃，発達障害の疑いという3者の診断でした。

　特にHDS-R 11の患者さんは，双極性障害＋ピック病ではないのかと思えました。双極性障害＋ピック病の患者さんなどいないという思い込みが判断の誤りにつながります。そういう患者さんはいる，と筆者は思っています。

　なお，発達障害（多動症）の小学生が万引きしたという事例が知られており，発達障害は万引きしうるという認識でよいと思っています。

●文　献
1) 　中村成信：ぼくが前を向いて歩く理由―事件，ピック病を超えて，いまを生きる．中央法規出版，2011．
2) 　神川繁利，他：万引きのため精神科を受診した高齢者の3例．老年精神医学雑誌．2017；28（増刊号Ⅱ）：166．

3 身体表現性障害

DSM-Ⅲ（1980）に記載された病名です。いわゆる自律神経失調症も，その多くは身体表現性障害に含まれます。難しい言葉遣いなので，まだ一般書にはこの題名の本はありません。

人は人生経験が長くなると，心の持っていきようを工夫して自分をストレスから解放できるようになります。村の長老というのは必ず高齢者です。物事の捉え方を認知といい，それを指導して患者さんの心の乱れを治すのを認知行動療法といいます。認知の偏りやゆがみを少しずつ正して，柔らかい思考で自分を楽にさせていきます。「ものは考えよう」という言葉があります。昔はいまと違って，自宅や町内に高齢者がいて，知恵を教えてくれたものでした。医療従事者と時間をかけて話し合って改善すればいいですが，発達障害など生来のストレス耐性の弱さがあるのなら，薬物療法で楽にしてあげることも必要ではないでしょうか。

最初の誤診で学び，次の患者さんでは改善に至った

症例 ▶ 強い不定愁訴をMSAの一タイプと思い込む

多系統萎縮症（MSA）に間違いないと思い，グルタチオン点滴後タンデムゲイトもでき，「よくなった，よくなった」と大喜びだったので，MSAの自律神経障害が強いタイプなのだと思っていた。不定愁訴が強く，頻回に臨時受診する症例であった。

1つひっかかっていたのは，いつも付き添ってくる娘が大学病院の精神科に通院していたことである。母親は娘を自動車で送っていたのだが，母親も娘に付き添われないと不安という共倒れ状態だった。

ある日，別の病院の精神科から本例の診断書が送られてきて，「身体表現性障害」（身体症状症）と書かれてあり驚いた。不定愁訴の強い女性の診療では，誤診をまねきやすいと肝に銘じた症例である。

症例 ▶ 自覚症状は多様だが正診に至り，適量処方で改善

74歳女性。HDS-Rスコア27.5。特に物忘れはない，ふらつく，とにかく非常に疲れる，しかし眠いわけではないとのこと。ADHDの症状はなし。家系にうつ病やパーキンソン病はいない。尿が出にくい，頭がぼーっとしている，目が疲れる，発汗は正常。胸が苦しくなる，頻尿，耳鳴りあり。本例の症状はさらに続き，前年暮れから横揺れが激しい，食事中に頭がぼわーっとしてくる，のぼせる，食事を早く済ませないとおいしく感じられない，昼や夕方に気分が高ぶる，メニエール病を1回やっている，いらいらするがエチゾラム（デパス®）で「ワーッとなった」とのことで薬剤師のアドバイスで減量。

念のためシェロングテストを行ったが，血圧はまったく下がらない。「出かけるとき

にすごく不安なのでエチゾラムは好きだ」と言う。心療内科の先生がナイアシンを処方してくれたが蕁麻疹が出て中止したとのことで，どうやらドクターショッピングをしている。

　また，子宮摘出術を受けている，脳動脈瘤があるが場所が悪くて手術できない，といった内科的背景はあるものの，本例に該当する病名はないと思った。

　結論は，先回の症例で学んだ病名，身体表現性障害（身体症状症）である。クロチアゼパム（リーゼ®）3錠でふらついたという過去があるというが，過量だったためと思われ，クロチアゼパム5mg昼，五苓散3g×2を処方した。

　1カ月後，本例は「よくなりました」と来院した。漢方は不要で，「クロチアゼパムだけ下さい」とのことであった。出かけるときだけ頓用でエチゾラムを服用することになった。自覚症状は非常に多いが，薬は1/3でよかったようである。

4 依存症

　非定型うつ病では，不安や恐怖を一時的にまぎらわすためにアルコールに手を出し，しだいに増量していく場合があり，ギャンブル，買い物，ネットにのめりこむ人，性欲が高まって恋愛・セックス依存になる人もいます。

　うつ圏の人がマニアックになるのは，一見考えにくいのですが，そこが非定型と呼ばれる所以ですし，ADHDを非定型うつ病と誤診している可能性もあります。

　DSM-Ⅳに病名として記載され，それだけまとまって，同じ症候群の患者さんがいるわけですが，発達障害の専門家からみると，少なくとも非定型うつ病のかなりの方がADHDだと思われます。

　アスペルガー症候群はこだわりが強いので，アルコール依存症に向かうことがあります。よけい怒りっぽくなるので，家族が恐怖を感じます。そういうケースが70歳くらいになって物忘れ外来に奥さんに付き添われて来るのですが，最初はピック病だと誤診しがちです。そして話を聞いているうちに，奥さんが「昔からこういう人です。離婚したい」という話になります。学歴が高く立派な仕事をしてきて，高級な酒も買えるという不幸があります。本人は平然として悪気もなく，診察室で妻に対して怒り出すこともしばしばあります。

　物忘れ外来には，必ずアルコール関連認知症（ARD）も来院します。もし嗜好（飲酒，喫煙など）の問診をきちんとしなければ，ATDと診断してしまうでしょう。そもそもなぜ飲酒が多くなったのか，20歳頃の精神病理を探る必要があります。

　「酒飲み」と聞くと粗暴な男性を思い浮かべますが，借りてきた猫のように奥さんの後ろで無口でたたずんでいる方も多いです。そういう方の生い立ちを聞くとADHDのことが多く，その家系はアルコール依存症，ADHDが多発しています。そしてヘビースモーカーもADHDでないか問診しておく必要があります。

　ARDは，飲酒をやめれば認知機能はほとんどの場合，通院も不要なくらい回復することがあります。嫌酒薬シアナミド（シアナマイド）を処方しますが，「酒がまずくなる薬」と説明すると拒否するので，うまく対応しましょう。最初のうちは，朝3mL以下でけっこうです。いきなり多く入れると味が変わり気持ち悪くなったりして薬を飲めなくなります。維持量も5mLを超える必要はありません。

第一章

I 睡眠障害

1 睡眠障害と認知機能低下

　　　睡眠不足がヒトの生理機能にいかなる影響を与えるかについては，徐々に解明されてきました。ランディー・ガードナーが17歳だった1964年に11日間眠らない実験を行って以来，大規模なグループの研究においても，不機嫌，幻覚・妄想，記憶力の低下，集中力の不足，決断力の欠如につながることが明らかにされました。

　　筆者がこれらの症状を目にすると，不機嫌→ピック病，幻覚・妄想→DLB，記憶力の低下→ATD，集中力の不足→ADHD，決断力の欠如→うつ病を思い浮かべます。すべて神経伝達物質の異常が関わる疾患です。

　　睡眠と記憶の関係ですが，日中にいろいろな人に会っていろいろな体験をすると，大事なこと，どうでもいいこと，雑談と3種類ある中で，大事なことだけ記憶しておきたいわけです。睡眠はそのシナプスの乱立や過剰増強を冷やして，不要な情報を捨てるために使われます。

　　睡眠中の脳波には4段階あるのですが，驚くことに第3段階の睡眠紡錘波（睡眠が深くなる）はIQの高さ，全般的な知能の尺度と言われています。睡眠紡錘波の密度は全検査IQ，動作性IQと関係します。発達障害では，過剰紡錘波（振幅がより大きい）になります。

　　眠っている間に記憶の再生が行われ，一部は夢となって現れるようですが，再生によって記憶が再固定化され干渉を受けにくくなるそうです。左手でピアノの練習をするとその夜，右運動野で紡錘波が増え記憶の定着に貢献します。その紡錘波の量で，その人がどれだけピアノがうまくなるかがわかるそうです。このように睡眠によって記憶は固定されるだけでなく，記憶が強まり，パフォーマンスに反映されます。

　　アセチルコリンは覚醒に作用しているため，ドネペジルを夕方服用すると睡眠は浅くなってしまいます。ガランタミンは夕方飲んでも影響はありません。徐波睡眠中には紡錘波も出ているのですが，このときアセチルコリンは放出されていません。レム睡眠の

ときにアセチルコリンは覚醒時の2倍も出ています。

　セロトニンは，アセチルコリンの活動を妨げるため，レム睡眠を減らすことで睡眠に貢献しそうですが，実際は睡眠継続を乱すため睡眠薬としては使えません。以上の研究成果は，ペネロペ・ルイスの著書[1]にまとめられています。

　認知症患者さんが不眠であると，介護者が家庭で介護し続けることが不可能になります。Kinnunenら[2]は，2015年12月15日から1年半の間に認知症と睡眠に関する論文が258も発表されていることを調べました。患者さんのサーカディアンリズムの知識がなければ，光療法もメラトニンもうまく効かないとしています。

　スカッティ[3]は内側前頭前皮質のアミロイドβの蓄積が多い人ほど深い睡眠がとりにくいことがわかったといいます。ボルティモア老化縦断研究（1,300人超の被験者の健康状態を追跡）でも，53～91歳の70人（平均76歳）を選んでPETでアミロイド蓄積を調べたところ，よく眠れないと答えた人には，アミロイドの過剰な蓄積がありました[3]。

　Zhuら[4]は，コホート研究のメガ解析を行い，アポE4などを補正しても，女性（$p<0.001$）で不眠の人がMCIや認知症になる危険度が非常に高いとしています。男性は，有意差があるものの不眠による影響は小さかったとしています（$p<0.03$）。

　Bidzanら[5]は，193人のMCIを7年間追跡して，睡眠障害や夜中の異常行動があった人が認知症にコンバートした（$p<0.01$）と報告しました。

　どうしても眠れない人を睡眠導入剤で強引に眠らせることは，やはり必要なのかという問題ですが，筆者は，薬を使って眠らせたほうがよいという方針です。人工的な睡眠では，記憶定着に貢献できないという証拠はないこと，本人が次の日も元気に過ごすことがQOLの面で大事であること，介護者が不眠にさせられることを防ぎ，介護の質を維持するためです。

　ベンゾジアゼピン系の睡眠導入剤はよくないという話がよく聞かれます。しかし，非ベンゾジアゼピン系の睡眠導入剤では効果が弱くて眠れないという患者さんがいるなら，その「正論」は通りません。いままでの論文の蓄積から考えれば，どうやらベンゾジアゼピン系は，あまりよくないようだとは感じています。しかし筆者は必要なら処方します。

　Jacobら[6]は，ドイツ在住の65歳以上を対象にベンゾジアゼピンの使用状況を調べました。2010年1月～2014年12月にベンゾジアゼピン系睡眠薬の使用を開始した32,182人を2016年1月まで追跡しました。「6カ月以上」この系統を内服した人の特徴は，①年齢が高いほど多い，②睡眠障害，うつ，認知障害，不安があるほど多い，とのことでした。

　上記以外の人は，非ベンゾジアゼピン系でも眠れるようになったり他の薬で眠れたりする，ということのようです。認知症への使用が21.1％で抑えられているのは，なかなかよい成績だと思います。この論文の主旨は，ベンゾジアゼピン系を長く処方しない

ように，というメッセージと思われます．逆に陽性症状の強い初診の頃は，ベンゾジアゼピン系でないと効かないということかもしれません．

　理論的によい薬であることと，個々の患者さんを眠らせてくれる薬であることとは別問題です．これは効かないと訴える患者さんやご家族に「これはいい薬ですから」と説明して，何かよい結果が生まれるでしょうか．筆者は臨床医なので，現実に沿って選んでいます．ちゃんと寝る，副作用がない，これが選択基準です．合わせて，日中体を動かさないとなかなか寝られませんよという助言はできるだけしています．

●文　献

1) ペネロペ・ルイス，著，西田美緒子，訳：眠っているとき，脳では凄いことが起きている：眠りと夢と記憶の秘密 インターシフト，2015．

2) Kinnunen KM, et al：The management of sleep disorders in dementia：an update. Curr Opin Psychiatry. 2017；30(6)：491-7．

3) スカッティ S：リスクを左右？　日常の7つの要因．ニューズウィーク日本語版 SPECIAL ISSUE 最新版 アルツハイマー入門．Newsweek編集部．CCCメディアハウス，2017，p18-9．

4) Zhu X, et al：Sleep-disordered breathing and the risk of cognitive decline：a meta-analysis of 19,940 participants. Sleep Breath. 2018；22(1)：165-73．

5) Bidzan M, et al：Neuropsychiatric symptoms and faster progression of cognitive impairments as predictors of risk of conversion of mild cognitive impairment to dementia. Arch Med Sci. 2017；13(5)：1168-77．

6) Jacob L, et al：Long-term use of benzodiazepines in older patients in Germany：a retrospective analysis. Ther Adv Psychopharmacol. 2017；7(6-7)：191-200．

第一章 J てんかん

　昔から気になっていたことがあります。精神障害者保健福祉手帳の申請のために意見書を書いていると，右下にてんかんの有無，頻度，最終の発作はいつだったかという項目があります。ずっと筆者は「そんな患者はいないよ」とつぶやいていたのです。そして，精神疾患とてんかんは何か関係あるのか？と思うくらい無知でした。てんかんと言えば，泡をふいて倒れるイメージしかなく，そういう患者さんは診てきました。

　20年前に，仲間の医師が運転中に大てんかんを起こして亡くなりました。疲労していたようです。足が強直して，思い切りアクセルを踏み続けたのでしょう。ですから最近の報道にあったような，人をなぎ倒していったという事故は，大てんかんの話だと思っていました。

　急に筆者の中でてんかんのイメージが変わったのは，『「高齢者てんかん」のすべて』（久保田有一著，アーク出版，2017）という医学書を大型書店でたまたま見つけてからです。高齢者てんかんとは何か？「静かな発作」というのがあるらしいと知りました。

　その後，関東から身振り自動症の10代の女児が来院しました。発作中の動画を母親が見せてくれて，お辞儀を繰り返すおもちゃの平和鳥のように，本児は体を前後に揺すります。本人はそれを止めようという意識がかすかにあるのだそうです。そのときは病名を言えなかったのですが，その日のうちに調べて病名にたどり着きました。母親に電話して専門医のいる病院を助言しました。

　たいへんな勉強をさせてもらい，高齢者てんかん＝側頭葉てんかん＝自動症（口をもぐもぐする）＝記憶低下＝認知症と誤診する，という公式が鮮やかに頭に浮かび上がりました。「これはたいへんだ。認知症外来には，てんかん患者が必ずいる。」

　その日から，側頭葉てんかんを次々と見つけるようになりました。そして，海馬も，萎縮度だけでなく小さな石灰化を見落とさないようになりました。

1 物忘れ外来に，てんかん患者は必ず来ている

　高齢者のてんかんは近年増加しており，認知症と誤診されやすいため問題視されています。誤診してはならない理由は，抗てんかん薬によって記憶力が改善するからです。また認知症患者では，健常高齢者よりも，てんかん合併の頻度が高まります。

　高齢発症のてんかんは，側頭葉てんかんが多く，複雑部分発作（気づかれにくいタイプ）が多くを占めます。そして，意識減損して自動症（無意識に口などを動かす）を示すのが典型例ですが，それが観察できない例もあります。脳波異常に乏しいことも気づかれにくい要因です[1]。

　海馬硬化症が引き起こす側頭葉てんかんが，ATDそっくりの物忘れを起こします。これは，患者さんを診ないとなかなかピンとこないでしょうし，常にてんかんが鑑別の引き出しに入っていないと困難です。筆者も認知症外来を始めて以降，大半はてんかんを知らない時代を過ごしてきたことを反省しています。

　海馬硬化症という病名には批判があり，厳密には扁桃体/海馬複合体の石灰化です。てんかんの一番現実的な診断方法は，抗てんかん薬を投与後にHDS-Rスコアがかなり上昇するということです。時計描画も改善します。てんかんのみと，認知症＋てんかんの比率は，1：5くらいでしょうか。

　できれば，MRIなどで海馬が変色して映っているところを捉えるとよいでしょう。医学書には海馬断面全体がhigh intensityのような症例ばかり載っていますが，小さく，ぽつっと映る石灰化でもてんかんを起こすことを確認しました。超高齢者の多発石灰化1例（162頁 図42B⑥）と，石灰化はないがてんかんが改善した2例（160頁 図42A）を示します。

　また，伊藤[2]は側頭葉てんかんとATDの合併例を提示しています。症例は30代からてんかんがあり，5年前から物忘れが出始め，HDS-Rスコア26で初診した70代男性で，MRIで海馬硬化を認め，SPECTでATDを確定しています。

　病理学的検討では，てんかん患者では10～30％の扁桃体に容積減少がみられ，具体的には外側核と基底核の神経細胞が減少しています[3]。扁桃体は，海馬と複合体を形成し，情動性の記憶を保持しています。

　てんかんイコール認知症ではないですが，側頭葉てんかん（高齢者てんかんで一番多い）が続くと認知機能は下がります。認知症になるとてんかんの頻度は上がり，ドネペジル内服でさらに頻度が上がるのです。

　てんかん合併のATDには，リバスチグミン（リバスタッチ®パッチ）が推奨されます。脳内アセチルコリン濃度の上昇が緩やかなので，てんかんを誘発しにくいからです。もちろんレベチラセタムなどの抗てんかん薬は必須です。レベチラセタムはAPP/PS1（ATDモデル）マウスのATD病変を減少させ組織炎症を抑制したとの報告もあり[4]，

米国でMCI治療薬として治験中です[5]。

●文 献

1) 國井尚人, 他：側頭葉てんかんと記憶障害. Dementia Japan. 2017；31(4)：533.
2) 伊藤公輝：てんかん 2 画像所見の特徴, 見極め方. こう読む 認知症 原因診断のための脳画像―内科系と脳外科の診断流儀. 松田博史, 他, 編. ぱーそん書房, 2015, p310-7.
3) Pitkänen A, et al：Amygdala damage in experimental and human temporal lobe epilepsy. Epilepsy Res. 1998；32(1-2)：233-53.
4) Sola I, et al：Novel Levetiracetam derivatives that are effective against the Alzheimer-like phenotype in mice：synthesis, *in vitro*, *ex vivo*, and *in vivo* efficacy studies. J Med Chem. 2015；58(15)：6018-32.
5) 青柳由則：認知症は早期発見で予防できる. 文藝春秋, 2016, p167.

2 大小2つのてんかん：比較の好例

図40に示す2人の男性は，大てんかんとてんかん小発作の違いがわかる好例です。年齢，性別，HDS-Rスコアともそっくりですが，一方（左の男性）は，髄膜腫の手術数年後に泡を吹いて倒れるという大発作を起こしました。これは誰でも知っているてんかんのイメージだと思います。大学病院ではレベチラセタム（イーケプラ®）1,000 mgでてんかん発作をゼロに抑えています。

右の男性は，中年の頃から小発作があったようで，運転中，道がわからなくなっていました。筆者は海馬硬化と側頭葉てんかんの知識を得た後でしたので，すぐに，てんかんとわかりました。てんかんの医学書には「てんかんを知っている医師なら初診ですぐにわかる」，「わからない医師なら何人にかかっても長年わからない」とあります。医師の知識不足が，どれだけ患者を苦しませるかということです。

小発作の男性は1年前から孫をひどく叱ったことがあり，これもてんかんのためだとわかり，抗てんかん薬であるカルバマゼピン（テグレトール®）も併用し，完全に制御できました。最近では海馬の小さな石灰化でも決して見逃さないようにしています。

大てんかん	てんかん小発作
64歳男性，髄膜腫切除後 HDS-R 28	66歳男性，側頭葉てんかん HDS-R 28
レベチラセタム（イーケプラ®）1,000 mg	レベチラセタム 500 mg カルバマゼピン（テグレトール®）800 mg 抑肝散 7.5 g

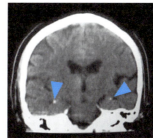

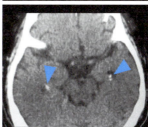

▼ 海馬石灰化

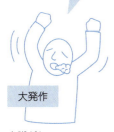

泡を吹いて倒れた

大発作
意識がない
倒れる，暴れる，舌を嚙む，泡を吹く

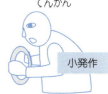

50代から運転中，よく道に迷っていた。易怒性。口をもぐもぐする。

誰も気づかないてんかん

小発作
目はあいているが意識なし
倒れない，数秒動きが止まっている
口をもぐもぐしている（自動症）

図40 大発作と小発作を起こす病変の相違

3 てんかんの診断

てんかんにはいろいろな種類があります。ここで話題にするのは，焦点性・症候性の中の側頭葉てんかんです。これだけは覚えましょう（表8）。

まず，大てんかんの記憶はないか，意識が薄れたことはないか，記憶が飛ぶことはないかというてんかんのエピソードや，家系にてんかんがいないか確かめます。

また，その患者さんがてんかんを思わせる経過をとっていないかを考えましょう。①脳虚血・語義失語（相手の言葉がわからない）がないのに急激にHDS-Rスコアが落ちてきた，②HDS-Rスコアが上がったり下がったりする，③時計描画テストで意識障害系の絵を描く（後述），④CTで海馬に石灰化がある（小さいのでよく見て下さい）。このような患者さんは要注意です。

そしてご家族への聞き方のこつがあります。「てんかんはないですか」と聞いても，一般には大てんかん（大きく痙攣して意識を失って泡を吹く）のイメージしか持っていないので，小発作の様子を具体的に説明しましょう。①動きが数秒止まる，②目は開いたまま，③口をもぐもぐしている。そして発作のあとも，しばらくぼーっとしている（眠気）はずです。

高齢者や認知症の人は，よくオーラルジスキネジアがあり，これが口をもぐもぐさせる動作（自動症）と鑑別がつかないので，医師が判断します。頻回に起きているが判断できないと言われたら，動画を撮影してもらうと非常によくわかります。てんかんの専門医は診断のために，そのようにしています。そして，脳波検査は正常だったのなら，脳波では検出できないことがあることも説明しましょう。

抗てんかん薬を処方してみてHDS-Rスコアが上がったり何らかの改善がみられたりしたら，てんかんだったとわかります（診断学的治療）。

表8 てんかんの分類

		特発性	症候性	
焦点性	部分てんかん	良性小児てんかん	高齢者てんかん 側頭葉てんかん（記憶） 後頭葉てんかん 前頭葉てんかん 頭頂葉てんかん	気づかれにくい
全般性		小児欠神てんかん 若年ミオクロニーてんかん	West症候群 　（点頭てんかん，発達遅滞， 　予後不良） Lennox-Gastaut症候群 　（難治性，脱力発作など）	

4 てんかんの原因

脳圧迫病変によるてんかん2例（図41）

　87歳男性（ATD）。2年半通院し，最近転んだというので妻に口をもぐもぐしていないか聞くと，今年に入って（今回外来の2カ月前）から始まったと言うので，てんかんで転倒したものと思われました。HDS-Rのar（年間変化量）が－5.0と急激悪化なので，てんかんが認知機能低下に拍車をかけていると考えて，抗てんかん薬を開始しました。

　91歳男性（ATD）は初診。高齢者ではめずらしい硬膜外血腫です。酒好きで，昔転倒したようです。以前からてんかんと診断されていたのですが，施設に入ってから嘱託医が「てんかんはないからやめよう」と抗てんかん薬を中止しました。妻に聞くと，口をもぐもぐしているとのことです。これは，決してオーラルジスキネジアのことではありません。

特発性：ATD確定例にてんかん脳波を認める

　56歳女性。筆者がATDと診断したあと，娘たちが他施設の意見も聞きたいと紹介状を願い出ました。その結果，徹底した3種のPET検査でATDが確定しました。アミロイドは前頭葉にも集積しており，タウも広範囲に広がりつつあるとのことです。その施設の報告書で驚いたのは，てんかん脳波が出たことです。それを根拠に運転禁止を助言されました。本例の急激な悪化は，てんかんの併発にも影響を受けているようです。

　その後，てんかんを悪化させないようにドネペジル1.67mg×2とフェルラ酸含有サプリメントは増量せず，途中からバルプロ酸（デパケン®）200mgを追加したところ，HDS-Rは25から28に改善したため，抗てんかん薬の効果である可能性があります。

87歳男性，ATD

慢性硬膜下血腫
HDS-R スコア 18→10.5
CDスコア　8

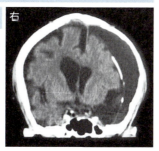

最近，転んで救急車を呼んだ。妻に口をもぐもぐしていないか聞くと，今年から始まったという。てんかんで転んだと思われた。

91歳男性，ATD

慢性硬膜外血腫
HDS-R難聴にて実施困難
CDスコア　6.5

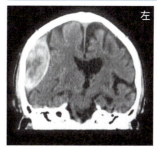

初診。大酒のみで，以前にてんかんといわれたことがある。施設に入所してから抗てんかん薬をもらっていない。口をもぐもぐする。

図41　てんかんを誘発した血腫の2症例

海馬石灰化と海馬硬化症

側頭葉てんかんを起こす患者は,「A. 海馬石灰化がない」「B. 海馬石灰化がある」の2群に分類されます。そのうちAには,「A-1：通常の認知症としての海馬萎縮があるのみ」,「A-2：年相応より側頭葉が腫れぼったくみえる」, の2タイプがあります。Bには,「B-1：海馬のびまん性硬化タイプ」,「B-2：小さな石灰化」の2タイプがあります。この分類に沿って実例を示しましょう（図42）。

症例 ▶ A-1 ①73歳女性

ATDで通院していたがHDS-Rスコアがどんどん下がり,てんかん合併と気づきバルプロ酸開始したが効果なく,レベチラセタム併用。HDS-Rスコアは再上昇に転じた。

症例 ▶ A-2 ②70歳女性

HDS-Rスコアは30点取れるのに,運転中5分ほど,どこにいるかわからなくなるということで,CTを見ると側頭葉腫脹と感じたのでレベチラセタム1,000mgを開始。当時は用量感覚がわからなかったので過剰のため浮遊感の副作用で,3日後に来院。500mg（夕）に減量したところ劇的に改善した。

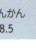

A-1

①73歳女性
ATD＋側頭葉てんかん
HDS-Rスコア18.5

海馬萎縮2＋

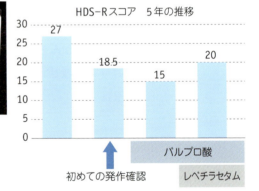

A-2

②70歳女性
側頭葉てんかん
HDS-Rスコア30

腫脹感のある両側側頭葉

運転中5分くらい,無意識になる。
HDS-Rのときに長考。てんかんと診断。
レベチラセタム（イーケプラ®）1,000mg開始。

3日後に来院。浮遊感で立っていられないとのことで夕のみに。

頭のもやもやがなくなり,すっきり。運転中も意識がくっきりしている。レベチラセタム500mg夕で改善した。

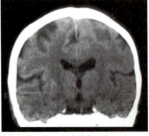

図42A 海馬石灰化のないてんかん2例

症例 ▶ B-1 ③80歳女性（びまん性硬化）

　　HDS-Rスコア26のATD。てんかんが起きているかどうかは不明。よく医学書に載っている，海馬全体でdensityを変えている症例。いつでも抗てんかん薬を出すつもりでいなければならない。

症例 ▶ B-2 ④66歳男性（スポット状石灰化）

　　非認知症の典型的な側頭葉てんかんである。HDS-Rスコア28で海馬萎縮もない。58歳から運転中に道を間違えることがあったという。60歳時，友人からぼーっとすることが増えたと指摘され，病院を受診したが異常なしと言われた。ところが妻の証言では，本例は病院に行ったことを覚えていなかったのである。64歳の12月，1回だけ，いままでにないような暴力行動があり，孫が震え上がった。そのことを後で妻から言われたが，本人は覚えていなかった。某病院に受診し，妻が口をもぐもぐすることがあると言ったところ，側頭葉てんかんと診断され抗てんかん薬が始まった。66歳，当院を初診。記憶障害を治してほしいという目的だったが，てんかんを完全にコントロールすればぼけることはないと説明した。時計描画テスト（CDT）では円上に数字を描いたので，意識障害の介入を悟った。

◎

　　一晩だけの暴力はピックのスイッチ易怒ではなく「過剰放電」と理解しました。レベチラセタム（イーケプラ®）250mg×2，カルバマゼピン（テグレトール®）400mg×2，抑肝散7.5gで，てんかんは制御できました。

症例 ▶ B-2 ⑤85歳男性

　　HDS-Rスコア21で初診した。認知症はSD・NFTと思われたのに，年間変化量－6.9の猛スピードで認知機能が低下してきたことと，海馬石灰化があるので，娘に「側頭葉てんかんを疑うので，口をもぐもぐしていないか」と聞いたら「食後にまどろんでいることが多い」とのこと。高齢なのでそれは当然であるが，動画の撮影を依頼した。動画を見て側頭葉てんかんとわかり，バルプロ酸を開始した。

◎

　　てんかんの専門医も家族の撮影した動画を重視しています。脳波ではなかなか発作中の波形を捉えるのは難しいです。プライマリケア医は，動画作戦で十分でしょう。

症例 ▶ B-2 ⑥99歳女性

　　HDS-Rスコア3.5のVDであるが，2年前から易怒が出てきたというので，CTを見ると多発石灰化があり，超高齢と合わせて容易に側頭葉てんかんを起こす環境と判断。カルバマゼピン（テグレトール®）低用量を開始した。

B-1

③80歳女性
ATD
HDS-Rスコア26

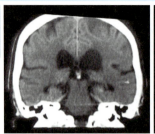
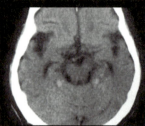

海馬のびまん性硬化

B-2

④66歳男性
側頭葉てんかん
HDS-Rスコア28

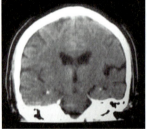
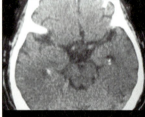
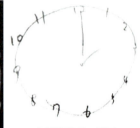

スポット状石灰化　　意識障害系の描画

⑤85歳男性
SD・NFT＋側頭葉てんかん
HDS-Rスコア21→17

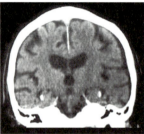
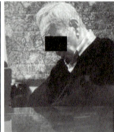

発作中の動画

HDS-Rスコア　7カ月の推移
ar －6.9

⑥99歳女性
VD＋側頭葉てんかん（疑）
HDS-Rスコア3.5

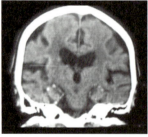
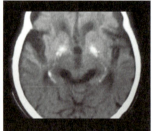

海馬の多発石灰化

図42B　びまん性硬化1例と海馬石灰化を持つてんかんの3例

症例 ▶ てんかんらしからぬ症状（3時間の徘徊）を認めた症例

　4年半前，当時63歳男性が妻の送迎で来院した。夕方に3時間徘徊して妻に保護され，10日間精神科に医療保護入院したとのこと。なぜ医療保護かというと，本人がなぜ入院するのか理解できず抵抗したためである。本例には徘徊中の記憶がなかった。

　その病院では診断がつかず退院した。その後神経内科でATDの診断をされ通院していた。しかし，目に力が戻ってこないため娘がネットで調べ，父親はレビー小体型認知症（DLB）で，せん妄を起こしたのではないかと考えた。娘の友人の看護師の勧めもあって，当院を来院した。

　男性は肥満で，夜間無呼吸もある。パーキンソニズムはないが幻視を3回経験しているとのこと。甘いものが好きで，CTでは側脳室前角も大きめであった。筆者は，診察室で傾眠を示さないDLBがそのような徘徊をするだろうかと疑問に思い，初日の診断で，てんかん＋DLBとした。

　自動車の運転は禁止し，その後家庭内で小発作を妻が目撃するようになり，妻もてんかんであることを認識した。結局フェニトイン（アレビアチン®）を200mgから300mgに増量してからてんかん発作が起きなくなり，その後3年が経過。HDS-Rスコアは低下しておらず，側頭葉てんかんだけで認知症ではなくなっている。

◎

　本例は精神疾患でも認知症でもなく，てんかんのために徘徊し医療保護入院したわけです。現在69歳で，妻が送迎できるため，自動車の運転はいまもやめて頂いています。

5 てんかんの鑑別診断

一過性全健忘（TGA）

急に前向性健忘が出現し，24時間以内にもとに戻る発作をTGAと言います。海馬およびその周辺構造に何らかの機能不全が一義的に生じ，血流と代謝のcouplingの機序により，二次的に同部位への灌流が低下すると言われています[1]。

船橋市立医療センターのメモリークリニックを2年間に受診した1,005人のうち，6人がTGAだったとしています[2]。確定診断できたのは，MRIで拡散強調画像かFLAIRで海馬外側（片側）がhigh intensityに染まるという事実[3]をつかんだからです。

筆者はそれらしき患者さんを複数診てきましたが，診断の決定打がなくブラックボックスのままです。何を処方すればいいのか，手探りです。筆者は，少なくとも抗酸化サプリメントは服用しておくべきだと思っています。

一過性脳虚血発作（TIA）

脳血管が詰まりかけて再開通する現象で，症状が24時間以内に消退する発作です。頸動脈狭窄症（血行力学性），発作性心房細動（閉塞性）には要注意ですし，もともとビンスワンガータイプのVDでは頻繁に発作を起こし，CTを撮り直しても外見上何の変化もないものです。

TIAが起きたなら，それはずばり脳梗塞の準備状態ですから生活面で脱水にならないよう，血圧の管理，血糖，脂質の検査をしっかり行います。TIAをきっかけとしててんかんが誘発されることもあります。前頭葉に広範な虚血を起こせば，せん妄にもなるでしょう。

起立性低血圧によってTIAが誘発されることもありえます。DLBの意識消失発作とTIAは無関係ですが，両方起こることも理論的にありえます。

胃潰瘍の既往があると抗血小板凝集抑制薬が非常に使いにくくなります。多発ラクナ梗塞は動脈が脆弱なため脳出血のリスクも懸念されます。ルンブルクスルベルス含有サプリメントは，動脈内腔のプラーク退縮を促すとされているため推奨されます。

レビー小体型認知症

DLBの「意識が飛ぶ」に対しては，側頭葉てんかんの合併も視野に入れるべきと思わされた症例があります。図42A①女性のHDS-Rスコアの推移をみても治療は成功と言えるでしょう。今は悩みもなく食欲もあり，良好です。初診時に意識が飛ぶとの訴えがあったのですが，当時筆者は側頭葉てんかんの知識がなく，DLBの意識障害の一環だと思っていました。抗うつ薬も出さずに6年半経過してしまいました。

抗てんかん薬というのは，カルバマゼピン（テグレトール®）のように抑制系であるために薬剤過敏性のDLBにはできるだけ使いたくはありません。

Probable DLBと診断できたとしても，てんかんだったという塩崎ら[4]の4例の報告は衝撃的でした。その4例は77～82歳というDLBの好発年齢で，3例に幻視，1例にREM睡眠行動障害（RBD）様症状があったため，DLBの診断基準に合致したそうです。ところが，全例がMIBG心筋シンチグラフィーで正常で，てんかん脳波が見出されたため，抗てんかん薬（カルバマゼピン，レベチラセタム）が開始され，幻視やRBD様症状は消失し，認知機能の動揺性も消えました。この4例がDLBではないことに気づくヒントは，パーキンソニズムがない点と，海馬萎縮が軽度である点でしょう。鑑別診断が重要な理由は，アセチルコリンエステラーゼ阻害薬（AChEI）はてんかんを悪化させるため禁忌，抗てんかん薬を開始すべき，の2点です。

抗てんかん薬を投与しても3人はMMSEが下がったので，AChEI以外で認知機能を支える手段（人参養栄湯，フェルラ酸含有サプリメント等）を導入するとよいと思われました。

幻視と聞くと後頭葉の障害が思い浮かびますが，側頭葉には視覚路があるため[5]関係があります。つまり側頭葉てんかんは幻視を起こします。またUkaiら[6]は，DLBに併発した一過性てんかん性健忘を報告しており，もちろんDLB＋てんかんもいるわけです。

MIBG心筋シンチグラフィーの軽度認知症を伴うDLBの診断精度については，日本の多施設共同研究[7]で感度77.4％，特異度93.8％とされ，鑑別に困ったときの有力な検査として認識されています。

文 献

1) 田辺敬貴：Transient global amnesia（TGA）．臨床科学．1991；27(7)：811-7.
2) 唐澤秀治：一過性全健忘は2～3日後にDWI．こう読む 認知症 原因診断のための脳画像—内科系と脳外科の診断流儀．松田博史，他，編．ぱーそん書房，2015，p360-2.
3) Strupp M, et al：Diffusion-weighted MRI in transient global amnesia：elevated signal intensity in the left mesial temporal lobe in 7 to 10 patients. Ann Neurol. 1998；43(2)：164-70.
4) 塩﨑一昌，他：Probable DLBと診断可能だがMIBGの心臓への集積が失われず側頭葉にてんかん性放電を認めた4症例について．Dementia Japan 2018；32(1)：112-21.
5) Nagahama Y, et al：Classification of psychotic symptoms in dementia with Lewy bodies. Am J Geriatr Psychiatry. 2007；15(11)：961-7.
6) Ukai K, et al：Similarity of symptoms between transient epileptic amnesia and Lewy body disease. Psychogeriatrics. 2017；17(2)：120-5.
7) Yoshita M, et al：Diagnostic accuracy of 123I-Meta-Iodobenzylguanidine Myocardial scintigraphy in dementia with Lewy bodies：a multicenter study. PLoS One. 2015；10(3)：e0120540.

6　てんかんと怒りの深い関係

　筆者は，てんかんと精神疾患の深い関係を知らずにいました。

　ある46歳のカナー症候群の男性が，重要な一言を母親に告げたことがあります。てんかんには前兆（アウラ）があって，本人はいまから起こりそうだとわかるのだそうです。ちなみに，こむら返りにも前兆があり，筆者は夜中に目が覚めて，これから起きるのだとわかって2秒後にこむら返りは起きます。こむら返りが起きたから目が覚めたのではないのです。この男性は「暴れそうです」と母親に言います。これがてんかんの前兆のように思えて，男性は，暴れ出す予感がして縛ってくれと訴えるのだそうです。

　非定型うつ病の怒り発作，ピック病のスイッチ易怒も一種の放電が起きているのではないでしょうか。だから暴力にはカルバマゼピン（テグレトール®）などの抗てんかん薬を使います。

7　てんかんの治療

　自宅や施設での介護が困難となる認知症患者さんの精神症状に抗てんかん薬が使われることがあります。昔から精神科医がよく行う処方ですが，内科医はあまり慣れていないかもしれません。

　青柳ら[1]は，3年間に診察した陽性症状を持つ認知症患者さん（入院24例，外来6例）に対して，バルプロ酸を投与しました。対象のATD占有率は53.3％で，バルプロ酸用量は300〜800mg/日です。その結果は，臨床全般印象度（Clinical Global Impression of Change；CGI-C）[2]によって評価されました。

　著明改善（症状消失）が7例，中等度改善16例，軽度改善1例，一時改善2例でした。不変は4例（13％）だけであり，バルプロ酸を処方してみる価値はありそうです。

　CGI-Cは，新薬の評価などで使われるスタンダード評価法です。

　最後に図43に高齢者てんかんについて，まとめています。静かなてんかんは，毎日のように医師の目の前を通り過ぎています。高齢者が増えれば，静かなてんかんも増えることになります。アクセルとブレーキの踏み間違え，急速な認知機能の低下，怒りっぽくなった高齢者は海馬石灰化に注目しましょう。プライマリケア医の武器は，バルプロ酸，レベチラセタム，カルバマゼピンの3種だけでいいと思います。

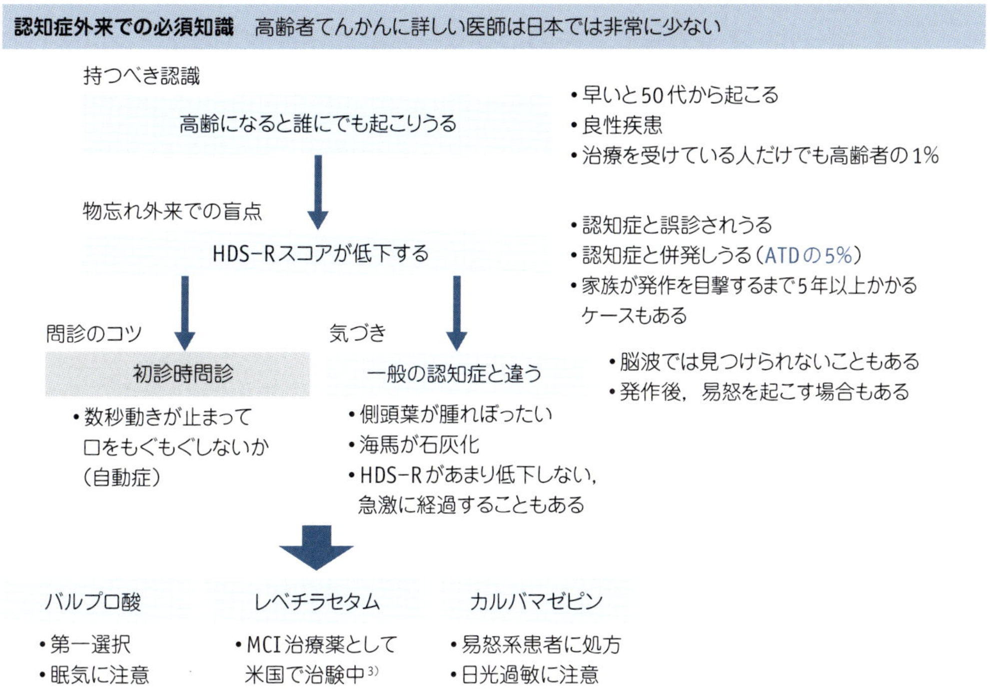

認知症外来での必須知識　高齢者てんかんに詳しい医師は日本では非常に少ない

持つべき認識
　　　高齢になると誰にでも起こりうる

- 早いと50代から起こる
- 良性疾患
- 治療を受けている人だけでも高齢者の1%

物忘れ外来での盲点
　　　HDS-Rスコアが低下する

- 認知症と誤診されうる
- 認知症と併発しうる（ATDの5%）
- 家族が発作を目撃するまで5年以上かかるケースもある

問診のコツ
　　　初診時問診

気づき
　　　一般の認知症と違う

- 脳波では見つけられないこともある
- 発作後，易怒を起こす場合もある

- 数秒動きが止まって口をもぐもぐしないか（自動症）

- 側頭葉が腫れぼったい
- 海馬が石灰化
- HDS-Rがあまり低下しない，急激に経過することもある

バルプロ酸
- 第一選択
- 眠気に注意

レベチラセタム
- MCI治療薬として米国で治験中[3]

カルバマゼピン
- 易怒系患者に処方
- 日光過敏に注意

図43　高齢者てんかん（側頭葉てんかん）

●文 献

1) 青柳宇以，他：認知症に伴う精神症状に対するバルプロ酸の効果．Dementia Japan. 2016；30（4）：548.
2) Guy W：ECDEU Assessment Manual for Psychopharmacology-Revised. U.S. Dept of Health, Education, and Welfare, ADAMHA, NIMH Psychopharmacology Research Branch, 1976, p76-338.
3) 青柳由則：認知症は早期発見で予防できる．文藝春秋, 2016, p167.

> **コラム** ポール・マッカートニーのコンサートにビートルズのファンは来られない

　2018年11月8日，ナゴヤドームにポール・マッカートニーがやってきた。ウイングス時代に彼は空港で「事件」を起こし，名古屋のコンサートは中止になったことがあり，今回初めての来名となった。名古屋に来ると報道されてからわが家は大変な騒動になった。はたしてチケットはとれるのか？　自宅とクリニックの固定電話，妻の携帯電話から申し込んだところ，すべて当選して4枚が余ってしまった。幸い大学時代の大阪の同級生が買ってくれた。

　さて，ビートルズ来日の際（1966年）に社会人1年生だった年頃のファンがビートルズの最も熱いファンだと仮定すると，74歳くらいかと想像して会場に出かけると，そのような客はほとんど見当たらない。みなものすごく若いのである。35,000人もいるのに，筆者のように毛髪の薄い男性は少ないので驚いた。3年前にビートルズのコピーバンドが米国から来たときは，本当に客の年齢が高かったが，なぜこのような差が出るのだろうと考えた。

　コピーバンドのときは終始座ったまま演奏が聞けたが，ポールのコンサートは2時間20分立ちっぱなしなのである（少なくともアリーナ席は）。そのため年配は来づらいのかもしれない。76歳が歌っているのに，74歳が見に来られない。これは明らかに日頃の体力維持の努力の差だと感じた。筆者は糖質制限で9kg減量していたから，楽々と立っていることができた。

　その後，奈良県で講演すると座長の医師が筆者に「実は3日前，ぼく名古屋へ行ったのですよ」……悪い予感。彼はポールのコンサート6回目だという。翌週，車いすの母親を受診させた息子さんが「先生，木曜日の午後休診でしたね」……ものすごく悪い予感。彼もコンサートに行ったのである。しばらく名古屋はコンサートの話でもちきりだった。

　ポールの食事の節制は有名である。背筋はまっすぐに伸び，ボイストレーニングもかなりしていると思えた。コンサート中，一度も水を飲まないことでも有名である。コンサートが始まると客がいっせいに立ち上がるので，彼の姿を見られたのは合計で1分程度である。それなのに，誰も文句を言わない。生きている文化遺産とさえ言われる彼の努力する姿に敬意を表さざるをえない。

　妻と顔を見合わせて，「年だからもう日本は最後だよね」と笑った。10日くらい経つと，妙に疲れがあるなあと感じた。やはりコンサートの影響である。ただ，ポールはコンサートの最後に「また来ます」と言ったことを思い出した。そのときも，私たち夫婦は立ちっぱなしの体力を保てるようにと気を引き締めた。「ポールは，またきっと来る」。彼のプロフェッショナル魂を胸に頑張っていこうと思えた。

第二章

時計描画テスト（CDT）

時計描画テスト(CDT)が医師の間で普及してこなかった理由は，おそらく採点しにくい(定量できない)検査は科学的でない，という考えからでしょう。一方で，医師以外の医療福祉スタッフは，時計描画が認知症を検出する威力には一目置いています。この温度差を解消するためには，医師にCDTが科学的であることを納得して頂く必要があるでしょう。

　筆者は1994年にはすでにCDTの論文を出し，その後認知症が描く異常パターンを1,000検体以上集めて，43種を把握した上で採点法を確立し，自動採点装置も完成させています。誰が採点しても同じ点数になる方法であるという点で科学的であると思います。

　今回，新たな1,000症例のCDTを集め，病型別に質的な差を見出しました。そして精神疾患・発達障害にも有意義であることには驚きました。

　これだけ簡単な検査であるのに，多くの医学的情報が得られ，病状の悪化，治療の効果判定にもなり，今後の治療方針の参考になる情報を，多忙な臨床医が採用しない手はないと思います。

　かかりつけ医は，少なくとも初診時は画像機器が使えませんから，診察の中から小さな情報を積み上げて正診に肉薄するという醍醐味を楽しんでほしいのです。医師の成長は患者さんに興味を持つことから始まります。患者さんの描き出す世界が病態を雄弁に語ります。「悪化した」「改善した」は，はっきりわかります。

　患者さんやご家族が症状をうまく説明できなくても，絵の中に意識障害，語義失語，とまどい，錯覚，勘違い，多動，パーキンソニズム，記憶障害が如実に表現されてきます。

　世界的な趨勢としてCDTは普及の方向に向かっています。多くの簡易検査の中にCDTが取り入れられ，わが国でも高齢ドライバーの認知機能スクリーニングに取り入れられています。

第二章

A CDTのはじまり

　世界で初めてCDTを神経精神疾患の病態把握に使ったのは，Van der Horst (1934)[1]と思われます。図1のようにIQ 50の比較的軽症の知的障害児でも時計は描けず，もっぱら失認，失行の検出を目的にCDTは施行されてきました。

　その後米国で認知症の急増が社会問題になり，CDTが認知症の検査として利用されるようになって現在に至るわけですが，精神疾患でも異常な絵を描くことがあり，異常な時計描画は認知症にしかみられないわけではないことを最初に認識しておいて下さい。

　認知症の有病率を調べるための地域調査で，MMSEを拒否する住民が少なからず出ることが問題視されていました。物忘れを主訴としてクリニックを訪れた人であれば，記憶検査をされることは覚悟の上だと思いますが，地域住民に「何か文章を1つ書いて下さい」との教示を行うことが，プライドを傷つけることになるのは容易に想像されます。MMSEを完璧に施行できた高齢者は72％しかいなかったと報告されています[2]。

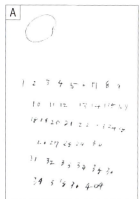
過小，列数字，数字過剰

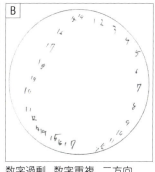
数字過剰，数字重複，二方向

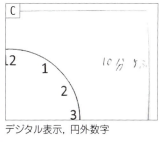
デジタル表示，円外数字

図1　知的障害児にみられる時計描画の異常
10歳男児。知的障害（IQ 50）＋ADHD。普段は普通学級で，国語・算数だけ支援学級。
A〜CはCDTの書式を指す（以下同）

また，MMSEは教養に左右され，非認知症のアフリカ系米国人では，その42％がMMSEによって認知症と判定されてしまい（高い偽陽性）[3]，学歴が高い人たちにおける認知症を早期発見することができない（高い偽陰性）[4]という問題点がありました。

　その反省から，新たに開発された簡易検査（Mini-Cogなど）の中にCDTが採用される機会が増えました。時計は世界共通で使われる日常の重要な機器であり，言語の壁はありませんし，筆者が外来で時計描画をお願いするときに，強硬に拒否する患者さんも稀です。むしろ拒否する方は，「描けない」のであって，重い認知症と思われます。

　CDTは，少なくとも認知機能スクリーニングの補助として重要であり，認知機能の変化にとても鋭敏です[5]。また，MMSEは教育や言語に影響されるのですが，CDTの場合は影響を受けにくいことが明らかです。そのため国際標準検査としても受け入れやすいです。

●文献

1) Van der Horst L:Constructive apraxia:psychological views on the conception of space. J Nerv Ment Dis. 1934;80:645-50.
2) 岩元　誠, 他:Min-Mental State Examination（日本語版）の実施可能性と問題点. 老年精神医学雑誌. 1999;10(6):752.
3) Lampley-Dallas VT:Neuropsychological screening tests in African Americans. J Natl Med Assoc. 2001;93(9):323-8.
4) Meyer JS, et al:Validating mini-mental status, cognitive capacity screening and Hamilton depression scales utilizing subjects with vascular headaches. Int J Geriatr Psychiatry. 2001;16(4):430-5.
5) 福居顯二, 監訳:臨床家のための認知症スクリーニング—MMSE, 時計描画検査, その他の実践的検査法. 新興医学出版社, 2006.(Shulman KI, et al:Quick cognitive screening for clinicians:clock-drawing and other brief tests. CRC Press, 2003.)

第二章　時計描画テスト（CDT）

B 動作性知能を知る代表的な検査

　HDS-RはMMSEとは高い相関を示すため，多忙な外来で両方を行う必要はありませんが，HDS-Rは純粋に言語性知能検査であり，CDT（動作性知能検査）と併用した場合に，その成績が大きく乖離する患者群があります。

　ATDの一部の患者さんは，HDS-Rが好成績なのにCDTができない場合があり，実はこのパターンがATDらしさなのです。20年ほど前に筆者はHDS-Rが満点近くでCDTが0点に近いATD患者さんと出会い，CDTの威力に感心しました。時計描画が大崩れするということは，認知症であることを決定づけるのです。

　多くの認知症患者さんがCDTで満点をとれますが，少しでもミスを生じると認知症を疑うことができます。ですから CDTは野球でいえば，三振の多いホームランバッターのような検査 だと考えてよいでしょう。そして短時間でできることから，まずCDTを行い，悪化したらHDS-Rをやり直してみるというモチベーションになります。

　長年1人で通院しているMCI患者さんにHDS-Rを改めて行うのは医師としても心苦しいものです。図2は，そんな患者さんでした。針が描けないことを見出し，4年ぶりにHDS-Rをしてみました。すると案の定，スコアは26→23と低下しATDへのコンバートだと確信したのです。

　わが国では，認知症による運転事故が社会問題化し，警察が実施する75歳以上の認知機能検査にはCDTが採用されています。

　図3の男性は，海馬萎縮が2.5＋と明らかなATDで，HDS-Rスコアは10点しかありませんが，運転免許の実技には合格しました。その理由は，言語性知能を反映するHDS-Rに対して動作性知能を反映するCDTでうまく時計を描けていることからもわかるように，頭頂葉萎縮が少ないため実技能力が保たれているためだと考えられます。

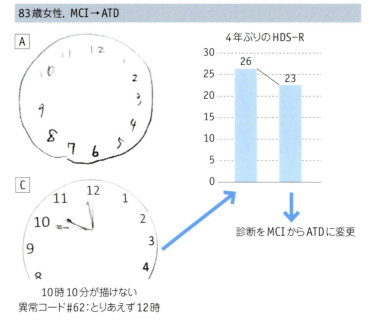

図2 時計描画テストで4年ぶりのHDS-R再検を決断した症例
4年間，バスと地下鉄を乗り継いで1人で通院している。

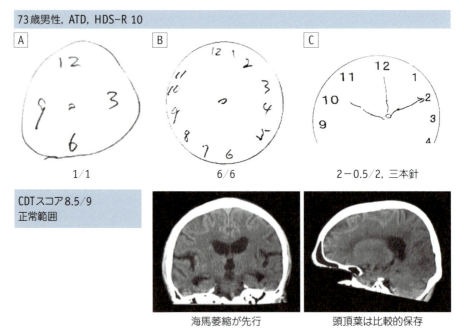

図3 HDS-Rスコアは低いが時計描画ができたため，運転実技試験に合格したアルツハイマー型認知症

第二章　時計描画テスト（CDT）

震えの検出

　図4に5種類の震えを示しました。パーキンソニズム，小脳失調，加齢性，職業病，アルコール関連ということになります。認知症外来においてDLBの気づきは重要で，薬剤過敏性を把握した上での処方となりますので，CDTの時点でパーキンソニズムに気づくことができればよいと思います。

　もちろん，処方で震えが減ったこともCDTで確認できます。

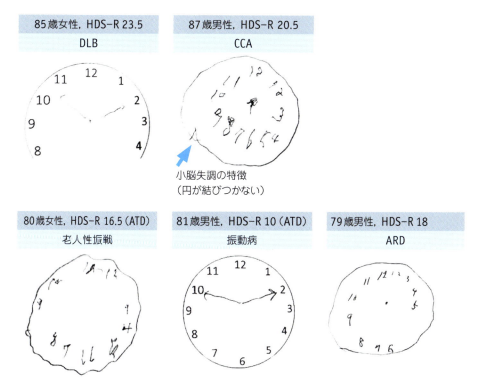

図4　時計描画における震えの考えられる原因
DLB：レビー小体型認知症，CCA：皮質性小脳萎縮症，ARD：アルコール関連認知症

第二章

健常者のCDT

　はたして，健常者はCDTで完璧に時計が描けるのかというリサーチ（normative study）は，最も肝心なものです。残念ながら健常者でも，全員が正しい時計を描けるわけではありません。

　Freedman[1]らの著書では，348人の20〜90歳のボランティアがCDTを受けています。10代ごとに39人以上が確保されました。

　被検者の条件は，英語を第一言語に使っている，アルコール依存症でない，うつ病などの精神疾患の既往がない，脳卒中・一過性脳虚血発作・てんかんの既往がない，1分以上の意識消失を起こすような頭部外傷の既往がない，記憶障害の自覚がない，ことでした。

　数字を正しい位置に描けるかは，60代から成績が下がり，70代では72.2％しかいませんでした。分針を時針よりちゃんと長く描いた（描けない場合筆者は，長短曖昧と呼ぶ）のは，70歳以上になると70％台でした。ただし，正直な印象として，日本の教育レベルより低い地域であろうと推測します。

　この結果はかなり低く，筆者が豊橋市（愛知県第2の人口規模の都市）の軽費老人ホームで行った結果はもっと好成績でした。つまり9点満点のうち，ほとんどの方が8.5点以上，つまりミスが1個以下だったのです。彼らは，家族が入居費用を捻出できるだけの経済状態にあって平均以上の認知機能を保てるコンディションだったのかもしれません。確かに「長短曖昧」は健常高齢者でも多発する異常描画です。

　イスラエルのアラブ族に対する地域調査[2]でも，加齢によりCDTの成績は多少低下し，教育レベルと職業も影響するが居住地域と性別は関係なかったとしています。MMSE 24点以上の295例（20〜86歳）に行われたものです。MMSEは教育レベルに左右され，CDTは左右されないと言い切ることはできなくて，CDTもMMSEほどではないが影響を受ける，ただし影響がMMSEより少ないという言い方が正しいと思います。

こういった状況ですから，CDTが完璧でないからといって中枢神経系疾患（認知症，精神疾患など）だとは判定できません。

●文 献
1) Freedman M, et al：Clock Drawing：a neuropsychological analysis. Oxford University Press, 1994
2) Merims D, et al：The clock-drawing test：normative data in adult and elderly Israeli Arabs. Psychogeriatrics. 2018；18(3)：175-81.

第二章

E 認知症のCDT

　時計は，視空間障害，プランニングの障害，注意障害，硬直化した思考，せん妄などによって正しく描けなくなります。

　Fuzikawaら[1]は，カメルーン北西部の都市，バンブイで1,118人の高齢者にCDTを施行し，教育の行き届かない地域では，MMSEよりもCDTのほうが有用であったことから，発展途上国における認知症の検出にはCDTが実践的であるとしています。この地域では，教育年数0～3年の住民が61.1%を占めていました。

　日本では，2017年3月から道路交通法の改正により，運転免許更新時の認知機能検査で「認知症のおそれあり」と判定された場合は，違反行為の有無にかかわらず，医師の診断を受けなければならなくなりました。警察が実施しているCDTは鋭敏に認知機能低下を検出していると感じています。交通違反をしていなくても講習会での認知機能検査の結果，医師の診断を指示された者は，軒並み認知症です。認知症と診断されると運転免許は取り消しまたは停止となります。

　CDTを行う価値は，HDS-Rスコア（言語性知能）と異なる知能（動作性知能）を感知することによります。前述の通り，運転技能と相関性が強いのは動作性知能のほうです。ですからHDS-Rが15点でも普通に運転できることが多いのです。

　接触事故に関しては，むしろADHDによる注意欠如，睡眠時無呼吸症候群による居眠り運転，てんかんによる意識障害のほうがよほど危険です。現時点では，これらの疾患に実質的な規制がされているわけではなく，認知症だけが厳しい取り締まり対象となっていて認知症だけを規制するのは誤りとも指摘されています。

　ATDは，特徴的な「誰が見ても異常な」時計を描くことがあり，頭頂葉機能低下により徘徊運転となり，記憶力低下により目的地を思い出せないということが起こります。しかし，加害者にはなりにくいです。

　ピック病は，スピードの出しすぎ，車間距離の短縮で危険運転となり，しかも警察に指導されても反省しない，などがみられます。ピック病はHDS-Rスコアが高い割に時計描画ができない代表格です。医師がそのことを知っているなら，HDS-Rスコアが高

くてもCDTが悪いことから認知症だと判断できます。

　Hirjakら[2]は，ATD 38人，MCI 38人，健常者31人にCDTとMRI撮影を行い，CDTの異常と海馬周辺の萎縮度との関係を検討しました。その結果，ATDにおいてもMCIにおいても正しい時計描画ができないことと海馬周囲の萎縮度は関連がみられました。したがってMCIでもCDTが悪ければATDへのコンバートは予見されるとしています。

　Ricciら[3]は，ATD 181人，MCI 200人，健常者338人にCDTを行いました。CDTのスコアリングシステム (CDT-three-cluster scoring system) を工夫すれば，MCIにおいても有用で，non specialistにも推奨できる検査であるとしています。

　またNessetら[4]は，外来でMCIにCDTを施行してその結果を追跡していけば，ATDへのコンバートが予測可能であるとしています。時間がかからない検査なので，プライマリケア医が容易に外来や訪問先でも行えます。MCI 90人を対象に46カ月，ほかの検査とともにCDTの結果を追跡した結果，64人が認知症になりました。それを予見したのはCDTの結果がよくないということ（ハザード比0.85，$p=0.020$）だったとしています。

　以上の点から，MCIの診察にCDTは有用です。時間がかからない，被検者のプライドを傷つけない点は，医師にもストレスがかからず，もっと評価されてよい検査です。また，治療効果を反映して描画は改善していきます。

　あとは，誰が採点しても同じ点になることが重要ですが，要するに主観的な採点でなく，具体的，客観的な採点基準にすることが必要です。そのためには，まず認知症が描く異常なパターンをすべて把握することだと思いました。筆者は2,000例を超えるサンプルでそれを実現させましたので次項で解説します。

●文献

1) Fuzikawa C, et al：Correlation and agreement between the Mini-mental state Examination and the Clock Drawing Test in older adults with low levels of schooling：the Bambuí Health Aging Study (BHAS). Int Psychogeriatr. 2007；19(4)：657-67.
2) Hirjak D, et al：The relevance of hippocampal subfield integrity and clock drawing test performance for the diagnosis of Alzheimer's disease and mild cognitive impairment. World J Biol Psychiatry. 2017；Aug 31：1-12.
3) Ricci M, et al：The clock drawing test as a screening tool in mild cognitive impairment and very mild dementia：a new brief method of scoring and normative data in the elderly. Neurol Sci. 2016；37(6)：867-73.
4) Nesset M, et al：Brief Tests such as the clock drawing test or cognistat can be useful predictors of conversion from MCI to dementia in the clinical assessment of outpatients. Dement Geriatr Cogn Dis Extra. 2014；4(2)：263-70.

第二章

F コウノメソッド式CDT

　　CDTのスコアリングを行うために筆者は，3段階に分けて時計を描かせる必要があると思いました。まず，円を描くときに小さすぎると次に描く数字の配列が異常かどうか判定しにくくなります。

　　さらに，数字の配列が均等でない文字盤に針を描いてもらったら，針を正しく描ける力があっても得点がつかない可能性が出てきます。ですから①円，②数字，③針を別々の書式で評価することにしました。

1 検査を行うにあたって

受検者適性

　　目が見えること。難聴の方には，紙に「時計の文字盤を描いて下さい」と紙に書いて見せれば検査可能です。利き腕が脳卒中，事故などで使えなくなって日が浅い場合や，非常に警戒心が強くてHDS-RやMMSEのような教示をすると怒り出しそうな場合は，CDTを先に行うとよいでしょう。

準　備

　　検査用紙には，B5判の紙3枚を使います。
　　書式A：白紙のまま
　　書式B：直径8cmの正円だけを中央に描いたもの
　　書式C：円と数字12個が正しく描かれたもの。
　　使用する鉛筆の濃さは，Bが望ましいです（表1）[1]。

検査室

　　柱時計，置時計は検査室からなくして下さい。しかし，長袖のシャツの中に腕時計が

表1 時計描画テストの準備と採点配分　　　　　　　　　　　　　満点9。19段階（0～9）

			各書式の満点	減点
A		18.2cm×25.7cm（B5サイズ） 時計の絵を描いてもらう（円と数字）	円　1点	異常コードに該当したとき －0.5点まで
B	（円図）	円（径8.0cm）のみ記入済み 数字だけ記入してもらう ただし，書式Aで数字不足ならAとBで平均値とする。 書式Aでの4カ所数字は正常（2点でなく6点）	数字 2個で1点 （5個なら2点）　6点	－0.5点まで
C	（時計文字盤図）	文字盤（8.0cm）記入済み 10時10分の針を描いてもらう	針　2点	－0.5点まで

オプション減点：カンニング：－0.5点まで
ヒント減点：－0.5，－1，－1.5点

（文献1より引用）

隠れている患者さんも稀にいるため，事前のチェックは難しいです。医師から「時計の絵を描いて下さい」と教示されたあとに時計を見るという行動だけでも，認知症の可能性はきわめて高くなります。

　描き始めたあとも，文字盤をカンニングし続ける場合は，最後のスコアから0.5を引きましょう。備考に，「カンニング」と書いておきます。

描き直しの対応

　「間違えてしまった」と患者さんが言って描き直す場合，消しゴムは使わせません。「隣に描き直せばいいですよ」などと言って間違ったものを保存します。描き直すこと自体が頭の中の混乱を示す情報になりますし，ADHDの場合，そそっかしいので描き損じ，描き直しが多いです。

何かを描かせる工夫

　「時計の文字盤を描いて下さい」と教示されたときに，筆がまったく進まない患者さんがいます。まったく何も描いてくれないと情報が得られません。積極的に異常な絵を描いてくれたほうが情報になります。

　原則としてヒントを与えてはいけないのですが，ヒントで急に正しい絵を描き出す場合もあり，その場合は予備能力が非常に少ない，将来急激に悪化する患者さんと認識できます。

ですから，今後頻回にCDTを繰り返すべき患者さんなのでしょう。ヒントを与えることで不公平をもたらすとしても，次の機会には早晩，ヒントがあっても描けなくなる可能性があります。

ただ，遠方から来院されていて最初で最後の検査であるなら，ヒントを与えたということで減点0.5を付します。

3つの書式のそれぞれについて，何も描こうとしない患者さんへの対策については後述します。

ご家族への注意

ご家族は，患者さんがどのような絵を描くのか気になって，患者さんのそばにいたがります。そして描けないと，焦って「12個描くのよ！」などと重大なヒントを与えてしまうことがあるため，絶対に話しかけないように注意しておいたほうがいいでしょう。注意しても再度ヒントを言ってしまうような配偶者は，配偶者にも認知症の疑いがあります。

症状が軽く，念のため訪れた患者さんがあまりに時計を描けないと，ご家族はショックを受けるものです。そのようなときには「治療によって，時計の絵も改善していきますから心配しないで下さい」などと説明するとよいでしょう（実際に治療効果と並行して絵も改善していきます）。

● 文 献

1) 河野和彦：痴呆症臨床における時計描画検査(The Clock Drawing Test, CDT)の有用性．バイオメディカル・ファジィ・システム学会誌．2004；6(1)：69-79．

2 教示方法

書式A

「この紙に時計の文字盤を描いて下さい」と教示します。

患者さんは，おそらく円を描いてから数字も描き始めます。円を描かない人は統計上病的とわかっていますが，そのままにしておきましょう（書式Aでの採点対象は原則として円だけですが，ここで数字の異常が出れば異常コードにカウントするので一応，数字も描いてもらいます）。このとき，12個の数字と言ってはいけません。「どんな数字ですか」と聞く患者さんは認知症の可能性があります。

何も描かない場合：時計の文字盤を描きますから，とりあえず大きめの円を描きましょうよと勇気づけて，減点0.5とします。

円なしで数字だけ12個描く場合：そのまま終了。円でなく，おしゃれに六角形にし

たりリューズを描いたりするのは正常です。

　円が直径2.8cm以下の場合：おそらく数字も12個描けません。数字が足りなくても「それでいいです」と言って終了します。

　「上手に描けない」と尻ごみをする場合：「うまい，へたではないですから大丈夫ですよ」と安心させ気力を失わないようにします。

　12，3，6，9の4つしか描かない場合：正常です。変に，ほかの数字も全部描いて下さいと言うと，混乱し，絵が乱れて評価しづらくなります。ただし，12，15，6，45などの「時分混同」や，12，3，6，10のような勘違いをする4箇所数字は，書式Bでの数字と合わせて減点になるように工夫します。

　その程度の異常だと，書式Bで完璧に12個の数字（6点満点）を描くものです。その場合，数字の採点は6－0.5＝5.5とします（書式Bで，数字が10個だった場合，数字は2個で1点ですから数字得点は2＋5の平均点3.5となります）。

書式B

　「それでは，今度は円が描かれてありますので，もう一度，時計の数字を全部描いて下さい」と教示します。もし，12，3，6，9の4個しか描かなかったら「今度は4つだけでなく文字盤の数字を全部描いて頂けないですか」と教示し直します。

　書式Aで完璧に描けた方は，書式Bを省略してもいいですが，Bで異常が出る場合もあるので，「上手ですね。今度はあらかじめ円を描いておきましたので，ここにまた時計の数字を描いて下さい」と嫌がられないように教示しましょう。

　どう描けばいいのかと迷っていたら：「1，2，3とどんどん描いていけば，なんとかなりますから」と励まします。ヒントになってしまっていますが，何も描かないと困りますから言ってもいいです。

　12を飛ばしても「12から描いてね」などとは言わないで下さい。

　11をすぎてもどんどん描いていく場合：そのまま放置し，筆が止まるまで描かせます（数字を24個描いても，採点は甘く6点満点にしておいて減点0.5なので5.5となりますが，定性評価[脚注1]で異常コード「数字過剰」がつくのでそれでよいです）。したがって，余計なものを描きすぎる患者は得点が多くなる傾向になります。数字過剰は認知症の1.7％しか描かないので，集団統計上あまり影響しません。

脚注1：定性評価：43種の異常コード（詳細は後述）は，発生したものをすべて拾い上げる。書式Bで採点するのは数字だけであるが，書式Aで異常な数字を描いた場合も数字の異常コードとして取り上げる。

書式C

　「完成された文字盤です。ここに10時10分の針を描いて下さい」と教示します。

　針は2本と言ってはいけません（3本描く患者が多いので）。認知症の11％が12時に

針を描いたり，三本針を描きます。

　10時10分を考案したのは筆者です。10分という概念がわからない場合，10の数字に2本の針を並べて描く現象（10時50分現象）が頻回に観察されるため有用です。どのような絵を描いても「すばらしいですね」と褒めるようにしましょう。

3　3種類の書式で描かせる理由

患者さんの能力を拾い上げる

　3種類の紙に描いて頂くことは意外と大事です。1回だけ描画させてもその患者さんの能力が正しく表れるとは限りません。時々刻々能力が変わります。患者さんにチャンス，あるいは負荷を与えるということです。

> **症例** ▶ 書式Aでは時計の意味がわからなかったが書式Bで思い出した女性（図5）

　75歳女性。語義失語が強いので，書式Aでは時計の意味がわからなかったが，書式Bのときに「丸の中に数字を1，2，3と描いていけばいいのですよ」とヒントを与えたら思い出した。結局女性の実力はAなのかBなのかということであるが，両方である。だから数字の得点6点満点の中間をとって3点とする。このように，全然描けない患者さんには，甘いヒントを与えてもよい。

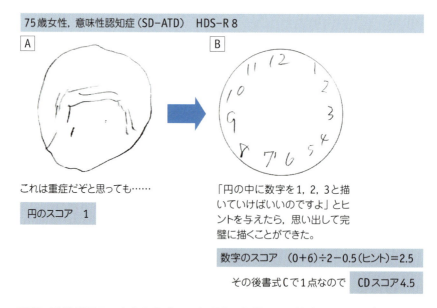

図5　時計描画テストを3書式にした理由：患者さんの能力を拾い上げる

1つの書式ではわからない描画異常を見つける

症例 ▶ 書式BでATDの数字過剰を見せたATD＋VDの男性（図6）

88歳男性，アルツミックス（アルツハイマーミックス）。書式Bで数字過剰というATDの異常（描きすぎる）を見せた。幸いHDS-Rスコアは上昇したものの，書式AとBの2つを行ったからこそ，本例の頭の中の異常を認識できた。数字過剰はVDでは1人も描かないので，CTではATD＋VD所見であり，outputはATDの描画であることがわかる。

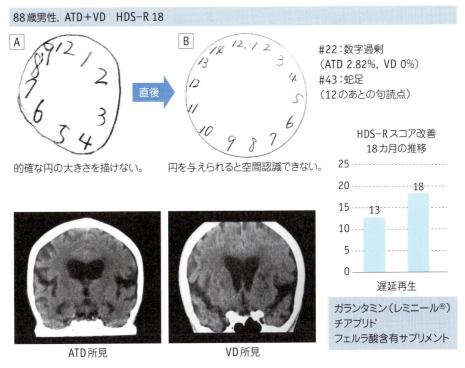

図6 時計描画テストを3書式にした理由：別の書式で描画異常を見つける

4 採点方法

定量評価

　書式A：適当な大きさの円なら1点，小さすぎる（直径2.8cm以下），大きすぎる（直径13cm以上）場合は，0.5とします。正方形などの円以外のものでも，数字がちゃんと収まっていたら1点です。

　書式B：数字が12個，正しい位置，適当な間隔で描かれていたら6点です。異常コード（後述）にあるような異常があれば－0.5とします。異常が2種類以上あってもマイナスは0.5までとします。つまり，異常性の強い絵でも定量評価では大量失点にはならず，定性（質的異常）で評価されます。12，3，12，9と描いた場合は，正しい数字が3個ですから1点（2個で1点なので）。重複しているので－0.5。計算すると0.5点です。

　書式C：針が3本の場合は，－0.5とします。つまり2本の針が正しく10時と10分に向かっていて，3本目が12時に向けられた異常（とりあえず12時）は頻度が高いのですが，2－0.5＝1.5となります。

　さて，総合点からさらなる減点となる場合（カンニング，検者がヒントを言った場合）はそれぞれ－0.5です。たとえば，3書式とも重要なヒントを言ったら－1.5になります。

　以上の3項目を合計して9点満点となりますが，8.5までが正常です。8以下が認知症の疑い濃厚です。つまり健常高齢者は2箇所以上のミスをしません。デジタル時計が普及してきましたが，アナログな文字盤を描けない若者は異常と考えます。

　この採点法は，既に2002年に拙著に収められており[1]，2006年には[2] CDT採点法としてスタンダードと紹介されています。

　図7のように時計描画（CD）スコアはHDS-Rスコアと相関性があります。認知症1,059例におけるCDスコアを9群に分け，それぞれのHDS-R平均点を棒グラフにしたものです。このように筆者のCDスコア採点法は，大きな間違いはないものと考えています。

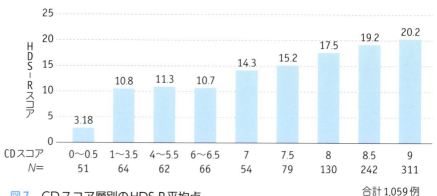

図7　CDスコア層別のHDS-R平均点　　　　　合計1,059例

定性評価

　異常なものをたくさん描いても減点が少ないため高得点になってしまうというシステム上の弱点を補うために，過去に認知症患者さん約1,000人が描いた絵にみられた異常を43種類に分類しました。この異常が何個あるかは，一瞬にしてわかるし，病状が悪化/回復した様子もよくわかります。なお，異常コードは，欠番があります。定量で減点されるので必要ない（たとえば，円なし），頻度が低すぎるなどの理由で，過去に削除したり他のコードに統合したりした分です。

　同じ書式の中での異常は何個であろうと−0.5ですが，たとえば，書式Aは正常で書式Bと書式Cで1個ずつ異常があれば定量上は8点ですから認知症となりますし，意識障害系の患者さんは，5個6個と異常コードが付されます。

　1,201例中異常コード7個という患者さんが最高で，85歳DLBでしたが，異常コードが多い患者さんはみな重症かというと，そうでもありません。5個以上だった26例のHDS-Rスコア平均値は12.5なのです。異常コードが増えるのは，幻視・妄想といった記憶を乱す因子の存在によります。

　本当の重症というのは，何も描かなくなる場合で，異常コードは発生しにくくなります。これはCDスコアが低いことで重症とわかるようになっています。つまりCDスコアが低いのは，アパシー（アセチルコリン枯渇），異常コードが多いのは記憶の混線（ドパミン過剰）と捉えたらどうでしょうか。

異常コード

　異常コードの詳細は次頁以降，発達障害に関するものは**236頁**を参照して下さい。

　書式A（円の異常）：異常コードは6種類あります。高度なパーキンソン病でないかぎり，小さすぎる円は認知症の5.4%，精神疾患・発達障害の8.4%が描きます。しかし書式Bでちゃんと数字が描けるなら認知症ではないかもしれません。書式A，Bにおいて，指示していないのに勝手に，適当に時刻の針を描いてしまう人の中に発達障害（ADHD）がいます。ADHDの多動により乱雑な絵を描き，円も弧が閉じずに描き始めと終わりがすれ違います。

　書式B（数字の異常）：異常コードは23種類あります。全体偏位・部分偏位の場合，数字は12個なので6点満点ですが，空間失見当を，認知症各型で軒並み6〜15%の頻度で示します。

　24個数字を描いても6点満点ですが，これもATDに多いです（数字過剰）。スピード感のある数字はADHDの書き方です。

　書式C（針の異常）：異常コードは14種類あります。10時10分の針が描けない方は非常に多く，診断価値がきわめて高いです。三本針を描いて慌てて1本消す，数字の0を描く，というのはADHDに驚くほど多い現象です。

● 文 献

1) 河野和彦：プライマリケアのための痴呆診療技術．フジメディカル出版，2002．
2) 河野和彦：時計描画テスト（CDT）．平井俊策，監修．老年期認知症ナビゲーター．メディカルレビュー社，2006, p50-1．

5 病的描画の異常コード

書式A：円の異常

円の異常コード6種の定義を表2に，出現頻度の詳細を表3に示します．病型別の頻度も参考にして下さい．

#1：過小

パーキンソン病のmicrographiaとは，字を書かせると，最初から字は小さめであるし，徐々にさらに小さくなっていく現象を言います．筆者は，中に12個の数字を描ける限界値を円の過小と決めました．その直径は2.8cmです．

2000年のことです．図8に示すようにHDS-Rスコア25未満（1,066例）と25以上（81例）の2群で描いた円の直径をプロットすると，平均値は3.84cmと7.33cmでした．この結果が出たあとにRouleauら[1]の論文に「1.5インチ（3.81cm）以下は常識的に小さすぎる」とあるのを見て，米国と日本では差がないのだと思いました．

表2 円の異常の種類と出現頻度および，疾患別の頻度の特徴

大きさの異常	#1：過小 5.4% 短径2.8cm以下 多 精神疾患・発達障害	#2：過大 3.2% 長径13cm以上 0 PPA, VD	#3：円なし 6.4% 多 FTD, PPA 0 VD
形の異常	#4：ゆがみ 0.9%	#7：二重円 0.8%	#8：多発円 0.2%
	多 FTD, PPA	0 VD, SD・NFT, 精神疾患・発達障害	

多 多くみられる疾患，0 1人もいなかった疾患
太字は認知症にみられた頻度を表す．
DNTCは症例が少ないため，0から除外している．

表3 円の異常コード別の出現頻度

コード番号	1	2	3	4	7	8
異常名称	過小	過大	円なし	ゆがみ	二重円	多発円
全体 (1,225)	69 (5.63%)	39 (3.18%)	74 (6.04%)	11 (0.90%)	10 (0.82%)	2 (0.16%)
平均年齢	78.4	78.8	79.5		81.8	
女性占有率 (%)	68.1	61.5	73.0		60.9	
CDスコア	6.35	7.32	3.09		4.9	
CD異常数	2.68	1.85	1.99		3.22	
HDS-Rスコア	13.5	18.2	9.5		12.0	
年間変化量 (ar)	−1.07	−0.52	−1.68		−0.49	
海馬萎縮度	1.49	1.61	1.94		1.89	
認知症合計 (1,140, %)	5.44	3.16	6.40		2.02	
精神疾患・発達障害 (85, %)	8.24	3.53	1.18		0	
ATD (497, %)	5.43	4.02	5.03		1.61	
DLB (180, %)	5.56	3.33	5.0		2.22	
FTD (122, %)	7.38	3.28	11.5		4.92	
PPA (91, %)	7.69	0	11.0		4.40	
VD (74, %)	4.05	0	0		0	
DNTC (12, %)	0	8.33	16.7		0	
SD・NFT (51, %)	3.92	3.92	3.92		0	

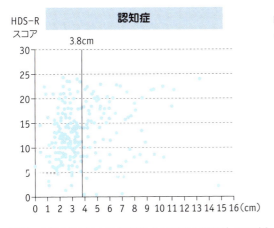
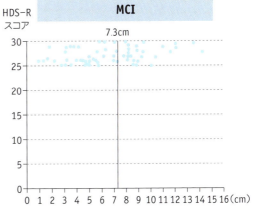

図8 HDS-Rスコア（縦軸）と円直径（横軸）の関係
左：HDS-Rスコア＜25, 右：≧25

しかし，平均値である3.8cmをカットオフ値とすると健常者も10.7％も入ってくるため2.8cmをカットオフとしました．すると，表4のように健常高齢者は3.6％しか入ってこないため，よい値だと決めたのです．これで認知症が約4割入りました．

表4　何cm以下の円が病的なのかを決めた根拠

対象	年齢 (S.D.)	人数	円の直径平均値 (S.D.)	直径2.8cm以下を異常としたとき	直径3.8cm以下を異常としたとき
健常高齢者	76.8 (7.1)	81	7.33 (2.97)	3.6％	10.7％
認知症	75.8 (7.9)	1,066	3.84 (2.09)	39.2％	61.8％

つまり，円が小さすぎるのは中枢神経障害を疑うべきと言えるのです．パーキンソニズムがないのに小さくなってしまう理由は，認知症は「12個の数字を中に描ける空間にしよう」という計画性がないからということと，自信がないことからくる心理的な影響と思われます．

図9に示すように書式Aで小さな円を描いておけば，中に描く数字配列の異常を隠せるのですが，書式Bという一種の負荷試験において，数字配列の異常性がはっきりします．

ですから3書式方式は患者の頭の中の混乱をより明確にすることができます．自分のペースで円を描けば数字は収まりますが，直径8cmの大きな空間を与えられると数字の均等分布ができなくなります．ですから，過小円を描いたことが正常範囲なのか，病的なのかは負荷試験である書式Bではっきりするわけです．

書式Bで全体偏位を起こした患者さんは認知症であり，書式Aで小さな円を描いたのは自己防衛本能だと言えます．

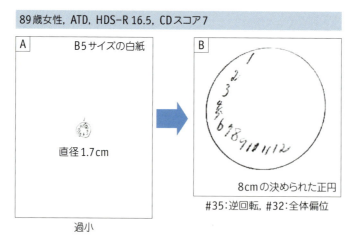

図9　過小円を描いたATDにおいて，大きな円を与えられると数字の異常が誘発される現象

症例 ▶ 直径2.8cmちょうどの過小円を描いたADHD女性

図10はADHD女性が描いた直径2.8cmの円です。その後、円は大きくなりました。普通だったらまずこんな小さな絵は描かないので病的と指定しました。ただし、健常者でも描く場合もあります。ですから異常コードは1つまで正常範囲としたのです。

75歳女性、ADHD、HDS-R 27.5→27→26（9年6カ月、ar −0.05）

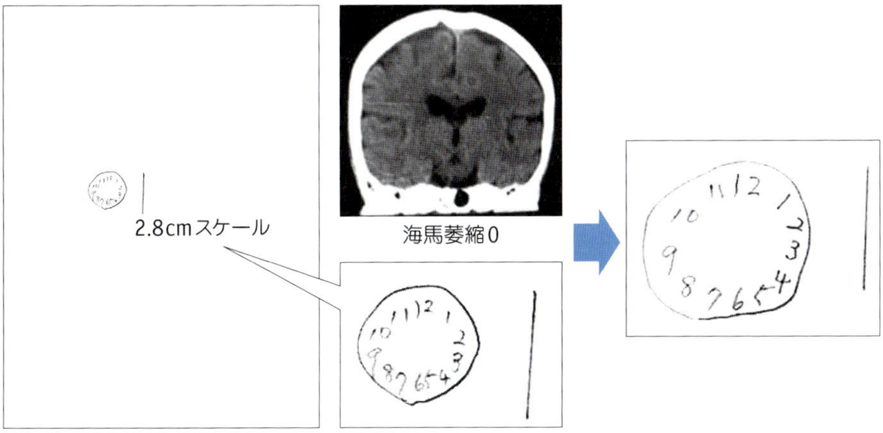

2.8cmスケール　海馬萎縮0

B5用紙に描かれた直径2.8cmの円　　#1：過小（左の拡大）

図10　B5用紙に描かれた過小円と円の拡大化（正常化）

症例 ▶ 妄想から過小円を描くようになった珍しいケース

妄想から過小円を描くようになったと思われる非定型うつ病の79歳女性。初診時は直径6.3cmの正常円を描いていたのに、7カ月後に2.1cmの過小円を描いた。HDS-Rスコアは25.5→26.5と順調だったので意外に思い、なぜ小さな絵を描いたのかと聞くと「紙の中にたくさん描くのだと思って」と答えた。一種の妄想なのかもしれない。海馬萎縮は0で、薬剤過敏性あり。娘は54歳で抗うつ薬を服用している。

◎

統計的に精神疾患の患者さんの8.2%は過小円を描きますし認知症より多いです。

#2：過大

13cm以上を過大とすることにしました。B5の紙に自由に円を描かせたときに13cm以上の円は、経験的に非常識と感じます。13cmというのは、B5サイズの横幅の71%にあたり、左右の余白は片方で2.6cmしかないということです。異常な時計描画の9番目に頻度が高く、異常の36%にあたります。これはATDと精神疾患でよくみられます。自己顕示欲を表している可能性があります。

図11は、言ってみれば墓穴を掘った形です。もともと小さめの円を描いていた方が大きな円を描いたために、数字配列が前半に偏り、空きスペースを13以降の数字で埋めたわけです。書式Bで気づいて12で止めましたが結果として全体偏位となりました。

73歳女性，ATD，HDS-R 18→9→8.5（38カ月，ar－3.0）

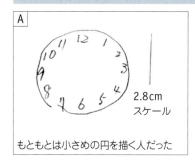
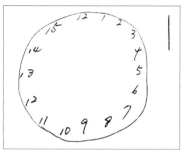

#2：過大
#22：数字過剰

自ら大きな円を描き数字の配置異常をまねき，数字過剰に至った。

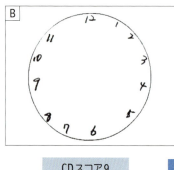
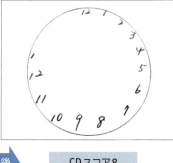

#23：数字重複
#32：全体偏位

数字が12で終わることに気づいた。

CDスコア9　半年後　CDスコア8

図11 数字配置の段取りができないため過大円を描き，配置異常が過剰数字に結びついた症例

（数字配置の）段取りがつけられないという認知症の特徴が出ています。

82歳のアルツミックスの男性は，2年通院してHDS-RもCDスコアも保っています。円の大きさはノーマルレベルになりましたので，過大円は病的であり，改善するとノーマルサイズになることを確認しました。

#3：円なし

「時計の文字盤を描いて下さい」という教示に対して，何の囲みもなく数字だけ描くのは，正常ではないと判断します。ピック病や意味性認知症（SD）に多く，絵の描きかたの概念を失っているように思います。

図12は，わかりやすいATDどうしの比較だと思います。一方は円が出現し，もう一方は消えました。77歳女性（上段）は初年度ですからドネペジルが効いたのでしょう。81歳女性（下段）はガランタミンが必ずしも効いていないとは言えず，7年間頑張っていると思います。

#7：二重円

二重に円を描く患者は1％未満ですが，のちに正常化することが確認できる場合は病的と考えています。例外があり，おしゃれにデザインとして描く場合は正常として下さい。

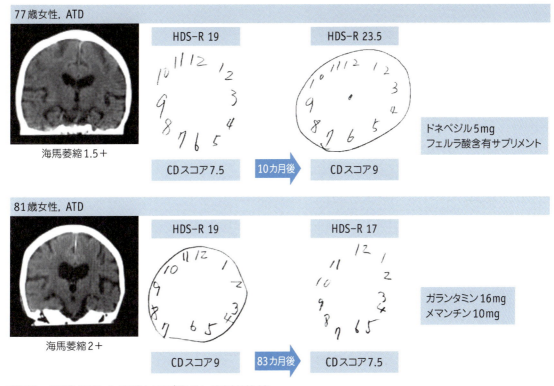

図12 円が出現した症例と円が消えた症例の比較

正常な二重円
　前述の通り，絵心がある患者さんが，おしゃれに描いて二重にする場合は減点しません（図13）。しゃれて描いていることは2回目の描画でも明らかです。この69歳男性は工業高校を卒業した建築家です。

意識障害性二重円
　1) 側頭葉てんかん（図13）：書式Aにおいて二重に円を描くのは病的と考える根拠は，統計上FTD，SDに出現が偏っているからです。このMCIの81歳女性は二重だったのが正常化しています。女性は海馬に石灰化があり，二重円を描いた記憶がないとのことなので，側頭葉てんかんのため二重円を描いたのかもしれません。

　2) レビー小体型認知症（図13）：5カ月前から通院しているDLBの76歳女性は，娘が母親の病状が悪化したと言うので再検してみたところ，HDS-Rは上昇，CDスコアは悪化という結果になりました。ただ，CDTの採点が難しく必ずしも悪化とは言い切れないのですが，DLBらしく意識が動揺した中での二重円の出現は，やはり二重円がおしゃれではなく病的であることを思わせました。DLBは，あまりテスト結果で一喜一憂することはなく，すぐに改善する可能性があります。

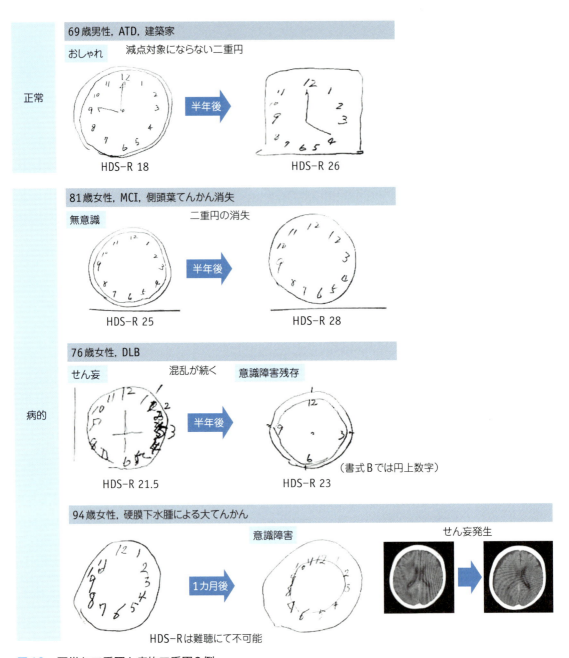

図13 正常な二重円と病的二重円3例

3) 大てんかんのあと（図13）：二重に円を描く理由を探ってきましたが，ATDの94歳女性は1カ月間で正常円が二重円に変わりました。さらに内側の円の円上に数字を描いたため病的と考えます。なぜ1カ月後にCDTを再検したかというと大てんかんを起こしたからです。あまりに時計描画が変化したことと，円上数字は意識障害のマーカーなので，何か頭の中で起きたなと思い，CTを撮影し直すと右硬膜下水腫を起こしていました。

このケースは，日常診療において定期的なCDTを行っていると，いつもと様相が異なったときに画像検査の必要性を察知できるということを示しました。

#8：多発円

何を描けばよいかわからない重症例では，とりあえず○を描いてマーキングする行動がみられます。図14は，ATD＋VDの86歳男性で，8年6カ月でHDS-Rスコアは8から1（ar－0.82）と緩やかに低下しました。その3カ月後，CDPコリンが効いて4になりました。

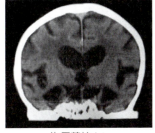
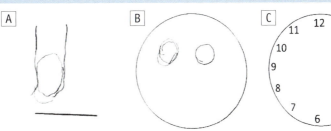

図14　多発円の症例

書式B：数字の異常-1. 数字の忘却（表5, 6）

数字の異常には23種類のコードを設けました。認知症病型の中では，DLB，FTD，PPAの3疾患で異常頻度が高いです。配列の乱れで，意識障害を見つけるのにも役立ちます。

#12：人の顔

超高齢の女性しか人の顔は描かない

人の顔を描いた9例は全員女性でした。平均85.8歳と超高齢であり，しかし改善してまた数字を描くようになる人もいるので，全員が重症というわけでもありません。

過去のデータからは，不思議とFTDとSDは人の顔を描きません。ですから時計の概念がわからずに苦し紛れに描くわけでもなさそうです。

人の顔を描く認知症はほとんどの場合，温厚で抑制系薬剤の処方を必要としない方です。「女は愛嬌」という通り，周囲の人とうまくやっていこうという性格がこの絵を描かせるのかもしれません（図15）。

表5 数字の異常（数字の忘却）の種類と出現頻度

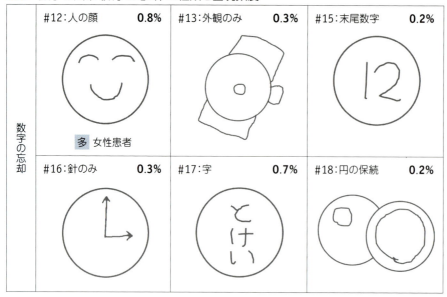

#13, 15, 16, 17, 18　多 失語系　0 SD・NFT
太字は認知症にみられた頻度を表す。

表6 数字の異常コード別の出現頻度（#12, 13, 15～18, 22～24, 31～33）

コード番号	12	13	15	16	17	18	22	23	24	31	32	33
異常名称	人の顔	外観	末尾数字	針のみ	字	円の保続	数字の過剰	数字の重複	ゼロからの出発	部分偏位	全体偏位	円との乖離
全体（1,225）	9	3	2	3	8	2	19	54	13	72	37	58
平均年齢	85.8			77.2			82.3	80.8	68.5	81.2		81.2
女性占有率（%）	100			63.2			73.7	75.9	15.4	74.3		67.2
CDスコア	3.33			2.66			6.21	6.53	5.8	7.12		7.0
CD異常数	3.22			2.53			3.63	3.8	2.46	2.62		2.88
HDS-Rスコア	7.44			9.66			12.0	12.0	19.3	13.6		13.6
年間変化量（ar）	−1.14			−2.13			−0.34	−2.26	−0.62	−1.11		−0.88
海馬萎縮度	2.39			1.92			1.88	1.48	1.42	1.42		1.83
認知症合計（1,140, %）	0.79			1.67			1.67	4.74	0.7	9.3		5.09
精神疾患・発達障害（85, %）	0			0			0	0	5.88	3.53		0
ATD（497, %）	1.01			1.21			2.82	3.62	0.4	10.7		4.23
DLB（180, %）	1.11			0.56			1.11	8.89	0.56	6.67		7.22
FTD（122, %）	0			3.28			0.82	9.02	3.28	9.02		6.56
PPA（91, %）	0			5.49			0	3.3	1.1	6.59		5.49
VD（74, %）	0			1.35			0	0	0	14.9		2.7
DNTC（12, %）	0			8.33			8.33	0	0	8.33		0
SD・NFT（51, %）	1.96			0			0	5.88	1.96	11.8		5.9

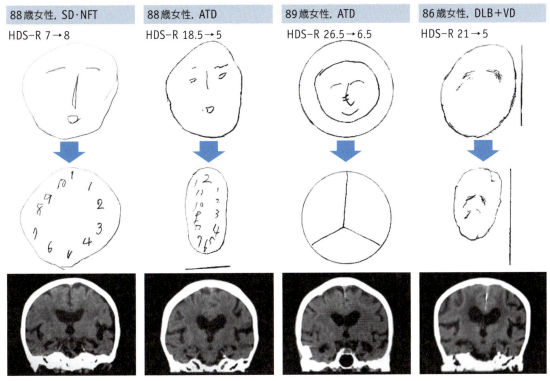

図15 「人の顔」が改善した2例，悪化した1例，不変の1例

#13：外観のみ

「時計の絵を描いて下さい」と教示した場合，大半の方は文字盤を想起するのですが，一部は外観をイメージしてそれを描きます。その行動が正常かどうかという論議ですが，それは患者さんによって異なると思います。

外観のみ，末尾数字，針のみ，字，円の保続の5コードは患者数が少ないため，病型分析は統合しましたが，失語系が5.5％と多いことから，時計の概念が喪失したためにこれらを描く患者さんが多いと推定します。

83歳の女性はいつも外観を描きますし（図16），間違ってはいないため病的ではないと判断できます。

腕時計を描く場合は，文字盤が2.8cmより小さくなって0.5の減点となる可能性は高まりますが，中に最低4個の数字（12，3，6，9）が自然に収まれば，減点はそれだけにとどまります。この女性はいつも書式Cで「長短曖昧」であるため，CDスコアはいつも8.5です。

#17：字・漢字

数字でなく文字を書いてしまうのは，言うまでもなく語義失語のせいですが，それだけでなく時計の概念を喪失しているため，進行性失語で始まったとしても重症認知症に行き着いていると考えられます。

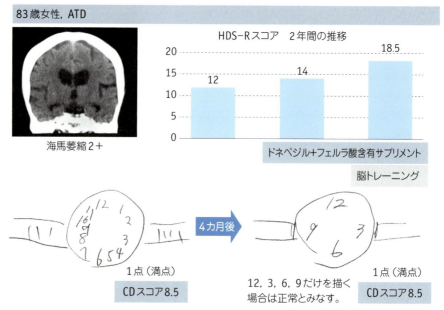

図16　腕時計の外観を描く場合（病的とは限らない）

　71歳男性は，比較的若いですしHDS-Rスコアの下降があまりに早かったために，おそらく錯語の出ていた期間すら診察できなかったと考えられ，ATDを病理基盤としたSDを疑いました。「数字を書いて下さい」という教示に対して「スージ」と書き，「数字」という漢字にも至らない様子です（図17）。「10時10分の針を描いて下さい」という教示を聞いて「ふんのはり」と書いたところは，「分」の意味すらわかっていない証拠です。

　こういった失語系の治療には，ガランタミン，CDPコリン，バコパモニエラ配合のサプリメントなどを使います。

書式B：数字の異常-2. 数の異常，位置の異常（図18，表7）

　異常コード#22～24，31～33の出現頻度については表6を見て下さい。

#22：数字の過剰

　1～12までの正常な数字以外に13以降も描くのを数字の過剰，1～12までの数字はなくて，12以降だけ（たとえば24まで）を描くのを夢の続き，と命名しました。夢の続きになると意識障害系の患者さんが増えてきますので，両コードは意味が違うと考えています。

　当院データでは，ATDでほかの病型の2倍の3%に，数字の過剰が出現します。ATDは総じて余計なものを描きすぎる傾向があります。DNTC（石灰沈着を伴うびまん性神経原線維変化病）が8%と多いのですが，患者数が12例と少ないので結論は持ち越しとします。

　数字過剰（図18）を示した3症例を紹介しましょう。

71歳男性, SD-ATD

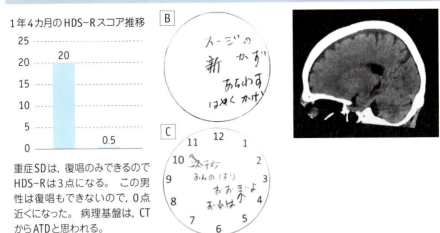

1年4カ月のHDS-Rスコア推移

重症SDは, 復唱のみできるのでHDS-Rは3点になる。この男性は復唱もできないので, 0点近くになった。病理基盤は, CTからATDと思われる。

図17　字だけでなく文章になってしまった意味性認知症の時計描画

69歳女性, SD-FTD, HDS-R 10→4→4

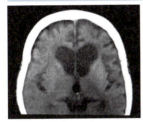

ミッキーマウス

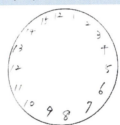

典型的な数字過剰

#22：数字の過剰
#23：数字の重複

83歳女性, DLB, HDS-R 8

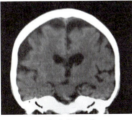

フロンタルレビー

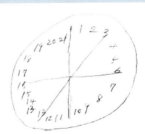

幻視が放射線と数字過剰を起こした。

#22：数字の過剰
#23：数字の重複
#72：放射線

71歳女性（ADHDライン）HDS-R 19.5→15.5→17（7年4カ月）

HDS-Rスコアは保持しているのにCDだけ急激悪化したDLB

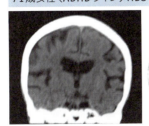

海馬萎縮の少ないレビー

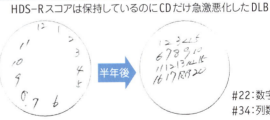

半年後

#22：数字の過剰
#34：列数字（4列）

図18　数字過剰を示した3症例

表7 数字の異常（数字の異常，位置の異常）の種類と出現頻度

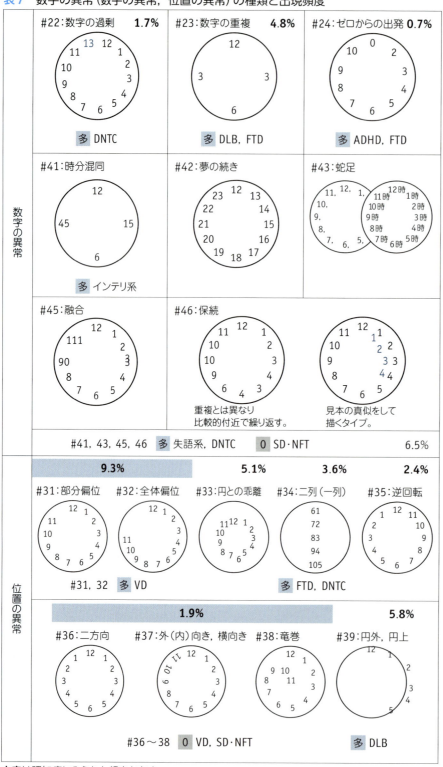

太字は認知症にみられた頻度を表す。
DNTCは症例が少ないため，0から除外している。
多：多くみられる病型， 0：みられない病型

69歳女性が描いたのは，標準型と言えるくらい，よくある数字過剰です。文字盤の数字がいくつあったかという記憶はありませんのでひたすら描いて，スペースがなくなったら終了，それがたまたま15だったということです。本人は取り乱すこともなく淡々と描きます。CTでは明らかにFTDでした。

　冠状断で海馬を観察するスライスは，上方の皮質は頭頂葉でなく前頭葉だということを覚えて下さい。83歳女性はフロンタルレビーです。放射線という典型的な意識障害系の描画の中に過剰な数字を描いています。13は重複。数字の重複は，DLBとFTDに多いです。

　71歳女性はADHDをベースに発症したDLBですから，数字にスピード感がありADHDの多動症状が見受けられます。DLBの意識障害によって急激に数字配列と個数が乱れましたが，また改善もしやすいはずです。

#23：数字の重複

　図19に6例の数字重複を示します。うっかりミスを除いて，重複になるのには理由があります。部分偏位に伴う場合，逆回転に伴う場合，アパシーによる場合，意識障害による場合が挙げられます。

　当院データでは，DLB，FTD，SDがATDの2倍，数字を重複して描きます。その理由は，意識障害，集中力のなさからくるものと考えます。ADHDは慌て者ですばやく時計を描くものの，数字の重複にはなりません。

　数字を重複して描いた32例（最新統計）の針の異常を見てみると，重篤な異常を示す

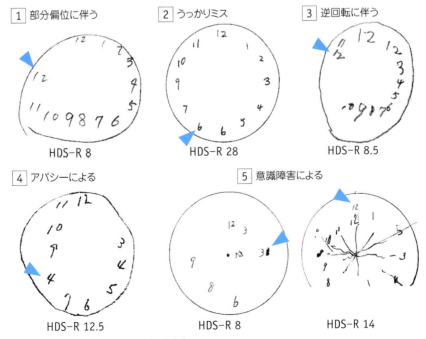

図19　数字重複の典型例（6症例）

針13例，うっかり系の針12例，正常針7例となっていました。また32例の海馬萎縮度は平均1.3，HDS-Rスコアも平均14.2，CDスコアも平均7.3と重症ではありません。年齢も80.6歳と若かったです。

以上から，数字重複は必ずしも重篤指標ではないと言えそうです。

#24:「ゼロからの出発」

12の位置に0を描いて，そのあと平然と1，2，3……と描いていく方は，当然重症の認知症だろうと思われたのですが，そうではありませんでした。

図20に示すように，失語系，意識障害系がうっかり0を描くことは想像できないことはないですが，それでもこの3例のHDS-Rスコアは中等度の障害レベルでした。0を描くのは圧倒的にADHDに多く，心底驚きました。

いかなる心理状況で0を描くのかを推測すると，1，2，3……は忘れないので，「その前は何か？ 0だろう」と勘違いするのでしょう。

0を描いてしまう患者は，ADHDでは6.9%になります（図21）。これは3人を検出した時点での占有率ですので，最新の4人目を含めるとさらに頻度が上がりました。この方々のHDS-Rスコアはとんでもなく優秀で，しかし時計描画でほかにも異常を示しました（CDスコア7～8）。

図22は側頭葉萎縮に左右差があり，SPECTでFTDが証明された57歳男性の時計

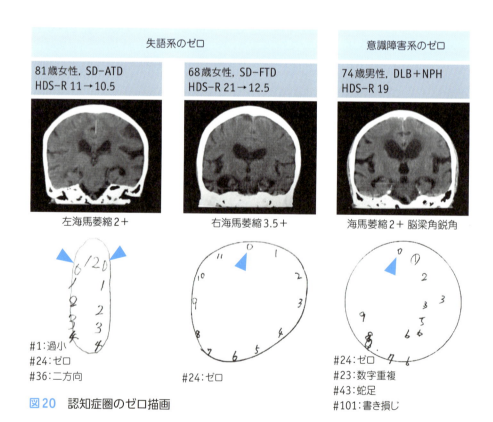

図20 認知症圏のゼロ描画

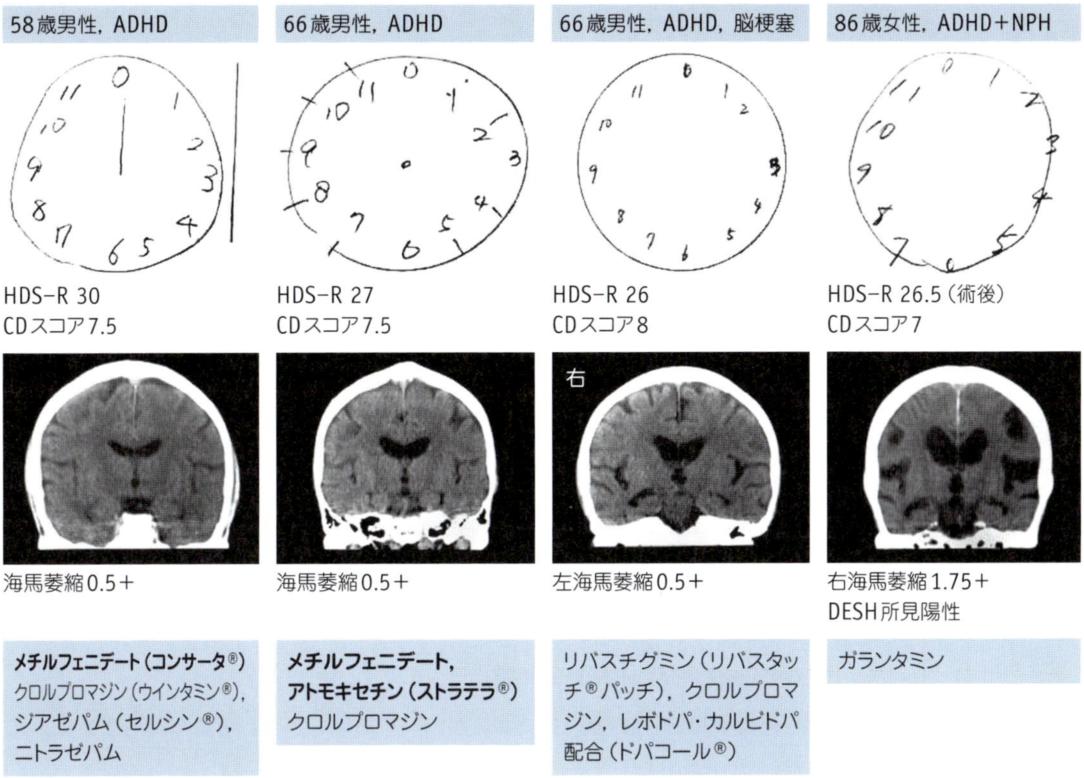

58歳男性，ADHD
HDS-R 30
CDスコア7.5
海馬萎縮0.5＋
メチルフェニデート(コンサータ®)
クロルプロマジン(ウインタミン®)，
ジアゼパム(セルシン®)，
ニトラゼパム
66歳男性，ADHD
HDS-R 27
CDスコア7.5
海馬萎縮0.5＋
メチルフェニデート，
アトモキセチン(ストラテラ®)
クロルプロマジン
66歳男性，ADHD，脳梗塞
HDS-R 26
CDスコア8
右
左海馬萎縮0.5＋
リバスチグミン(リバスタッチ®パッチ)，クロルプロマジン，レボドパ・カルビドパ配合(ドパコール®)
86歳女性，ADHD＋NPH
HDS-R 26.5(術後)
CDスコア7
右海馬萎縮1.75＋
DESH所見陽性
ガランタミン

図21　発達障害におけるゼロ描画(4例)

57歳男性，FTD
A
B
ADHD
吃音
線維筋痛症
不安神経症
仕事不能に
大学を卒業しており，47歳で結婚。不安で運転できなくなり，体の痛みの原因がわからずドクターショッピングを繰り返し，休職2カ月後に初診した。
FTD
HDS-R 23.5

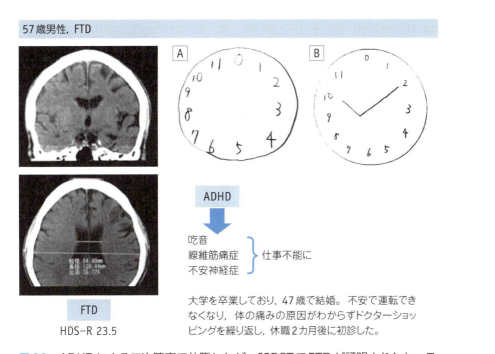

図22　ADHDによる二次障害で休職したが，SPECTでFTDが証明されたケース

描画で，書式A，Bともに平然と0を描きます。問題は，この男性がADHDの診断を受けていたことです。0を描く確率は，FTD 3.3%，ADHD 6.9%と，この2疾患が多いのですが，とても落ち着いた描き方をするので0を描く以外にADHDらしさはないのです。

もう一度，図21の4人の描いた数字を見直して下さい。非常にそわそわと落ち着きません。これがADHDの描画なのです。ですからこの57歳の男性の0はSD-FTDから来るものであることは否定できません。

ADHDの時計描画の異常性に目をみはる

ADHD-DLBラインという医学的な関係があるのですが，DLB患者さんの不調のときの時計描画は驚くほど異常です。それと同様にADHDの中にもHDS-Rが満点近いのに0を描き続け，書き損じ続ける患者さんがいて驚きます（図23）。この67歳の男性は，HDS-Rスコアがいつも27ですが，平気で0を描いていました。メチルフェニデート（コンサータ®），アトモキセチン（ストラテラ®），クロルプロマジン（コントミン®）の組み合わせで，ようやく完璧に好調になったとのことです。CDTでも0が消え，針の書き損じもなくなりました。

3回目のCDTで出現したADHDのゼロ描画

筆者は，ある70歳男性の時計描画に0が出現するのを息をひそめて待ち受けていました。今までの当院の統計で，ADHDはゼロからのスタートが多いことが示されていましたが，ほかの研究者にそれを説明するのは困難が予想されました。認知症でもない

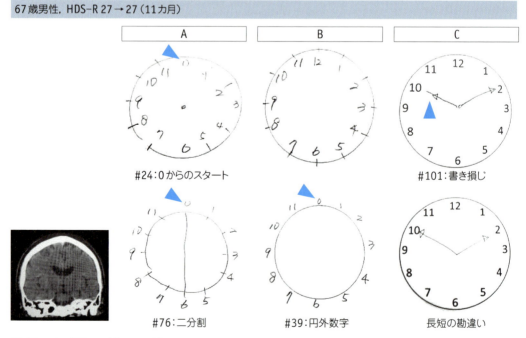

図23　0が頭から離れない様子のADHDにおける描画

のに0から描くわけがないだろうと批判されると思いました。

そして，ADHDどうしの結婚で妻の不手際にいらだっていたので，今日は描くだろうという予感がして，2回目のCDTから1カ月しか経っていなかったのですが，本例にもう一度，時計描画をお願いしたのです。

案の定落ち着かない様子で「また今日も描くのですか？」と言いながらいぶかしげな顔をして描き始め，ついに0が出現しました（図24）。ADHDはやはり0を描きがちです。

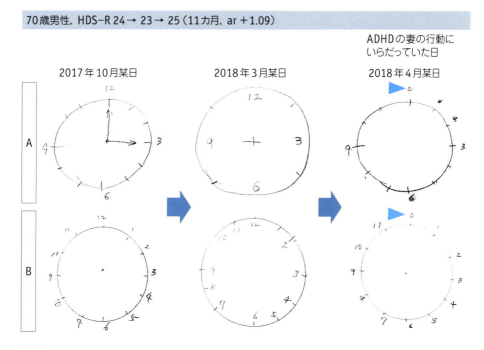

図24　ADHDにおいて3回目のCDTで出現したゼロ描画

#31：部分偏位，#32：全体偏位

数字どうしの間隔がおおかた90°以上開いたものを全体偏位，それ以下を部分偏位と呼んでいます。認知症全体の9.3％がこの異常を示しますが，平均HDS-Rスコアは13.6で重症指標というほどではありませんし，病型での特徴は出ていません。

全体偏位が起きる1つのパターンがあります。書式Aで過小となった方は，書式Bでの大きな円に戸惑い，数字の均等配置ができなくなります。図25の方は，いつもこの失敗パターンを再現しています。

#33：円との乖離

円から離れて内側に数字を描くケースに対して，病的と考える基準は1.5cmとしています。図26は，許容範囲ぎりぎりの絵（正常；乖離なし）3例と乖離ありと判定され

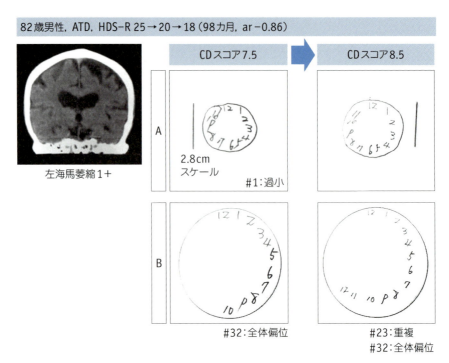

図25　いつも「自己防衛」で円を小さく描いていることがわかる症例

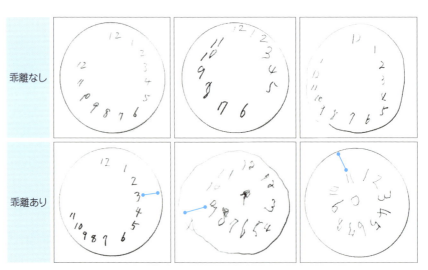

図26　円と数字の乖離の基準

る3例です．こういった動揺しない，バランス感覚のある症例を集積した結果，8cmの直径の円における異常は1.5cm以上とすることにしました．

当院データでは，円から離れて数字を描くのは，DLB，FTD，SDがATDの1.5〜2倍の頻度です．ATDは頭頂葉が萎縮して道に迷うのですが，書式Bでは円というガードレールがあるために混乱はしませんし，そもそも書式Aでは自分でガードレール

を描くわけですから問題はないようです。

最新データで，円から離れて数字を描いたのは16例で，平均HDS-Rスコアは12.1，CDスコア6.6，年齢80.0歳でした。異常コード数は平均2.4個ですから中等度の認知症が描くと言えるでしょう。

以下の異常コード#34〜39，41〜43，45，46の出現頻度については**表8**を見て下さい。

#34：列数字

時計の文字盤は丸い世界だったという記憶を失っていると仮定すれば，数字を縦書きに1列，2列と描いてしまうことが理解できます（図27）。

71歳女性はアスペルガー症候群の診断を受けており，現在DLBということで，7年間，ドネペジルを継続しているだけでフェルラ酸含有サプリメントも飲んでいません。今回HDS-Rスコアは踏みとどまりましたが，時計描画の数字がとんでもないことになったのです。この乖離が意識障害を思わせます。

DLBの症状が揃っている80歳女性は，CDTでは全体偏位だったのが二列数字に悪化しました。二列数字はFTDやSDに圧倒的に多いのですが，この女性の病理基盤がDLBだとしても，左側頭葉の萎縮（ブロッコリー）を反映して二列数字を描かせると仮定すると，それはそれで話が合うと思えました。全体偏位は，円の規模を無視していま

表8 数字の異常コード別の出現頻度（#34〜39，41〜43，45，46）

コード番号	34	35	36	37	38	39	42	41	43	45	46
異常名称	列	逆回転	二方向	外向き	竜巻	円外円上	夢の続き	時分混同	蛇足	数字融合	数字保続
全体（1,225）	43	27	7	9	6	68	34	5	63	3	7
平均年齢	78.7	82.6	79.6			77.3	80.4	77.9			
女性占有率（%）	76.7	80	59.1			57.4	77.1	59			
CDスコア	5.0	6.6	6.25			6	9.8	6.21			
CD異常数	3.02	2.93	3.59			2.87	3.79	3			
HDS-Rスコア	10.5	15.1	1			15.9	9.8	14.7			
年間変化量（ar）	−1.6	−1.78	−0.51			−1.34	−1.7	−1.63			
海馬萎縮度	1.55	1.56	1.57			1.48	2.03	1.5			
認知症合計（1,140，%）	3.6	2.37	1.93			5.79	2.78	6.49			
精神疾患・発達障害（85，%）	2.35	0	0			2.35	0	3.53			
ATD（497，%）	2.82	2.01	1.41			3.02	2.82	5.23			
DLB（180，%）	3.89	3.33	3.89			13.3	5.56	8.33			
FTD（122，%）	8.2	3.28	2.46			7.38	3.28	7.38			
PPA（91，%）	3.3	4.4	30.3			8.79	3.3	13.2			
VD（74，%）	1.35	1.35	0			1.35	0	6.76			
DNTC（12，%）	8.33	0	0			0	0	16.7			
SD・NFT（51，%）	5.88	1.96	0			1.96	0	0			

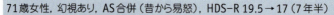
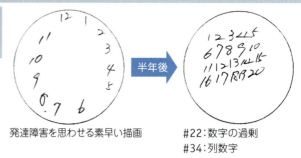
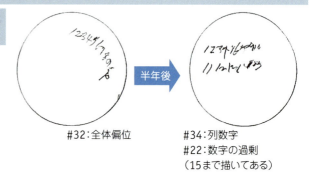
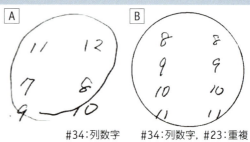

図27 列数字を示した3例

すし，二列数字は円の形状を無視しています。

　FTDの71歳女性はADHDの診断を受けていましたが，CT所見はFTDを示しています。HDS-Rスコアは悪化せず踏みとどまっていますが，時計描画では書式A，Bとも二列数字です。数字が飛ぶのは統合失調症に似ています。施行中に泣き出すという精神疾患のニュアンスを持っています。

　以上，列数字は，頻度は低いですが認知症でも精神疾患・発達障害でもみられます。同時に描く異常数は列数字を含めて平均3.0個ですから中等度以上の認知機能低下です。FTD，DNTCで頻度が8%を超えており前頭葉症状と推定されます。

#35：逆回転（図28）

　逆回転は，患者さんの頭に固定して存在する異常ではなく，時々刻々変わるもののようです。86歳の女性は，小さな円を描いたあと書式Bでは逆回転に変わりました。普通は，書式Bで全体偏位になることが予想されるのですが，珍しいケースです。この女性のHDS-Rスコアは良好に推移しているため，能力のある部分と，ない部分が混在して時計描画も変化するのでしょう。

　75歳の女性もそうですが，さほど書式Aの円が小さくなくても，逆回転になる方もいます。

　83歳女性は，ATD＋NPHですが，シャント手術で逆回転数字は改善しました。最近は，脳神経外科でも特発性NPHに変性性認知症が合併しやすいことが認識されており，タップテストのときに髄液アミロイドを調べる動きがあるようです。

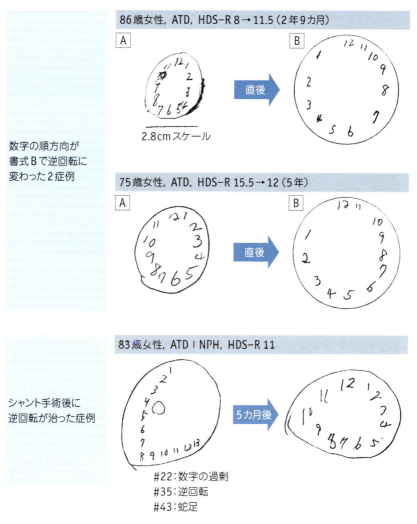

図28　数字の逆回転の描画がみられた3例

ATDが合併していると，シャント手術成績を単純には評価できなくなります。当然，変性を合併しないNPHでのシャント手術成績というものが，各施設での能力評価ということになるでしょう。

この女性は側脳室がタラコ形状ですのでFTDでなくATDだと思いますが，今回はATDでなくNPHが逆回転を起こしたと思われます。

#36：二方向

数字が12を起点として右回りと左回りの両方を描いてしまう現象で，稀です。

> **症例** ▶ 意識障害のほうが，硬膜下血腫より強く描画に影響（図29）

80歳女性。初診から3年3カ月の間にHDS-Rが26→21と推移してきている。定期CTにて左慢性硬膜下血腫を発見し手術することになったのだが，驚くことにCDTは改善。半年前の描画は非常に重篤だったが，ガランタミンやフェルラ酸含有サプリメントの後発効果なのか，手の震えもなくなり，CDTは満点になった。

そもそもHDS-R 21というのはCDTで満点をとりうるレベルです。以前の時計描画は意識障害による影響と考えてよいでしょう。二方向は稀ですが，DLBとSDに2%未満で出現し，ほかの病型では絶対に出ないパターンです。

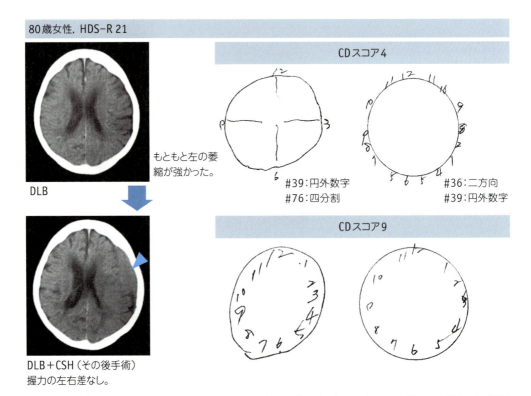

図29　レビー小体型認知症の意識障害のほうが，硬膜下血腫の圧迫よりも描画に影響した症例

第二章　時計描画テスト（CDT）

症例 ▶「時分混同」が「夢の続き」を引き起こした（図30）

　もともと12が想起できなかった中等度認知症の88歳女性。時計描画が悪化したとき，12の位置に15が想起された。時分混同である。その続きとして，16，17と書いていき「夢の続き」となってしまった。そして，その直後の書式Bで，二方向となった。

　海馬萎縮は軽いのですが，88歳という高齢脳のため勘違いが拡大されていくのでしょう。しかし，いよいよ数字が減っていくアパシー期よりはまだ期待が持てます。

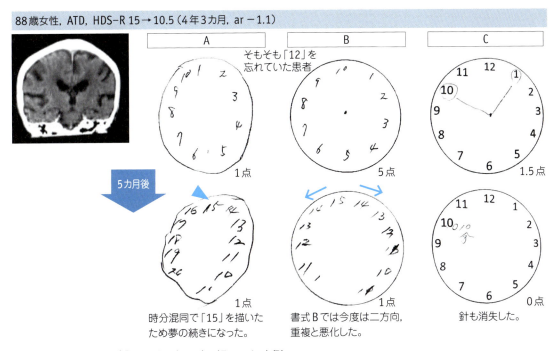

図30　「時分混同」が「夢の続き」を引き起こした症例

#37：外向き（内向き）

　時計描画施行中に紙を回していく方がいます。数字は外向きに向かって書かれてあるという記憶の誤りがあります。

症例 ▶ 珍しい異常コードが多発した超高齢者（図31）

　94歳で歩行能力を保っている女性。病型はSD・NFTと思われるが，珍しい異常が多発している。人の顔，外向き（内向き）数字，ゼロからの出発となっている。そもそも100歳に近い方のデータが少ないため珍しい。

　予備能力が低いために，書式を3つもこなすと回路がつながったり離れたりで，書式によっては改善，別の書式では悪化ということになる。意識障害ということではなく，高齢者脳の特性ということなのだろう。

症例 ▶ 3書式とも改善したATD+AS（図32）

　76歳の女性は半年後の時計描画で内向き数字が直っている。つまり内向きに描いたのは，おしゃれのつもりで描いたのではないと考えられる。

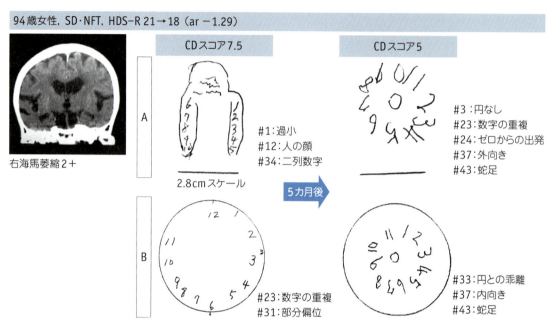

図31　正常に近いものの，小さな異常が多発する高齢者の描画

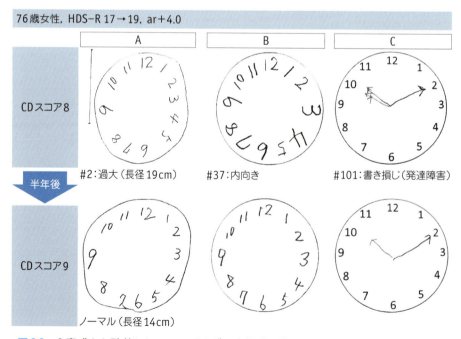

図32　3書式とも改善した，アスペルガー症候群を伴うアルツハイマー型認知症

#38：竜巻

　描いた円が小さすぎるのですが，数字は12個であることは覚えているため数字の後半が内側に回り込んでいく描画です．6例しか検出できなかったため疾患特異性は不明です．

#39：円外・円上数字（図33）

　円の外に数字を描く患者さんは稀ではありません．この現象が正常範囲なのか病的なのかの結論を導き出した症例があります．78歳の患者さんは，円外数字に数字重複も

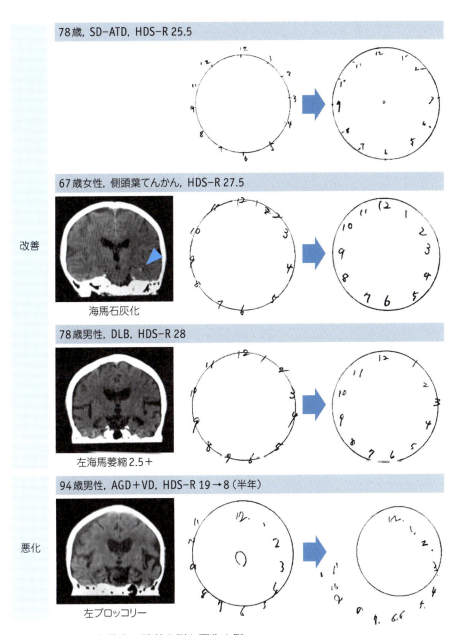

図33　円外・円上数字の改善3例と悪化1例

みられましたが，その後数字は円内に入っています。したがって，円外に描くのはその人の癖ではなく，認知機能の低下による現象と考えてよいのではないでしょうか。

症例 ▶ 側頭葉てんかんの67歳女性

3年間ドネペジルを処方されてから初診。易怒があるということでガランタミンに代えてクロルプロマジンを開始。9カ月後HDS-Rスコアが満点近くに上がってきたことで，認知症以外の疾患を考え始めた筆者は，海馬に小さな石灰化があることに気づき，日中ぼーっとすることがあるという夫の証言を得て，またCDTの数字が円内に入ってきたことから，意識障害系のてんかんと判断し，抗てんかん薬を開始した。

症例 ▶ 海馬萎縮の強い78歳男性

高学歴で77歳まで会社役員。意識消失，幻聴，寝言があり，海馬萎縮の強いDLBである。左側海馬萎縮2.5＋は悲観的な萎縮であるにもかかわらず，HDS-Rスコアはなかなか下がらない。教育のなす踏みとどまり効果とみている。現在フェルラ酸含有サプリメントしか飲んでいないが，それはそれでいいと思われる。運転はやめるべきである。

◎

1994年出版のCDT専門書[2]には，PDやPDDが円外数字を描きがちであると記載されていますが，当時はDLBも知られていませんでしたし，数字がこのように描かれるのはパーキンソニズムのせいではなく意識障害系だからと考えます。

当院データでは，DLBはATDの4倍強の頻度で円外数字を描きますし，FTD，SDといった語義失語系も多く描き，その理由は文字盤概念の喪失と考えられます。

症例 ▶ 円外数字が悪化した94歳男性

94歳と超高齢でVDの合併があるAGD男性。HDS-Rスコアの低下とともに数字もどんどん外に出ていった。ちなみに目は見えている。

● 文献

1) Rouleau I, et al：Quantitative and qualitative analyses of clock drawings in Alzheimer's and Huntington's disease. Brain Cogn. 1992；18(1)：70-87.
2) Freedman M, et al：Clock Drawing：A Neuropsychological Analysis. Oxford University Press, 1994.

#41：時分混同（図34）

　時計の文字盤は，普通は時間を1から12までの数字で表示しています。それを15,30，45などと描く場合は病的と考えられます。

　図の左2例は，80歳と比較的若く脳萎縮が少ないのに，このような描画をする理由は意識障害系（VDの虚血，DLBの夢の世界）だからではないかと推測しました。右の2例は萎縮も強く超高齢の男性です。

　最新データでは8人描いており，男性が5人含まれていました。年齢は82.6歳，HDS-Rスコア17.2，海馬萎縮1.7というのが平均値です。疾患は様々ですが，決して重症指標ではなく，むしろインテリだった方（時間に追われる仕事）が描くのではないかと思います。

　右上は92歳男性ATDですが，老化脳もあいまって予備能力が少ないのでしょう。HDS-Rスコアは踏みとどまっていますが，ちょっとしたことで時分混同を起こしてしまいました。

　CDTはMMSEと異なり，教育年数にあまり影響されないとは言いますが，コウノメソッドの3段階評価でCDTを行うと，男性2人が途中で修正していく努力を見せており，やはり頭を使ってきたことに由来するのではと感じます。

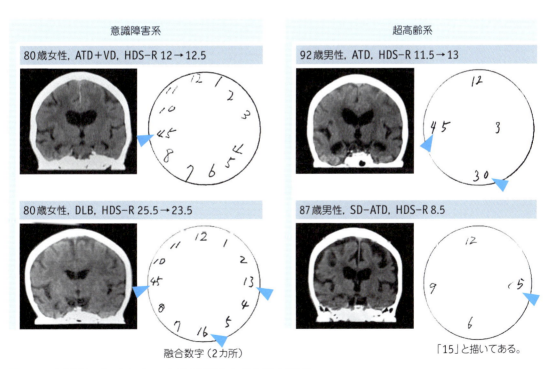

図34　時分混同がみられた4症例（意識障害系と超高齢系）

#42：夢の続き（図35）

　数字の過剰は，1から12以外に13以降も描きますが，12以降だけを描く（たとえば24まで）のを夢の続きと命名しました。DLBに多く，意識障害系の最たるものです。

症例 ▶ HDS-RとCDスコアの急激な悪化とともに夢の続きが出現した例

　DLBと思われる74歳女性。近医からドネペジルが処方されているため，筆者としては大きな治療方針の転換をすることができず，悪化するのを見守ることしかできない。HDS-RもCDTも急激に低下した。

症例 ▶ 夢の続きが消失した老年期うつ病合併例

　78歳女性。ATDと老年期うつ病の合併。抗うつ薬で自殺念慮が消えたと同時にCDTも改善した。
　この78歳女性症例の場合，ATDそのものよりうつ状態による仮性認知症が改善したというイメージになる。

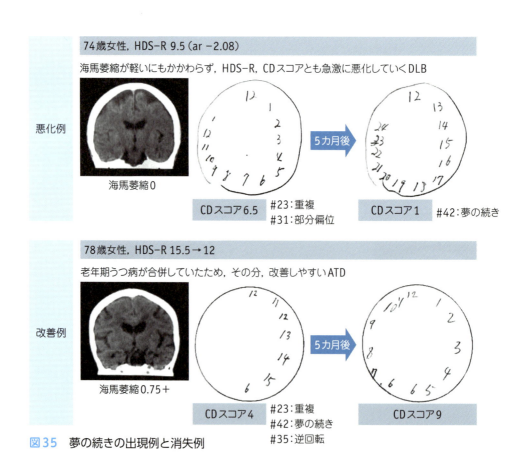

図35　夢の続きの出現例と消失例

動作性知能先行低下タイプのDLB 2例（図36）

　幻視のあるDLB 2例ですが，2人ともHDS-Rスコアは高いレベルで安定し，一方，時計描画は非常に点数が悪い例です。特に女性のほうは，二方向という認知症の0.44%にしか出ない異常に加えて，8～10がなくて右回転に夢の続き（13以上）が出ています。すべての数字が14個なので過剰とも言いにくいです。女性の時計描画はシチコリン注射1,000mgの10分後には改善して全体偏位だけになっています。2人ともいかにも意識障害系の描画と言えます。夢の続きは，各病型で出現しますが，DLB（5.6%）は，ATD（2.8%）の2倍になっています。

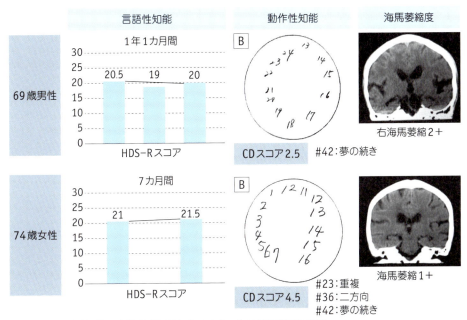

図36　動作性知能の低下が先行したレビー小体型認知症2例

#43：蛇足（図37）

　蛇足（よけいなものを描くこと）は，ピック病，SD系といったFTLDグループに多発するものです。したがって，もともとそのように描く人ではなく病的と考えてよいでしょう。

　90歳の女性はDLBと思われますが，国家公務員というきっちりした職務をこなしただけあって，4箇所数字を分単位まで表すという蛇足が生じました。同時に書式Cで10時の位置を認識できなくなっており（とりあえず12時），書式Bの蛇足とともに悪化しています。

　書式Bで突然，蛇足が現れた女性は71歳と若く，ATDのフロンタルバリアントと思われます。

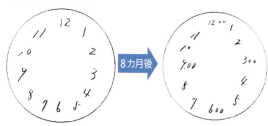
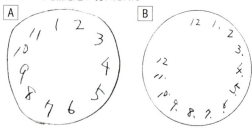

図37　蛇足の描画がみられた2例

#45：数字融合

図38に示すように，数字が融合してしまった3例は，軒並み意識障害系であることがわかります．2人はDLB，1人はATDで高血糖のとき描いており，血糖が正常化したときは正常描画になりました．

数字の数も少なく，数字概念どころか，数字自体の想起が難しくなりつつあるものと想像されます．

#46：数字保続

図39は30年前の症例です．ピック病は常同行動が特徴的なのですが，CDTでも同じ数字を繰り返すことに驚いた描画です．60代の患者さんだったと思います．

図40に数字保続がみられた2例を示します．

CDTにおいて，数字が思い浮かばないよりも，異常でもいいから数字がたくさん出てきたほうが認知機能は高いと考えられます．この83歳ATD患者さんは，書式Bにおいて数字が4個だったのが11個になりました．書式Cでは，珍しい数字の保続を見せています．数字が増えたのは，ドネペジルからガランタミンにスイッチしたからだと思います（この症例は集計後に出現したために，表8の統計には入っていません）．

図40下段は，幻視があり脳萎縮の強い83歳女性ですが，ATDかDLBか迷っています．CDTでも数字過剰（ATDに多い），放射線（DLBに多い）が混在し，鑑別しにくい絵となりました．

このように，当院データから確率論的に病型鑑別に役立てられないか試みています．

数字の保続は非常に異常性が強いですが疾患特異性がなく，その心理状態は解析が容易ではありません．意識障害系の絵なのですが，高齢者でHDS-Rスコア8といったレベルは，誰でも少しは意識が危ういと考えるべきなのでしょう．しかもATDとDLBは病理が重なります．

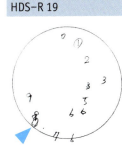
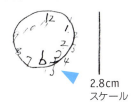

図38　数字融合を示した3例

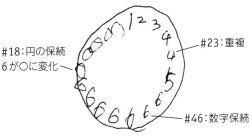

図39　FTDにおける数字の保続

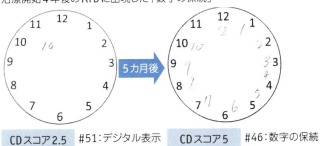

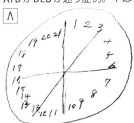
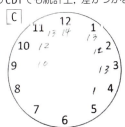
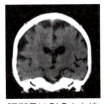

図40　数字の保続を見せた2例

書式C：針の異常

時計描画テストの中には，簡略式で教示する，時刻の針を描かせるだけのタイプもあるようです。それぐらい，針の描画は情報量が多いです。

針の異常には筆者は14種類あると認識しています。単なる加齢でも描いてしまうレベルのものとして「長短曖昧」があり，認知症の13.2％が描きます。多くの研究者がここまで厳しい採点はしないと思いますが，中には確信的に時針を長くする患者がいて，その病的記憶を見逃すことはできません。

10時10分を教示しているのに，どうしても12時に1本描いてしまう患者さんの多さには驚かされます。迷った挙句，12に描く場合もあれば，確信的に12に描く場合もあるのでしょうが「とりあえず12時」という異常コード名にしました。「三本針」は，必ず1本は12時に向かって描くため，両コードは統合して統計を出しています。

3番目に多いのがデジタル表示です。PPA（原発性進行性失語）の3割が描くという現象です。デジタル化で未来の若者は針を描けなくなると予言する研究者もいますが，まだまだ針を忘れては困ります。

#51：デジタル表示（表9，10）

医療の素人である患者さんのご家族が，目の前で時計の文字盤に患者さんにより描か

表9 針の異常（針の忘却，分概念の忘却）の種類と出現頻度

針の忘却	10.5% #51：デジタル表示 多 PPA		6.7% #52：数字マーキング 多 PPA	#53：針先マーキング
分概念の忘却	6.1% #61：10時50分現象		11.1% #62：とりあえず12時	#71：三本針 多 発達障害（18.8％），FTD，VD

太字は認知症にみられた頻度を表す。
DNTCは症例が少ないため，0から除外している。

表10 針の異常コード別の出現頻度（#51〜）

コード番号	51	52	53	61	62	71
異常名称	デジタル表示	数字マーキング	針先マーキング	10時50分現象	とりあえず12時	三本針
全体（1,225）	122	46	37	74		143
平均年齢	80.8	79.8		80.6		80
女性占有率（％）	72.1	75.6		73.0		85.3
CDスコア	4.56	4.78		6.96		6.81
CD異常数	3.08	2.91		2.28		2.2
HDS-Rスコア	8.38	10.0		14.7		16.1
年間変化量（ar）	－1.89	－1.45		－0.06		－0.59
海馬萎縮度	2.0	1.66		1.51		1.17
認知症合計（1,140，％）	10.5	6.67		6.05		11.1
精神疾患・発達障害（85，％）	2.35	1.18		5.88		18.8
ATD（497，％）	9.46	5.43		6.04		12.1
DLB（180，％）	10.0	7.78		7.22		9.44
FTD（122，％）	13.1	9.84		7.38		15.6
PPA（91，％）	29.7	17.6		7.69		7.69
VD（74，％）	5.41	5.41		1.35		17.6
DNTC（12，％）	8.33	0		50.0		0
SD・NFT（51，％）	3.92	7.84		0		11.8

コード番号	72	76	81	82	91	93	94	95	51+52+53
異常名称	放射線	分割	中心不通	直通	寸足らず	長短曖昧	逆方向	一方通行	PPAトリオ
全体（1,225）	19	30	36	32	21	163	17	28	
平均年齢	77.7	76.7		80.2		79.4	81.5		
女性占有率（％）	73.7	80		77.8					
CDスコア	5.05	5.62		7.52		7.5	7.5		
CD異常数	3.21	2.83		2.22		2.67	2.67		
HDS-Rスコア	14.6	13.8		16.1		17.7	15.7		
年間変化量（ar）	－1.92	－0.92		－0.76		－0.06	－1.29		
海馬萎縮度	1.2	1.55		1.31		1.31	1.34		
認知症合計（1,140，％）	1.67	2.63		7.54		13.2	3.77		
精神疾患・発達障害（85，％）	0	0		3.53		14.1	2.35		
ATD（497，％）	1.21	2.01		8.45		15.5	4.63		12.7
DLB（180，％）	3.89	5.56		7.22		12.8	3.89		15.6
FTD（122，％）	2.46	0.82		4.92		11.5	3.28		20.5
PPA（91，％）	1.1	2.2		8.79		12.1	5.49		39.6
VD（74，％）	1.35	5.4		8.11		12.2	4.05		10.8
DNTC（12，％）	0	0		0		8.3	0		
SD・NFT（51，％）	0	0		9.8		19.6	1.96		

れる数字を見て「こんなに悪かったの！」と驚く現象です。逆に改善した絵を見て，通院してよかったと思って頂ける材料にもなります。

デジタル表示を描いた患者さんの平均HDS-Rスコアは8.4，筆者はピックスコアの加点条件にHDS-Rスコア7以下を挙げていますが，このあたりが語義失語のラインです。ですからデジタル表示はいかなる病型でも描くものの，PPAが多いです。つまり，頭の中は「針ってなんだっけ？」となっています。

症例 ▶ HDS-Rがスケールアウトした後に時計描画の悪化を確認（図41）

66歳女性。海馬萎縮の左右差が強く病理基盤をFTDとするSDと思われる。初診時からHDS-Rは1点。明るい性格で歩行も正常。HDS-Rは0点なのでCDTが頼りだった。驚くことに書式Bではちゃんと数字を思い出したが，半年経過するとついに思い出せなくなった。そして書式Cは，数字マーキング＋デジタル表示だったのが，10時10分の針という教示に対して1の横に0を追加して10を作り出した。

◎

このようにCDTは，HDS-R 0点以後（重症）の評価に役立ちます。

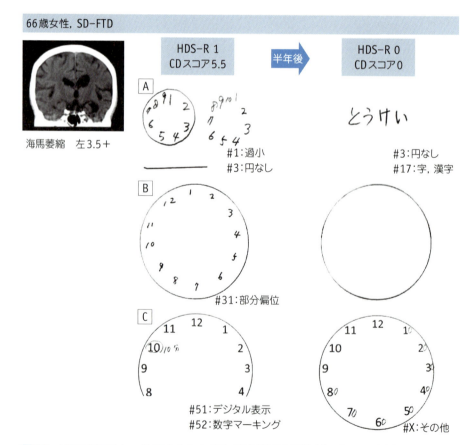

図41　HDS-Rでスケールアウトした後に時計描画の悪化がみられた症例

#52：数字マーキング（図42）

　10時や10分の場所まではわかっているのに針が想起できないため，10を○で囲む現象です。針は本当に記憶に残っていないのだと感じます。

症例 ▶ 数字マーキングからデジタル数字に変わる

　海馬萎縮3＋の治療困難と思われるSDの80歳女性。病理基盤はATDと思われるが，SDへの第一選択薬ガランタミンでHDS-Rスコアは31カ月でなんとか12→14.5と維持。針は最初，数字マーキングだったのが，デジタル表示に変わってきた。語義失語がより高度になってきた。

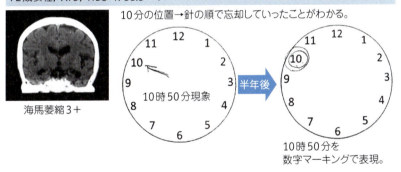

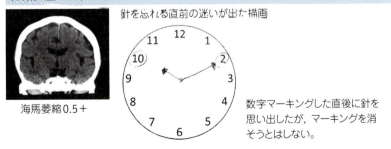

図42　数字マーキングをした3症例

| 症例 | ▶ 数字マーキングがダブルとなる

　　初診時は70歳で，すでにHDS-R 11.5しかなかった。その後ドネペジルを用いても急激に進行し，10時50分現象が，数字マーキング（ダブル）となった。ダブルというのは，10時も10分も10の位置をマークするという意味である。HDS-R 7といえば筆者が設定したピックスコアでの加点領域となっており，まさにSDとなった。CDスコアも半年で7.5→2に低下。左海馬の強い萎縮から，この経過は予想通りとなった。

| 症例 | ▶ 数字マーキング直後に正常な針を思い出す

　　83歳女性。リバスチグミン（リバスタッチ®パッチ）4.5mgだけで体幹傾斜を起こしてしまったDLB。針というのは，かなり異常になってから数字マーキングに移行すると想像していたが，この女性は数字マーキングのあと，正常な針を思い出した。書式A，Bとも満点であるのに，いきなり針そのものを忘れてしまうということがわかった。

　　正常な針から数字マーキングに移行する際に，異常な針など経由せず，ダイレクトに針そのものを忘れてしまうことをつかめたように思います。

#53：針先マーキング

　　こちらも，10時や10分の位置がわかっているのに，針が思い出せないために，針の先端がくる場所に点をつける現象です。数字マーキングと同じような意味合いですから，統計は統合しました。どちらか，あるいは両方描く認知症が6.7%になります。やはりPPAで頻度が高く，#51，#52，#53は失語トリオと言ってよいコードです。

　　図43は1,000人を超えるCDTのサンプルが正確な鑑別診断と結合されたときに，この78歳女性の針の描画が疾患特異的に変化していったことを示しています。

　　繰り返しになりますが，マンチェスターグループによるFTLD分類は，臨床上非常に大事で，SDを病理基盤の診断グループから切り離すとCDTの異常性をよく説明できるようになります。

　　この78歳女性は，HDS-Rスコアが45カ月で12.5から14と推移しています。つまりar（年間変化量）が＋0.40と良好です。したがって，同じ語義失語がある患者群の中で病理基盤はFTDではなくATDと推測できます。それでも，左側頭葉の萎縮が先行しているために語義失語なのですが，半年前に描いた時計描画が10時50分現象で，これはグラフにあるように疾患特異性がほぼありません。

　　しかし半年後HDS-Rが保たれているにもかかわらず針先マーキングとなり，これは実にSDに特異的と言えるのです。

SDの御三家（#51，#52，#53）（図44）

　　SDが#51，#52，#53を描く可能性は，認知症全体の3倍に上ります。このようにはっきり差が出た理由は，やはり病理基盤でなくマンチェスターグループによるFTLD分類にならって，SDというグループを設けたからでしょう。臨床医の鋭い洞察が，病

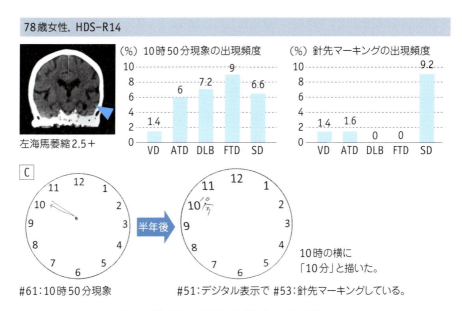

図43 SD-ATDの針の異常が疾患特異性を帯びてきた経過

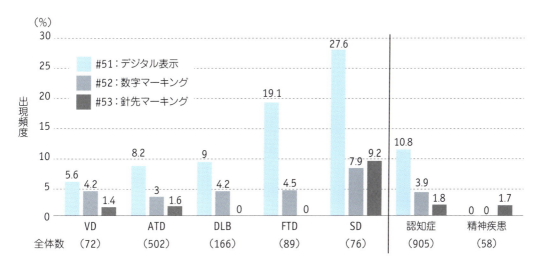

図44 「失語トリオ」とも言える，デジタル表示，数字マーキング，針先マーキングの病型別出現頻度

理分類を凌駕したことを感じさせます。

#61：10時50分現象

　分の概念が文字盤から読み取れなくなるために，10分と言われたときに2でなく10に分針を描いてしまう現象で，非常に頻度の高いものです。稀に2時10分に描いてしまう患者もいますが，これも10時50分現象と同じ理解でよいので#61に入れています。

　10分がわからなくなっている方は，教示に対して「あれ，同じところだよね」と助け

を求めてくるので、「それなら同じ方向にちゃんと2本描いて下さい」と助言して10時50分現象を完成させます。

　　VDとSD・NFTは正気さが残っている認知症なので、10時50分現象を描くことはほとんどありません。逆にDNTCは半数が描いたのですが、症例数が全体で12ですから意味があるのか不明です。いずれにしても老人斑を持たない認知症どうしでも、DNTCはSD・NFTより悪性度（前頭葉機能低下）が高いという印象です。

　　実例は図43に示した通りです。

#62：とりあえず12時

　　後で述べる三本針は、かならず1本は12時を向いているため、三本針の症例は、「とりあえず12時」にはカウントしません。ですから、1本、2本の症例のみ、この異常コードとなります。

症例 ▶ CDスコアが急激に悪化し「とりあえず12時」から数字マーキングに変わる（図45）

　　77歳女性はATDで、息子の送迎で7年通院していたが、最近ついに時計描画が乱れてきた。接客業だったので取り繕いは上手だが、時計描画を行うとその重症度がわかる。CDスコアは5ヵ月で7.5から2に急下降。頭の中の混乱ぶりがよくわかる。10時10分の場所がわからない過程が、「とりあえず12時」から数字マーキングになっていくことでわかった。

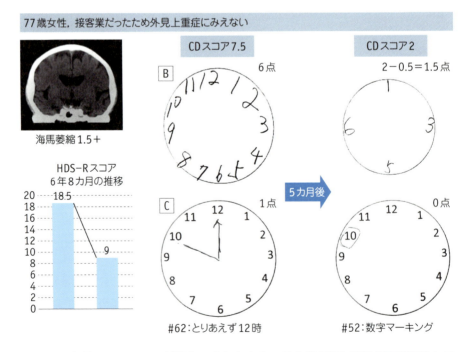

図45 7年間、ar－1.4で推移してきたものの、その後急激に時計描画が悪化してきたアルツハイマー型認知症

#71：三本針

　三本針は、よくみられる症状で、12時に余計な針を描いてしまう現象です。もともとそういう癖があるわけではなく、図46に示すように、治療によって消えたり出現したりするものです。

　なぜ12に針が向くのでしょうか。「時計の文字盤と言えば12がスタートだ、1ではない」という小学校のときに焼き付けた記憶が消えないからではないでしょうか。とりあえず12というスタートラインに印をつけないと始まらないという思いでしょうか。認知症よりADHDのほうが描く頻度が高いくらいですから、それを覚えていると現場で役に立ちます。

　つまり海馬萎縮なし、HDS-Rスコア27以上で三本針を描いたらADHDの指標になります。認知症で三本針を描くのは、平均HDS-Rスコア16に落ちてからです。

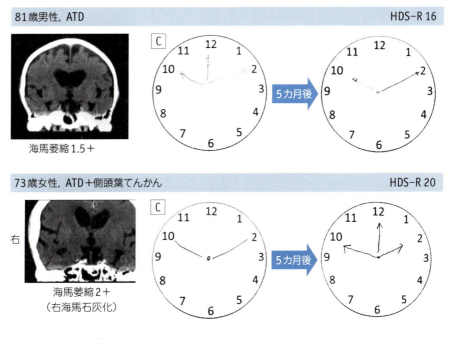

図46　三本針の消失と出現

症例　三本針を描く、糖尿病性認知症ではないかと思われる女性

　80歳女性。30年前から糖尿病でインスリン使用。糖尿病は他院で治療しているが、本人管理が非常に悪く、食後血糖が時に400になるような方である。娘はうつ病で離婚したばかり。海馬萎縮はなく、この女性こそが深澤ら[1]が提唱している糖尿病性認知症ではないかと考えている。遅延再生はいつも6点満点である。直通（12時経由）の針が今回三本針になった。

この症例女性には12は絶対に必要という勘違いがあるということです。これが認知症やADHD・精神疾患にみられる三本針形成の深層の理由なのでしょう。

● 文 献

1) Fukazawa R, et al：Subgroups of Alzheimer's disease associated with diabetes mellitus based on brain imaging. Dement Geriatr Cogn Disord. 2013；35(5-6)：280-90.

症例 ▶ ADHDの三本針

76歳女性（図47）。初診時からATD-MCIと思っていたが，HDS-Rが低下しないので問診し直してADHDとわかった。アトモキセチン（ストラテラ®）で集中力は増したが，CDTは相変わらず書き損じが多く，その慌てぶりは相当なものである。三本針を描いてしまうのは，ADHDの特徴である。

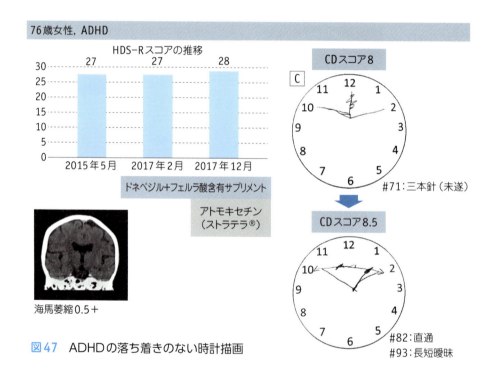

図47　ADHDの落ち着きのない時計描画

症例 ▶ 統合失調症の三本針

70歳女性。ADHDを素地として28歳で発病した統合失調症である。現在は対人攻撃性などなく，ゆるキャラになっていて，猿も木から〜のことわざの意味を聞くと「バカ（のこと）」と答える。2年半前の筆者の狭い知識からはピック病に見えた症例である。その後もHDS-Rはまったく低下せず，CDTでは決まって三本針を描き，認知症のようなCDTの変動がない。数字も，続き数字でないところが認知症とは違うと感じる。

#72：放射線（表11）

認知症の1.7％でみられる珍しい描画ですが，DLBに多いです。想像するに秒針の動きが残像として残っていたり，12に分割しなければならないという勘違いが起きていたりするのでしょうか。海外では（自転車の）リムと呼ばれています。HDS-Rスコアのar（年間変化量）は－1.92と非常に重症指標となります。

表11　針の異常（本数・位置の異常，針形状の忘却）の種類と出現頻度

本数の異常	1.7%　#72：放射線　多 DLB	2.6%　#76：四（二）分割
位置の異常	7.5%　#81：中心不通　#82：直通　#91：寸足らず　#81, 82, 91　病型の特徴なし	
針形状の忘却	13.2%　#93：長短曖昧　多 SD・NFT	3.8%　#94：逆方向　#95：一方通行

太字は認知症にみられた頻度を表す。

図48のグラフに示すように166例のDLBの3.6％が放射線を描き，その頻度はほかの病型のおよそ3倍です。興味深いことに，SDになると放射線すら出てきません。

放射線が分割と同じような心理から描かれる可能性を示した症例があります（図48，右上）。86歳女性の症例は，初診から1カ月後にCDTを再検すると放射線は四分割に変わりました。これは2種とも出現しやすい病型として，2種を合わせた頻度は1位がDLB，2位がVDなのです。海馬萎縮は比較的軽いため，またHDS-Rの遅延再生が4/6と良好なため，本例もDLBである可能性は否定できません。

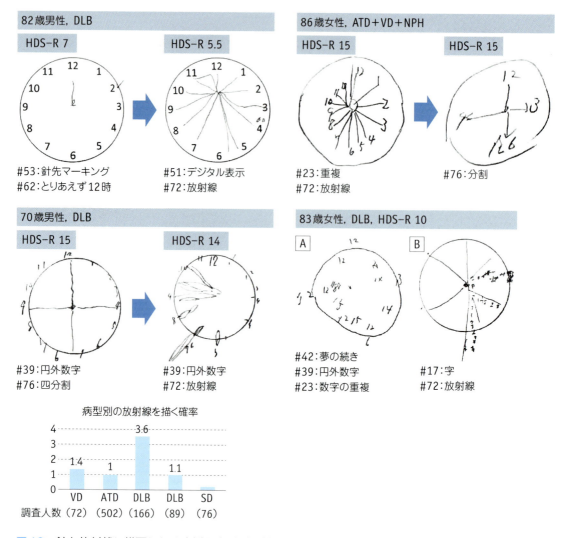

図48 針を放射状に描画した4症例と病型別の放射線頻度

#76：四分割

　時計の円の中を12-6時，9-3時の方向へ2本線を描いて空間を四等分する方は認知症の2.6%でけっこう多いです．DLBに多いのはやはり放射線と同類で，幻視の延長かと思えるのですが，VDにも意外と多く，割合軽症の方でも描いてしまうことがあります．

　数字も描かずに四分割するのとは意味が違で，四分割してから数字を描いていく場合は几帳面で知的な描画と理解できないこともないです．なぜなら四分割は，FTDでは1人も描かないし，SDも1%程度しか描かないからです．

　HDS-Rスコア年間変化量は，放射線の－1.92に比較して－0.92ですから悪化速度も放射線とは大きく異なります．

症例 ▶ 4方向への強い意識を持つ女性（図49）

　　ガランタミンとフェルラ酸含有サプリメントで18カ月，HDS-Rスコア，CDスコアともに保っている76歳女性。ことわざの意味がわからない語義失語のため，当初は「時」を数字につける蛇足がみられたが，改善して消えた。4箇所数字だったのが四分割に変わったが，結局360°の円の中で4方向への強い意識が残っていることになる。

◎

　　82歳の女性（図49，下）は，書き損じが増えて，0が出現してきたのですが，これはADHDがベースにあったことを示していて認知症悪化で書き損じが増えたのではありません。

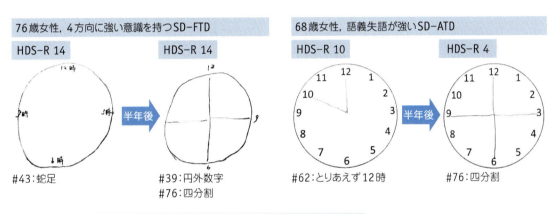

図49　四分割が時に出現するなど，継続している症例

　　以降の異常コードは，高齢者だとうっかり描いてしまう程度のもので，疾患特異性もありません。病型によって出現頻度に差がないということは，生理的な間違いに近いということです。

#81：中心不通

　　針は2本描いているが，明らかに中心を通っていない場合。
　　次に挙げる直線状の針の場合は，中心を通っていないことが多いですが，その場合は中心不通とは言わず，直通と言います。

| 症 例 | ▶ 12時への執着がみられた女性

78歳の女性（図50，左上）。VDらしく長年HDS-Rスコアも時計描画も悪化しない。しかし，どうしても12時への執着が抜けきれない様子が窺える。

#82：直通

2本の針が直線状に並んで，しかも中心を通るなら10時20分です。それを，中心を外して直線で10と2を結ぶ患者さんが多いのですが，これは異常とみなされます。

| 症 例 | ▶ 直通の針が自然に正常化した女性（図50，右上）

83歳女性，DLBである。10時10分の針を教示すると直通の針を描いていたが，特に治療法を増やしたわけでもないのに，自然に針が正常化した。したがって，直通の針は，そういう針を描く癖があるのではなく病状のひとつだと考えられる。

#91：寸足らず

針は中心から外に向けて出ているという時計の構造の記憶を失うと，中心からでなく目標とする数字の付近だけに針を描くことになります。言ってみれば，針先マーキングよりはまし，という形です。

図50の下段に寸足らずの2例を掲げました。

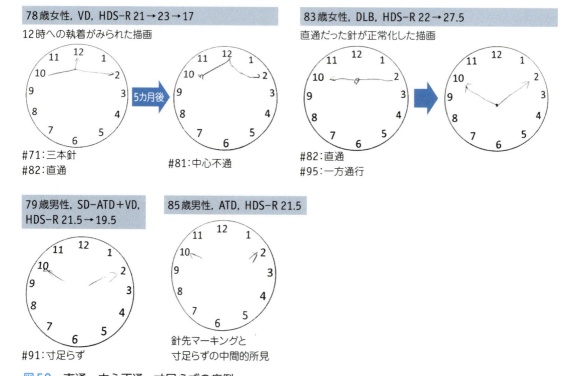

図50 直通，中心不通，寸足らずの症例

#93：長短曖昧（図51）

　　長短曖昧は，頻度の高い描画です。認知症全体での頻度は13.2％もあり，DNTCを除く全病型で均等に10％を超え特異性はありません。長短曖昧の患者は，少なくとも10時と10分の位置はわかっているので重症ではありません。描画中の患者の動揺や迷いを観察していると確信型，迷い型，長短概念忘却型の3タイプあることがわかります。

　　一番軽症は，どちらが長針だったか思い出そうとして迷う「迷い型」，その次が「確信型」。時間と分では時間のほうが大事だから時針は長針に決まっている，と勘違いしています。

症例 ▶ 語義失語が「確信型」描画に表れたと思われる女性

　　57歳と若く，HDS-Rスコアは0点という典型的なFTDによるSD（図51，下）。絵がとても上手で針の描き方も美術的にうまい。確信的に時針は長いに決まっていると思っているようだ。迷っていないので，筆者は確信型と呼んでいる。

　　重いのが「長短概念忘却型」で，針の長さは2種類だったことを忘れている。

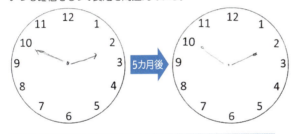
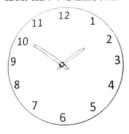
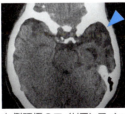
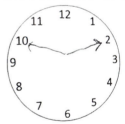
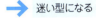

図51　長短曖昧における心理状態の類型

#94：逆方向

中心部に向かって矢印を描いた場合がこれに当たります。矢印の方向が時刻を示すという概念がなくなっているためこうなります。次に述べる「一方通行」もそうですが，そのような記憶の曖昧さで出現するものの，病型による特異性はありません。

症例 ▶ 初診時も意識障害系の描画が解消した後も，逆方向針がみられる

中等度の認知症の74歳女性。初診時は意識障害系の描画をしていた。そして，初診時も改善時も逆方向の針（図52）になっている。初診時は，10時と10分の方向にちゃんと線が描かれ，それを含めた放射線になっていて，その中での逆方向針が出ている。

◎

逆方向自体は，DLBは描きませんので，これは意識障害とは関係ないようです。

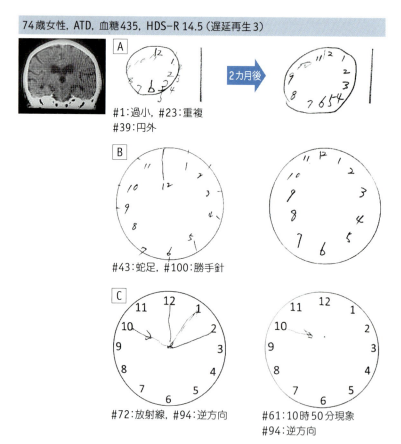

図52　意識障害系の描画が2カ月で解消したのちも逆方向針がみられた症例

#95：一方通行（図53）

　一方通行は，疾患特異性がないですが，HDS-Rの中等度の患者さんで出たり消えたりする現象で，病状の微妙な変化を知らせる場合があります。

症例 ▶ 悪化して「一方通行」が出現

　75歳女性。初診時から左手で右肩をたたくことができず，語義失語のあった方で，HDS-Rはar －3.48と速い速度で悪化していった。最近時計の針が一方通行に変わったのだが，寸足らずとなっている。

　語義失語が一方通行を描かせたものと理解される。

症例 ▶ HDS-Rスコア上昇とともに「一方通行」も改善

　もともと，せん妄を起こしたことのある83歳女性。HDS-Rスコアが上がったのに従って時計描画も3書式ともに改善した。

　強い海馬萎縮，虚血という悪条件の中，ガランタミンの後期効果，歩行を邪魔しないハロペリドールの用量，シロスタゾール，セルトラリン低用量の総合的な効果のようだ。

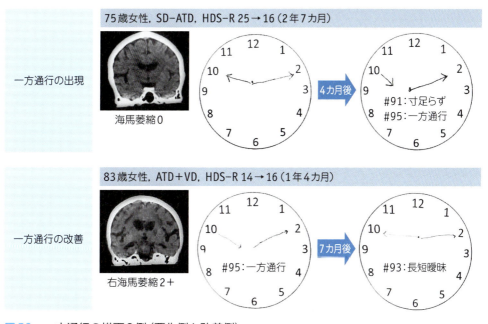

図53　一方通行の描画2例（悪化例と改善例）

6 発達障害（ADHD）の特異性をみるのに有用な描画（勝手針，書き損じ，円のすれ違い）

筆者が発達障害をみるようになってから2年半経ちます。そしてここ1年で，ADHDがCDTにおいて診断学的価値のある描画を高頻度に見せてくれることに気づきました。

1) 書式A，Bにおいて針を描くように教示する前に，勝手に針を描く患者さんが認知症より多いです。「#100：勝手針」としました。

2) 慌てて描き間違えて，そのままというのが認知症，間違いに気づいて訂正するのがADHDです。ですから「#101：書き損じ」というコードは認知症ではあまり出ないものです。

3) 書式Aで慌てて円を描くため，ちゃんとした円になりません。「#102：円のすれ違い」と命名しました。もっとも，眼球が動かないPSPや距離感覚がわからない小脳失調でも円の描き始めと終わりが結びつかないことはあります。

以上の3コードは，昔は統計に入れていなかったため今回，頻度などは報告できませんが，認知症かADHDか迷う症例に出会った際にけっこう役立ちます。つまりADHDにおいては，HDS-Rスコアが高い，CDスコアが高い，海馬萎縮がないという3項目のネガティブデータに加えて，時計描画での異常コード3種がポジティブデータとして検出できます。

そして精神疾患・発達障害の統合したグループでは，認知症に比べて，「#1：過小」は認知症の1.5倍，「#24：ゼロからの出発」は認知症の8.4倍，「#62：とりあえず12時」＋「#71：三本針」は認知症の1.7倍出現します。

7 描画の判定に関連して

時計描画自動採点システム

ユメディカ（大阪）が，筆者のこの採点法に従って採点をしてくれる時計描画自動採点システム「クロッキー®」を開発しました。定性評価も表示されますし，描くのにかかった時間も記録されるため経時的変化の評価にも便利です[脚注1]。

脚注1：本製品は現在販売休止中で，認知症研究者，認知症専門医との共同研究に限り，製品の提供が行われている。

描画の総合判定

コウノメソッドのCDTは3書式から異常を漏らさず検出できます。評価が定量と定性になりますが，定量（CDスコア）が高くても異常コードが多い場合には，これも重症であることを見逃さないように工夫してあります。

アパシーだと消極的描画（数字や針が足りない，出てこない），ATDとピック病だと積極的描画（余計なものを描く），意識障害系のDLB，肝性昏睡，脳腫瘍，せん妄などだと意識障害系描画（円外数字，放射線）となりやすいです。

　消極的描画では，得点が少なく，異常コードが少ないです。積極的描画だと得点が高く，異常コードが多いです。また，絵の震え，筆圧の弱さからパーキンソニズム，小脳失調が発見できます。

　ADHDは前述のように，慌てて描く様子を観察しましょう。

　以上のように，認知症準備状態，精神疾患・発達障害が混在しているMCIの患者群の中から，CTでの主に海馬萎縮度，HDS-Rスコア，CDスコア・異常コードの3種の武器を使って，最悪でも経過中に認知症でないことを察知し（可能なら初診時に），正しい診断ができるようになると思います。あとは1人でも多くの患者経験を積むことでしょう。

第二章

認知症病型の鑑別は可能か

　Shulman[1]は2003年に，CDTを認知症病型の鑑別に役立てるのは不可能だと結論づけています。しかし，紹介された18施設の研究で検査された認知症患者数は平均114.4例（一番多い研究ですら431例）でした。認知症病型が大方4タイプあるとすると，1疾患29例足らずのサンプルでは，差が出ないと思います。

　筆者のデータからは，ある程度の異常性がみられる絵は，患者さんの病態（意識障害系，語義失語系，FTLD系）によって，ほかの病型より2倍以上頻度が増すものがあるということがわかりました。

　それをもって鑑別診断するまでには至らないにしても，自分の診断と絵の異常性が理論的に結びつけば，医師も納得がいくし，治療方針の探索や治療成果（絵が改善したとき）の確認に役立つと思います。

　願わくば，筆者の3段階試行方式を行い，同じ採点法に追随して頂いて，国際標準にもっていければ，CDTの意義も増すと思います。

●文 献

1) 福居顯二，監訳：臨床家のための認知症スクリーニング─MMSE，時計描画検査，その他の実践的検査法. 新興医学出版社, 2006.(Shulman KI, et al: Quick Cognitive Screening for Clinicians：Clock-drawing and Other Brief Tests. CRC Press, 2003.)

CDTによる病型診断
――2017年トライアル

前述の異常コードが病型ごとに特性を持つかどうかを考察しましょう。今回新たに行った1,000人を超えるCDT研究を，2017年トライアルと称することにします。

少しでもサンプルが多いほうがよいのですが，病型診断が命ですので，次に挙げる症例（生前の疑い病名）は解析から除外しました。

進行性核上性麻痺（PSP）22例，嗜銀顆粒性認知症（AGD）6例，アルコール関連認知症（ARD）7例，正常圧水頭症（NPH）単独例5例，大脳皮質基底核症候群（CBS）4例，糖尿病性認知症2例，ロゴペニック型失語（LPA）5例，脳血管障害による失語症4例，その他（脳腫瘍，肝性昏睡など）の合計例。今後診断がどうなるかわからないMCI 28例も除外してあります。

逆に，失語のある認知症は病理基盤がATDかFTDかわからない症例が多いため，PPAとして統合して解析に入れました（これは大成功でした）。

解析対象

時計描画を解析したのは，認知症905例と精神疾患・発達障害58例です。これら症例の，CDT施行時のHDS-Rスコア，CDスコア，海馬萎縮度，年齢の各平均値と性別は表12にある通りです。

結 果

脳血管性認知症

最も時計描画で異常が出にくい病型です。過大円，円なし，ゆがみ，二重円，数字の過剰・重複，ゼロからの出発，針の二方向，外向き，竜巻は1人も描きませんでした。

逆に，とりあえず12時・三本針を他型認知症より多く描くというのは驚きでした（なお，χ^2乗検定はしていないので，少ない印象／多い印象という意味でご了解下さい）。

アルツハイマー型認知症

当型で特異的に多かった項目は，1項目もありませんでした。

表12　CTDにおける病型別の異常コードの頻度（2017年トライアル）

	人数	男性	女性	平均年齢	HDS-Rスコア	CDスコア	海馬萎縮	他の病型より多い異常
ATD	502	132	370	80.1	16.3	7.77	1.46	
DLB	166	54	112	80.1	18.6	7.2	1.25	#23, #39, #42, #72
FTD	89	24	65	77.5	12.6	5.54	1.77	#3, #23, #24, #34, #62, #71
SD	76	20	56	78.5	10.8	5.66	1.72	#3, #13, #15～18, #39, #41～#43, #45, 46, #51～53
VD	72	15	57	80.1	19.3	7.85	0.81	#62, #71
精神疾患発達障害	58	16	42	65.1	26.3	8.45	0.49	#1, #24, #62, #71

円の異常	#1：過小, #3：円なし
数字の異常	#13：外観のみ, #15：末尾数字, #16：針のみ, #17：字, #18：円の保続, #23：重複, #24：ゼロからの出発, #34：列数字, #39：円外, #41：時分混同, #42：夢の続き, #43：蛇足, #45：数字融合, #46：数字保続
針の異常	#51：デジタル表示, #52：数字マーキング, #53：針先マーキング, #62：とりあえず12時, #71：三本針, #72：放射線

レビー小体型認知症

　VD, ATD, DLBの平均年齢はまったく同じですがDLBの脳萎縮度が一番軽い平均値となっており、その割に166例の異常検出率が139％（1人1個の異常より多いという意味）と3型の中で最も多いです。これは意識障害系だからと思われます。

　DLB特有の異常は、重複、円外数字、夢の続き、放射線です。いかにも意識障害を反映しています。

ピック病

　ピック病とSDは、178.7％、173.7％というように、異常検出率が最も高い2型です。この2型はCDスコア平均値も、HDS-Rスコアの平均値も低いです。HDS-Rスコアが低い集団を他と比べたら時計描画も異常度が高くなるのは当たり前ですが、現実として障害度の高い患者さんとして来院するというイメージをお示ししようと考えました。

　ピック病特有の異常は、円なし、数字の重複、ゼロからの出発、列数字などです。ほかには、分割は稀であり、前述したように分割は認知機能が下がる状況の中にあって知的な行為と考えられます。

原発性進行性失語（病理基盤を問わない）

　語義失語があるかどうかは、描画に現れる思いもよらない異常からもわかります。HDS-Rも7点以下になることが多いのですが、日常生活能力が意外と残っている患者さんもいます。複雑で変化に富む生活でなければ惰性でやっていけるようです。

　過去の米国の論文[1]では逆回転はATDの特徴と書かれてありますが、違います。ど

ちらかというと失語系の描画です。

　SD特有の異常は，デジタル表示，数字・針先マーキングです。それを患者さんが描くのを見ているご家族は，この異常描画に驚きます。

●文献
1）　Freedman M, et al: Clock Drawing. A Neuropsychological Analysis. Oxford Univesity Press, 1994.

第二章

I CDTが有用と考えられた症例

1 時計描画の急激な悪化を認めたATD（図54）

75歳の平均的なATDでしたが，HDS-RスコアもCDスコアも劇的に悪化しました。処方の見直しをせざるをえないです。3書式とも典型的な時計描画の悪化パターンです。書式Aでは数字を忘れてしまい，書式Bでは数字の個数や配列を忘れ，書式Cでは10時の位置がわからなくなったということです。

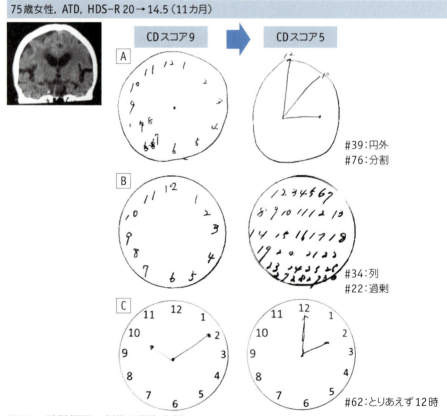

図54　時計描画の劇的な悪化症例

2 時計描画の全面的改善を示したATD（図55）

　81歳女性，ATDです。ドネペジルとルンブルクスルベルス含有サプリメントで3書式とも典型的な改善を示しました。CDスコアのつけかたも参考に示しておきます。

　書式Aでは円が大きくなった，Bでは偏位距離が短縮，Cでは針が出現しました。HDS-Rスコアは9→7と大幅な低下なく推移していますし，予備能力やデイサービスの影響により踏みとどまることがあります。やはり海馬萎縮が軽いことが，改善を予測したかもしれません。

　ちなみに，ドネペジル投与後にCDスコアが上昇した16人のうち12人のご家族が「日常生活で改善が感じられた」と言っていました。つまりCDスコアの上昇と家族の評価の一致率は75％です。

81歳女性，ATD，HDS-R 9→7，ドネペジル＋ルンブルクスルベルス含有サプリメント

CDスコア5 → CDスコア6.5

A
2.8cm
#1：過小
1−0.5＝0.5

#17：字
1

B
#32：全体偏位
（6＋4）÷2−0.5＝4.5

#31：部分偏位
（6＋5）÷2−0.5＝5

C
#51：デジタル表示
#53：針先マーキング
0

#61：10時50分現象
#91：寸足らず
1−0.5＝0.5

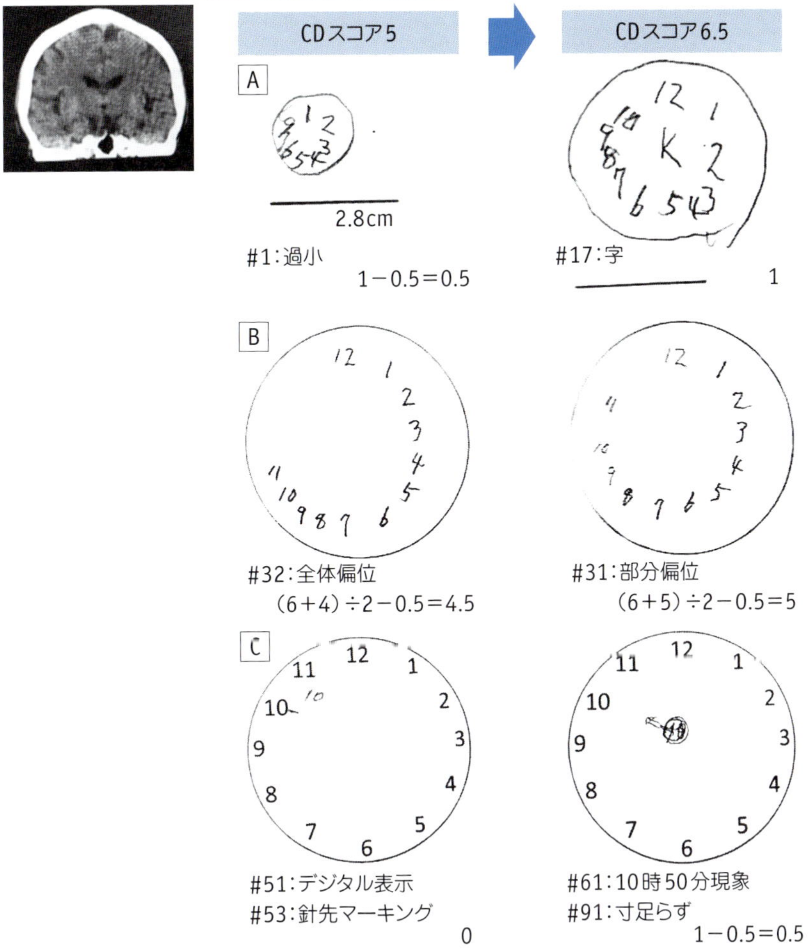

図55 時計描画の全書式で改善傾向を示した症例

3 点滴の治療効果を時計描画で確認（図56）

　この症例は，SD-AGD＋VDと思われますが，93歳と高齢なのでDLBでなくても意識障害パターンとなってしかるべきです。初診から52カ月経過し，HDS-Rスコアのar（年間変化量[脚注1]）は，−2.5点（19→8）。未治療群以上の速度で落ちてきました。

　このような場合は一般の治療にしがみついても治りません。今回シチコリン1,000mgで即座に描画が改善したので，CDPコリンなどの覚醒系を中心に処方変更していけばよいのではないかという治療の糸口をつかみました。

　また，超高齢者は，抗酸化物質でアンチエイジング治療をするイメージで処方すると認知機能も上がります。シチコリンにも抗酸化作用があり，覚醒するだけでなく本質的に記憶力を改善していく可能性があります。

脚注1：年間変化量の計算法：19点だった人が4年4カ月で8点になった。52カ月で11点下がったのだから，計算式は11÷52×12＝2.53となり，約2.5点ずつ毎年落ちてきたということになる。

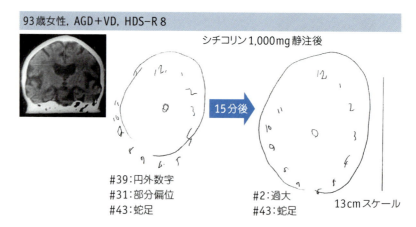

図56　シチコリン注射による覚醒効果がCDTで確認できた症例

4 PSPの二重視が時計描画に見事に反映（図57）

　眼球がど真ん中に固定している典型的なPSP顔貌の84歳です。時計描画によって，この女性が有している世界がよくわかりました。高額な機械を使わなくても患者さんの世界が理解できるという意味でCDTはすぐれた検査です。

　時計描画を客観的に数値化したい研究者に対しては，今回異常コードを作成し，検者間で差が出ない採点法も確立したので，ぜひ本書を参考にして多くのリサーチを行って頂きたいと思います。さらに，ADHDを時計描画で察知する初めての試みも紹介しています。

84歳女性，PSP，HDS-R 16

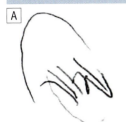
#1：過小

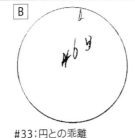
#33：円との乖離

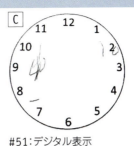
#51：デジタル表示
#43：蛇足

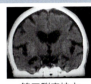
第三脳室拡大

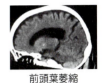
前頭葉萎縮

図57　眼球が動いていないことが時計描画でわかった症例

●コウノ式CDTの初期の発表と著書

- 河野和彦，他：痴呆患者に対するThe Clock Drawing Testの新しい採点法とその有用性について．老化と疾患．1994；7(12)：1875-85．
- 河野和彦，他：時計の絵を用いた痴呆症の早期発見．第43回日本老年医学会学術集会，2001，大阪．
- 河野和彦，他：痴呆症のスクリーニング検査としての『時計の絵』の評価法の検討と有用性．第44回日本老年医学会学術集会，2002，東京．
- Kono K: "Alzheimerization" and the clock drawing test. 2nd Annual Dementia Congress. 2003, Washington DC.
- 河野和彦：プライマリケアのための痴呆診療技術．フジメディカル出版，2002．
- 河野和彦：痴呆症臨床における時計描画検査(The Clock Drawing Test, CDT)の有用性．昭和病院雑誌．2004；1(1)：76-89．
- 河野和彦：痴呆症臨床における時計描画検査(The Clock Drawing Test, CDT)の有用性．バイオメディカル・ファジィ・システム学会誌．2004；6(1)：69-79．

●コウノ式CDTを紹介，利用した例

- 小海康夫(札幌医大医学部フロンティア医学研究所)：留萌市独居高齢者栄養実態調査　平成24年度実施分経過報告書．平成25年11月22日．
- 片山　壽，他：検証　4年目を迎えた尾道市医師会認知症早期診断プロジェクト(最終回)中核・周辺症状を考慮した"尾道方式治療マニュアル"づくりへ新たな挑戦― CDT(時計描画テスト)で500症例を集積して検討．クリニックマガジン．2007；3：39-42．
- 巻幡榮一，他：在宅医療連携拠点事業成果報告～因島医師会の在宅医療・介護への取り組みについて．[http://www.ncgg.go.jp/hospital/overview/organization/zaitaku/suisin/kyoten/06077221_ppt.pdf]
- 平成26年度老人保健事業推進費等補助金事業　「高齢者生活実態追跡調査」―地域包括ケア実現にむけての『社会診断』手法の開発―報告書．平成27年3月．
- 丸田高広，他：認知症の脳ドック健診における時計描画試験の有用性．人間ドック．2014；29(4)：571-6．
- 佐藤弘子，他：リハビリ医療における認知機能スクリーニングについて―時計描画検査(CDT)を中心に．認知リハビリテーション．2010；15(1)：36-44．
- 岩丸陽彦，他：時計描画テストと改訂長谷川式簡易知能評価スケールとの相関について．[www.netnfu.ne.jp/heart/educate/no4/iwamaru.pdf]

まとめ　CDTですべてがわかるということではない．しかし，忙しい外来で被検者のプライドを傷つけず，病状の推移や治療効果の概要がわかる点で，プライマリケア医にとってHDS-Rスコアと同時にぜひ行いたい検査である．

第三章

大人の発達障害

大人の発達障害が認知症と関連していると気づいたときは大きなショックを受けました。大人の発達障害については2017年頃からマスメディアに取り上げられるようになり，認知症が社会問題になり始めた頃を彷彿とさせます。

　自分の専門領域以外のことであれば，何も知らずにすませることもできました。しかし外来で問診を続けた結果，認知症のご家族に発達障害の方がいて，お互いが病状に悪影響をきたしている事例があること，認知症患者さん自身も発達障害だったために病状が修飾されていることがわかりました。いちばん問題だったのは，認知症予備軍と思っていた患者さんが発達障害による記銘力障害だったということです。

　橘高[1]は，認知症と発達障害の共通点は，認知機能の障害，社会生活の困難さ，脳内に病因がある点，持続性の4点だとしています。

　内山は，出身大学（順天堂大学）に，認知症や高齢者を専門としている精神科医が多いので，大人の発達障害の話をすると「認知症と同じだよね」と多くの医師が言うと述べています[2]。つまり，大人の発達障害と認知症は誤診される可能性が低くはないということなのです[3]。こうなると，認知症専門医は発達障害にノータッチでいることはできません。

　大人の発達障害の中核を占めるのが，注意欠如多動性障害（ADHD）です。認知症外来担当医師は，とりあえずこのADHDを最初に知れば，あとは理解が容易になります。ADHDを知らないと中年以降のMCIを10％以上誤診することになります。

　ADHDには，注意欠如が主体の方と多動性が主体の方がいます。代表的なのが，記憶が頭に入らない女性（注意欠如型），子どものまま大人になったような男性（多動型）です。前者は認知症にとても似ています。

　ADHDでは大脳萎縮の程度はそれほど強くありませんので，脳画像なしで判断するとなるとADHDの知識がないと，認知症初期と誤診する可能性大です。ただ，CDTによりADHDらしさがわかることもあります。

　ADHDの特徴は，1年，3年，5年と経過してもHDS-Rスコアが低下しないのに，本人は記憶できないと苦しんでいるというギャップがあることです。若い頃から整理整頓ができない，衝動買いをする，成績はけっこうよかったなど，簡単な問診で特徴がわかり，遺伝性の関与もあるため必ず親族に掃除できないなどの人が見受けられます。

　ADHD自体，易怒がありますが，さらに易怒があり周囲や配偶者が昔から困っているケースは，アスペルガー症候群（AS）の合併を疑います。こだわりが強い，友達をつくりたくない，聴覚過敏があることが多いです。

　ADHDが合併した認知症は，50代からぽつぽつ現れます。そういったケースも十分経験しましたので，以下に対処法を解説します。

●文 献

1) 橘高 一：児童精神科と老年精神科の両方を実践する立場から．第33回日本老年精神医学会（2018年6月29日, 郡山）にて発言．
2) 内山登紀夫：教育講演3　成人期以降の自閉症スペクトラムの課題と支援．第33回日本老年精神医学会（2018年6月29日, 郡山）にて発言．
3) 宮岡　等, 内山登喜夫（対談）：大人の発達障害ってそういうことだったのか．その後．医学書院, 2018．

第三章

A 発達障害の時代が来た

　これまで空気が読めない性格などと思われていたものが大人の発達障害として医学的に理解されるようになったのは，2000年頃からです[1]。本人の「生きていくのがつらい」という思いが薬で治せるなら病気と認識したほうがいいと思いますし，親が「自分の育て方が悪かったのでは」と反省する必要などないのです。

　もっとも，人を差別することになるという批判もあります。特に，アスペルガー症候群（AS）と殺人犯罪を結びつける風潮には強い警鐘が鳴らされています。この点については筆者なりの解決方法を見つけたので，後述します。

　大人の発達障害の中核をなす疾患は，なんといってもADHDです。とりあえずADHDだけ知っていれば，発達障害のことはおおよそわかってきて，あとは易怒があればクロルプロマジンを足せばいいだけです。

　筆者は児童精神科の経験のなさを補うために多くの専門書や論文を読んで，外来でADHDの疑いがある患者さんはいないか意識し始めました。すると20人ほどの患者さんを認知症予備軍と誤診していたことがわかり，患者さんに誤診したことを明らかにして謝罪した上でアトモキセチン（ストラテラ®）やメチルフェニデート（コンサータ®）を処方し始めました。

　4カ月間で60人のADHDを診断し，その66％にADHDの薬を処方しました。認知症外来なのに，これだけADHDを見つけられたのは，認知症の家系調査をしてADHDの方がおられたら診させてほしいと頼み，クリニックのホームページにADHDを診察できると告知したからです。

　ADHDと診断できたら，もう勝利というわけではありませんでした。アトモキセチンの初期投与量は，明らかに過剰であり，10人近い患者さんに迷惑をかけました。本当に使ってみないとわからないものです。

　その後，上村ら[2]（高知大学）が2016年，2017年に日本老年精神医学会で55歳以上のMCIの中に12％のADHDがいたと発表しており，筆者は，認知症外来の担当医がADHDを知らないことは許されないと確信しました。2018年6月時点で，そのことを

書いた医学書は皆無ですから，本書に書くことにします。

ADHDも，認知症のコウノメソッドで培った診断用スコアと，要点を得た問診で，短時間で診断することができます。定型的な精神科臨床のように診察に1時間ほどを必要とすることもありません。最近は，限られた時間内でも有効な精神療法を行おうという動きも出てきています[3]。

また，認知症であってもADHDでなかったかの問診は必須です。なぜならADHD＋認知症の場合，認知症の病型を誤診するように誘導されてしまうからです。具体的には，「ごみ屋敷」「衝動買い」などの特徴からピック病と紛らわしいのですが，実際はADHD＋アルツハイマー型認知症なのです。そして，ADHDは明らかにMCIの一部を形成しています。

子どもの頃の発達障害を大人になっても持ち越す流れを図1にまとめました。

NHKは，2017年5月21日（日）午後9時から1時間にわたって，発達障害の特集番組を生放送しました。生放送にしたのは，視聴者からの声をリアルタイムで受けるためで，5,500件のメールやFAXが届いたそうです。当事者の栗原類さん（モデル）も出演し，比較的病状の軽い女性（大学特任研究員）と病状の重い男性（大卒）も参加していました。番組では発達障害の視覚過敏，聴覚過敏が強調されていましたが，それ以上に，認知症外来で認知症と誤診されうるADHDは，もっと報じられるべきだったと思います。

今回は「発達障害って何？」という題名のごとく，入門編の色彩が強かったのですが，ようやくマスコミに出始めるのかなという予感がします。診断や支援体制が米国より40年遅れていると言われているので，わが国は急がないと，認知症と同様に大きな社会問題になるでしょう。

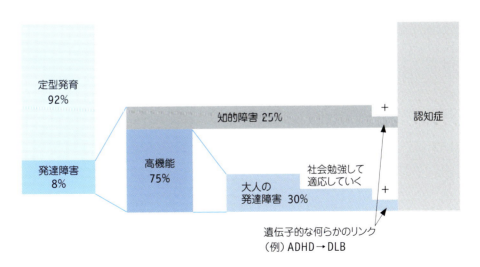

図1 発達障害が大人になっても継続される概念図

まとめ	今まで，性格のせいにされてきた問題点は，一部発達障害という疾患であり，薬で本人も周囲も楽にすることができる。MCIの中にADHDが含まれる。

● 文 献

1) ダニエル・エイメン, 著, ニキ・リンコ, 訳:「わかっているのにできない」脳〈1〉エイメン博士が教えてくれるADDの脳の仕組み. 花風社, 2001.
2) 上村直人, 他:ADHD in Old Age. 老年精神医学雑誌 2017;28(増刊号Ⅱ):176.
3) 中村　敬, 編:日常診療における精神療法—10分間で何ができるか. 星和書店, 2016.

第三章 B 発達障害の頻度

　発達障害全体では子どもの6.5%（文部科学省，2012年12月発表。公立中学校普通学級において），ADHDは5～10%，学習障害（LD）は5%，自閉症スペクトラム（ASD）は1～2%とされています（最近の複数の疫学調査で）[1]。

　さて，大人の発達障害の話に移します。Callahanら[2]は，ADHDは大人になっても60%が持ち越され，時に50代の患者さんは認知症によく似た症状（不眠，うつ，不安は両疾患共通）を示し，MCIの中に混在するようになると指摘しています。

　ADHDの診断基準は，いままで「7歳以前から症状があった」とされていたのですが，DSM-5では「12歳以前から症状があった」に変わったことから，成人期のADHDを満たす患者さんは増えました。

　熊本大学認知症外来では，物忘れを主訴として2年間に457例が初診して，そのうち6例がADHDだったとしています。全員が64歳以下だったことから，全年齢層の頻度は1.3%であるものの，64歳以下の頻度は16%にもなると警鐘を鳴らしています[3]。

　前述（250頁参照）のようにMCIレベルに限定すると55歳以上では12%という報告があります[4]。

　この2つの貴重な頻度報告から得られる教訓は，HDS-Rスコアの高い物忘れ患者，特に若年者には要注意で，高齢者にもADHDが1割以上いるということです。

　埼玉精神神経センターは，物忘れ外来に2013年受診した811例の初診患者のうち，ADHDが2例あったとしています[5]。認知症とADHDの合併を含めれば，上記報告からその50倍存在することになるでしょう。

　ADHDは海馬萎縮がありませんから，変性がないことはわかるはず，と思うかもしれません。しかし診断の引き出しにADHDがなければ，いかなる画像所見でも「萎縮の軽いA MCI（MCI due to Alzheimer's Disease）」と都合の良い解釈をしてしまうでしょう。

大人の発達障害と呼ばれている疾患は，ADHDとアスペルガー症候群（AS）です。特にADHDは，注意機能障害で物忘れ外来を訪れる可能性があり，医師がADHDを知らないとMCI[脚注1]，ASを知らないとピック病と考えてしまう可能性があります。

脚注1：MCIの中に精神疾患・発達障害を入れてよいのか賛否があるであろうが，医学書に明確な記述は見当たらない。認知症と発達障害の両方に造詣が深い研究者は希少であろうから，意見を表明しようがないのではないかと想像する。

大人の発達障害と認知症との鑑別については，筆者の知る限りでは2006年に最初の報告[6]がみられ，比較的最近のことです。

高齢者のASは，医療を受けない，支援を受けていないケースが多いと想像されます。その理由は，自分で予約するのが面倒[7]，困難なことは後回しにするという特性からも起こることで，有病率の調査はきわめて困難でしょう。

CTを撮影しても脳梗塞はなく，前頭葉萎縮もないのでATD予備軍と考えられてアセチルコリン賦活薬を処方してしまう恐れがあります。それではADHDの記憶障害は改善しません。

ちなみに，全年齢層での話ですが米国疾病予防管理センター（CDC）の調査ではADHD・LDは7.8%から9.5%に（2003年→2007年），ASDは0.67%から1.14%に（2002年→2008年）増えていると報告されています[8]。

●文 献

1) 宮岡 等, 内山登紀夫（対談）: 大人の発達障害ってそういうことだったのか. 医学書院, 2013.
2) Callahan BL, et al: Adult ADHD: risk factor for dementia or phenotypic mimic? Front Aging Neurosci. 2017; 9; 260.
3) 佐々木博之, 他: [特集 大人の発達障害] 認知症とlate-onset ADHDの関連性について. 精神科治療学. 2017; 32(12): 1611-7.
4) 上村直人, 他: ADHD in Old Age. 老年精神医学雑誌. 2017; 28(増刊号Ⅱ): 176.
5) 丸木雄一: もの忘れ外来（総論）. 神経内科外来シリーズ3 もの忘れ外来. 荒木信夫, 総編. メジカルビュー社, 2016, p2-10.
6) 森信 繁, 他: 精神科薬物療法の限界—そのときどうするか. 臨床精神薬理. 2006; 9(9): 1761-6.
7) 内山登紀夫, 他: 成人期以降の自閉症スペクトラムの課題と支援. 老年精神医学雑誌. 2018; 29(増刊号Ⅱ): 84.
8) 星野仁彦: 私は発達障害のある心療内科医. マキノ出版, 2013.

コラム　今後増加する疾患の頻度には，確たるデータを示せない

　筆者は発達障害の頻度というものは，正確に算出しうるものではないと思っています。発達障害からくる病状が消えることもあるし，診断できる医師はこれから増えてくるはずだからです。

　SSRIの開発がさかんな時代に，うつ病圏患者が増えたことと同じです。うつ病圏の疾患啓発により救われた方も増えたでしょうが，薬が合わなかった方もいたはずです。確実に言えることは医療費が上がったということです。

　さらに統計処理のしかたにも高い壁があります。発達障害の特殊性は，精神疾患の発生素地として存在するという一面があることです。たとえば「双極性障害が1万人いました」という表現です。本当は，双極性障害3,000人，双極性障害＋発達障害7,000人という表現をしなければ発達障害がまったくカウントされません。それを考えると発達障害の頻度など，出せるはずがないのです。

　筆者は，長年認知症に携わってきて，久山町研究から，日本は食事などの欧米化でVDが減りATDが増えてきたという話を受け入れはしますが，ATDの4割は脳梗塞があるとか，AGDはほとんど他の認知症と合併している，特発性NPHと言われていたものの過半数はほかの認知症が合併しているとなれば，患者さん高齢化の現代において認知症病型の占有率のグラフは，本当は複雑すぎて作成できないはずだと思います。

　同様に，認知症専門医ならではの心配事として，認知症になってきたADHDをADHD患者さんとしてカウントするかどうかという問題があります。ADHDらしき高齢者をすべてADHDにカウントしようと言っているのではありません。非常に理知的で元気でおしゃべりというADHDらしさを残している高齢女性がATDになってきた場合，ADHDのために生活に支障をきたしている部分がないなら，病名はATDだけでいいのです。ご家族の顔を忘れるのは確かにATDですが，そそっかしくてシルバーカーを壁にぶつけてばかりでご家族の介護を拒否するなら，それはADHDのせいなので，ATDとADHDは病気として2つカウントされるべきという話です。

　また，DLBという陰証にもかかわらず，こだわりが強くて怒りっぽいのはADHDなのですから2疾患と認識すべきで，抑肝散やチアプリドではおさまりません。薬剤過敏性のあるDLBなのに，クロルプロマジンが必要なのはADHDだからです。そうなるとADHD治療薬を必ず処方すべきかは，別問題になります。そこが高齢者の特殊性です。高齢の患者さんの望みは，易怒が鎮まって，夜に熟睡できることです。不用意にADHD治療薬を処方すると失敗します。ただ，量を少なくしてもう一度アトモキセチンを飲んでみたいという希望が出されて，10mgでちょうどよかったというケースもありました。

一方，若年のADHDでもADHD治療薬が合わなくて困っている方もおられます。ただ，それは処方量が多すぎたという点もあり，認知症と同様に発達障害でも，薬の匙加減は特に重要な領域だと感じています。
　コウノメソッド流に，剖検で解明できていないADHDを臨床医はどうやって見つけて確認するかというと，ドネペジルチャレンジテストでATDを知ることと同様で，メチルフェニデートで非常に症状が改善した患者さんが真のADHDだ[1]，という1つの診断的治療法があるだろうとは想像しています。

　このように，これから間違いなく「検出率が増えてくる」発達障害の頻度について筆者は非常に懐疑的です。
　第三章のはじまりで，いきなり難しい問題に直面したわけですが，頻度を知ろうとするなら，何をもって発達障害とするのかという定義の問題になります。発達障害の傾向がある人はいくらでもいます。逆に，受診した人だけを発達障害としていたら，範囲を狭めることになるのは明らかです。
　結局臨床医は，治療の必要な方を認識できる知識さえあればいいと思います。
　なお，疾患の記述には通常，疫学調査も含まれるので，疫学データをふまえての筆者の意見は「B．発達障害の頻度」に紹介しました。

1）　星野仁彦：私は発達障害のある心療内科医．マキノ出版，2013．

第三章

C 発達障害の基礎知識

認知症に取り組む読者に，発達障害の話を長々とお話しするつもりはありません。以下，できるだけ簡単に解説します。

1 定型発育と発達障害

まず，発達障害に対する言葉は，定型発育といいます。発達障害は小児の約6.5%とされています。DSM-5にもICD-10にも「発達障害」という用語や発達障害の明確な定義はありません。また，ICD-10では，「心理的発達の障害」という分類名がありますが，その中に知的障害（mental retardation；MR）は含まれておらず独立して扱われています。しかし，発達障害と知的障害はともに生物学的な脳機能の障害が背景にあることを考えれば，広義の発達障害に知的障害を含めて捉えることができるでしょう。ダウン症（染色体異常）は知的発達の遅れを伴うことが多く，40歳以降にATD病理になっていくことで有名です。

MRには全般的な知的発達の遅れがみられます。一方，LDは学習・認知，ADHDは行動のセルフコントロール，ASDは社会性・言語の発達障害です。ASDのうち，カナー症候群は知的障害があるとされ，自閉傾向の軽いASDの一部の患者さんに知的障害があるとされることが一般的です（全般的遅れのMRとは違う意味です）。

知能指数（IQ）とは，いわゆる学力ではなく，目的に沿って合理的に考え，効率的に環境を処理する総合的な能力のことをいいます。IQ 90～109が平均で，IQ 50～69を軽度知的障害と言うこともあります[1]。IQ 70～85程度（精神年齢換算で11歳3カ月以上12歳9カ月未満）は知的障害者とは認定されません。また事故後にIQが下がった場合も知的障害とは診断しません。

知的障害は，食生活の不摂生などから高率に認知症になりますが，大人の発達障害が認知症になりやすいかどうかは，現在研究中です。

2 発達障害は三疾患の総称

　発達障害には，ADHD，ASD（自閉症スペクトラム），学習障害（LD）があります。

　記憶は，記銘（インプット），保持，想起（アウトプット）から成り立っていますが，ADHDは記銘力障害があるので，物忘れ外来に来院します。認知症の場合，朝食のメニューやクリニックに来た経路を覚えていないといった記銘力の低下があります。数日前の体験を思い出せないのは，想起障害になります。

　ADHDは，教授の口頭での講義がわからない，上司の口頭指示を覚えられない，などです。

　ASDの中に有名なアスペルガー症候群（AS）があります。それぞれ合併しやすいのですが，そもそも研究者が便宜上3つの病名をつけただけで，"典型的なADHDにグレーのAS"というように，その疾患の特徴を有していることを感じ取れればいいです。

　易怒で有名なのはASですが，発達障害はすべて怒りっぽさを秘めていますので適度にクロルプロマジンを処方しましょう。

　注意すべきは，ADHDは自覚があるが，ASは自覚が薄いということです。ですから，物忘れ外来にはADHDがあるから来院するのですが，ASが隠されていて，家庭では言葉の暴力があって子どもたちが恐れているというようなこともあるので，できればご家族に普段の様子などを聞きましょう。

　1人で来た患者さんが，自分は怒りっぽいですとはなかなか言いません。自覚がないせいもあるのでしょう。ASは，幼少時のトラウマを抱えていることが多く，なぜ親に暴力を振るわれたかといえば，親がASである可能性があります。ということは本人もASの可能性があります（遺伝の関与もあるため）。

　この情報を参考にして診断を固めます。つまり家系の質問は必須です。「整理整頓できない人はいますか」（ADHD），「怒りっぽい人はいますか」（AS）などです。

3 注意機能障害は，発達障害の中核症状

　生理的加齢，MCI，初期の認知症について，注意機能を詳細に調べることで認知機能を測定しようとする試みがなされており[2]，「軽度の認知機能低下とは注意機能が低下することである」として，注意機能は研究者が標的にしている重要な機能と言えます。

　認知症しか知らなかった時代から，ADHDを70例以上経験した今の筆者は，注意機能障害はまさにADHDの姿ではないかと感じています。ADHDと一般に言われますが，実際はAD/HDと表記されるべきものであり，注意欠如型の女性などは多動というイメージはまったくなく，ATD初期にしか思えないのです。

　小児期に診断されたADHDと青年期に新たに診断されたADHDでは特徴に違いが

ある[3]とも言われ今後の研究が必要のようですが，ADHDの多様性も念頭に置きながら認知症でないことに気づいていかなければなりません。初老期以降のADHDの脳画像についても，海馬が萎縮していないということも含めて，ほとんど学会報告されていないため，本書が役に立つと思います。

認知症外来においてADHDが見落とされることは重大な問題になります。ADHDは進行しませんから，将来認知症になるかもしれないという説明をしてしまうと，そもそもストレス耐性の弱い方々，不安気質をもった方々もおられるため，良いことはありません。

できるだけ楽観的な説明をすべきですし，事実，適切な治療が得られれば楽観視してよい疾患だと考えます。

4 自閉とは何か

自閉とは何でしょうか。現実や社会から遠ざかり，対人交渉を避け，内界に閉じ込もる状態で，本人は，楽しく生きていく願望は持っているだけに苦悩しています。自室にこもっているほどではない患者さんの場合，自閉かどうかは「トイレに1時間こもるようなことはないですか」と本人やご家族に聞くとわかります。

レオ・カナーが自閉症という病名を発表したときは，自閉症とは知能も低いという認識だったはずですが，ハンス・アスペルガーが，知能が高くても自閉症（高機能自閉症。言語発達は遅れている）の子どもがいると主張し診断基準に採用されたため，かつての自閉症はカナー型（IQは70未満。低機能自閉症）として区別されるようになりました。

高機能自閉症は幼少時の医学用語であり，大人まで持ち越した場合はアスペルガー症候群（AS）と言います。ただし，ASに言語発達の問題は残っていません。相手の気持ちがわからない，こだわりが強くて周囲が困るという病態が医療対象になります（図2）[4〜7]。

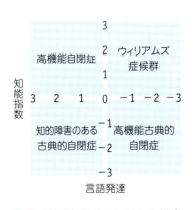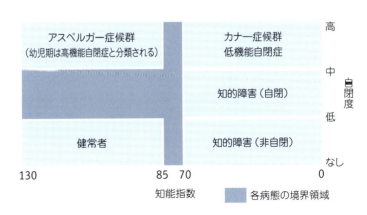

図2　自閉症スペクトラムの概念
ウィリアムズ症候群は，成長と発達の遅れ，視空間認知障害，心血管疾患，高カルシウム血症，顔貌の特徴などを持つ症候群である。
（文献4〜7をもとに作成）

当然コミュニケーション障害があり，入社したときは頑張っていても次第に業務遂行の困難さからストレスを受けてうまく対応できなくなった場合，適応障害と診断されることにもなります。つまり社会人でいられなくなるということですから，労働人口の減少につながるため国策としてはASの治療は大事です。

　最近は，知的障害のない自閉症という括りで，カナー症候群を分離した定義もなされます。つまり，古典的自閉症＋知的障害のない自閉症＝ASDという形で，言ってみれば後者が難治性の大人の発達障害となります。

　ASとカナーがなぜ特別に医師の名前を冠しているかというと，自閉度が高いグループだからです。自閉度が高いというのは，親としては育てにくく，陽性症状が強く，薬剤としては抑制系が必要です。

　自閉(autism)は，統合失調症の部分症状に由来するという歴史があります。autistic disorderはわが国では一貫して，「自閉性障害」ではなく「自閉症」と訳してきたため，自閉と症を切り離すのは問題があるという意見が強いようですから[8]，本書では自閉症スペクトラムと称します。

　統合失調症と自閉症の共通点は，自閉です。前者だけにあるものが幻聴，後者だけにあるものが幼少時からの傾向，となっています。

　自閉症の全員がひきこもりではありませんが，職場でいじめられて二次障害(うつ状態)となり，ひきこもりになります。いじめられる材料としては，周囲の者が，学歴が高いのになぜこのような簡単な仕事ができないのかと不思議に思うような場面にたびたび遭遇することです。笑わない，冗談が通じない，視線が合わない，宴会を嫌がるとなれば，あえて近づく者はいないでしょう。

　ですからASとわかっていれば，初めから，集団で仕事をする職種でなく個人でできる仕事を選べばいいのです。

　ASDはかつては広汎性発達障害(PDD)と言われていましたが，現在はPDDはICD-10の病名として精神障害手帳の意見書に書かれる程度です。

● 文 献

1) 井澤信三：軽度知的障害．よくわかる発達障害，第2版（小野次朗，他編）．ミネルヴァ書房，p146-7, 2010.
2) 日本高次脳機能障害学会　教育・研修委員会編：注意と意欲の神経機構．新興医学出版社，2014.
3) 林　直樹：新版よくわかる　境界性パーソナリティ障害．主婦の友社，2017.
4) ローナ・ウィング：自閉症スペクトル―親と専門家のためのガイドブック．東京書籍，1998.
5) 内山登紀夫，他，編：高機能自閉症・アスペルガー症候群入門―正しい理解と対応のために．中央法規出版，2002.
6) 西村弁作：自閉症(カナー症候群)の言語治療．発達の心理と医学 1990；1(4)：509-22.
7) サイモン・バロン＝コーエン，著，水野　薫，他訳：自閉症スペクトラム入門．中央法規出版，2011.
8) 杉山登志郎：発達障害の薬物療法― ASD・ADHD・複雑性PTSDへの少量処方．岩崎学術出版社，2015.

> **コラム**
>
> ## 自閉症スペクトラム（ASD）の呼称
>
> ASD（autism spectrum disorder）は，つい最近まで広範性発達障害（pervasive developmental disorders：PDD）と呼ばれていました。ASDでは3種類の日本語，①自閉スペクトラム症，②自閉スペクトラム障害，③自閉スペクトラム，が入り乱れて使われています。
>
> ③は，障害とか病気という言葉を使いたくないという臨床医たちの呼びかけで使われている言葉で，筆者はその考えに賛同しています。
>
> なお，DSM-5日本語版[1]では，①②の併記となっています。
>
> 1) 日本精神神経学会, 監, 髙橋三郎, 他訳：DSM-5 精神疾患の診断・統計マニュアル. 医学書院, 2014.

5 発達障害と知的障害

知的障害と学習障害（LD）はどう違うのか

読み・書き・計算など学習面の障害があるものの，会話能力と判断力が正常の場合をLDといいます。筆者の患者さんで大卒の美術教師がいますが，数学はまったくできないと言っていました。

知的障害と自閉症はどう違うのか

知的障害はIQが低いことで，自閉症の本質はコミュニケーション障害ですから，本来は別の話なのですが合併もするので，発達障害を勉強し始めると，まずここで頭が混乱します。

古典的自閉症は，知的障害＋コミュニケーション障害，高機能自閉症はコミュニケーション障害だけ，と覚えましょう。ところが発達障害というのは発達がアンバランスなため，才能がある部分と授業についていけないような部分が混在します。実はIQを要素別に計測すると，各要素に大きな差があるのです。

高機能自閉症とアスペルガー症候群（AS）はどう違うのか

高機能自閉症というのは2〜3歳頃の発育過程で名づけられる用語で，IQは問題ないが言語の発達が遅いという意味です。それが大人になるにつれ，遅れを取り戻して，残存したキャラクターがASと同じだったため，最近は同一視される傾向があります。ですから，物忘れ外来において，高機能自閉症という言葉は不要でしょう。

軽度発達障害とは何か

　以前は高機能自閉症や，LD，ADHD，ASなどを「知的障害が軽度である」という意味で「軽度発達障害」と称することがありました。しかしそれ以外の部分で本人が非常に生きづらさを感じている場合があるため，医師が助けなければなりません。

　ですから「軽度」という言い方は批判されており，最近はあまり使われなくなっているようです。障害の程度が軽度であると，誤解され，誰にも気づかれない，いじめられる，助けてもらえないということにつながるからです。盲点なのです。

　ADHDの専門医で当事者でもある星野[1]は，一浪して公立医大に入学したものの，やはりチーム実習となると対人スキルの欠落で苦労したと述懐しています。一方，強い信念と地道な継続力で，5年生存率0%の癌から食事療法で生還しています。

　なぜADHDなのに医学部に入れたかというと，発達障害の人は，興味が湧きやる気が出ると食事もせずに勉強し続ける尋常でないエネルギーがあるからです。この点，会社ではしょんぼり，趣味にはものすごく打ち込むという非定型うつ病に似た「自分勝手さ」があります。悪い癖ではなく，そういう病気なのです。

　高機能とは，平均以上にIQが高いという意味ではなく，IQ 70以上で知的障害ではないと言っているだけなので，コミュニケーション障害以前の問題として，IQが仕事の難しさに追いつかないという状況の発達障害の方もいます。IQは一般に90以上ないと普通に仕事をこなすのは難しいようです。高機能自閉症でも，知的障害者の療育手帳を取得できる自治体もあります。高機能の定義が曖昧ですし，自閉症イコール低機能という昔のイメージのまま規定している自治体もあるのでしょう。

　産業医が戸惑うのは，IQが高いのに会社で大変なことになっているのは，どういうわけなのかということです。大人の発達障害の知識があれば，すぐに上司に対応法（ほかの社員と同じことはできない，得意なことをさせる，いじめられないようにする）を助言できます。

　IQが高い人はそうでない人に比べて，小児期に自閉症だった確率が3～6倍です[2]。大学を卒業した方も大勢います。小児期自閉症が大人まで持ち越されると就職や結婚のストレスで二次障害（うつ状態など）を起こしやすくなります。もともと脳機能障害なので，精神疾患を合併することも多いです。ですからIQとは関係ないどころか，平均以上の知能の人なのです。

　熊本大学認知症外来でADHDとわかった8例と65歳未満の他の患者さんとの教育年数を比較した結果，かなりの有意差が示されたと発表されました[3]。ADHDが平均15.0 ± 1.9年，対照が12.9 ± 2.4年（$p = 0.017$）です。

　発達障害の専門家の意見では，ADHDは比較的社会性に問題はなく，LDは電卓やワープロで代替え可能なので，問題となるのはASだそうです[4]。

コウノメソッドでは，ASに積極的なクロルプロマジンの投与を推奨しています。言葉は悪いですが，"発達障害部門のピック"というイメージです。フェルラ酸含有サプリメントも有用で，結局，認知症のピックセットの使用になります。

● 文献

1) 星野仁彦：私は発達障害のある心療内科医. マキノ出版, 2013.
2) 石浦章一：遺伝子が明かす脳と心のからくり―東京大学超人気講義録. 羊土社, 2004.
3) 橋本 衛, 他：若年性認知症と注意欠如多動性障害. 老年精神医学雑誌. 2018；29（増刊号Ⅱ）：117.
4) 宮岡 等, 内山登紀夫（対談）：大人の発達障害ってそういうことだったのか. 医学書院, 2013.

6 一個体における病名の重複

精神科では，コモビディティ(comorbidity, 併存)という言葉がよく使われますが，非定型うつ病とパニック発作が辺縁関係にあるように，疾患の併存があまりにも多く，ADHDの半数にASが併存することもその一例です。ですから個別化医療でないと，患者さん個々の個性の違いにうまく対応できません。

発達障害における重複は，ADHD，AS，LDどうしの重複だけと捉えて，ADHD＋双極性障害のような場合は，重複ではなくADHDの二次障害で双極性障害を起こしていると理解することにしましょう。

そして，大人の発達障害の症状は，ストレスによって出たり消えたりする機能的な色合いもあり，グレーの方々も大勢いることですから，プライマリケア医が遭遇する軽症発達障害の領域においては，図3のように大まかにADHDらしさ，ASらしさ，LDらしさを捉えて，精神疾患はその五角形の中に描いて二次障害と位置づければ，発達障害を理解するのは簡単です。

黒田（環境脳神経科学情報センター代表）は，いまの発達障害の学問が遅れているのは，細かく分類しすぎたからだとの意見を述べています。それを受けて神田橋は，「これとこれが重なっている場合は，こっちのほうをとるとか，もう実にくだらんことで，全部脳にシナプスの発育障害があるというだけのこと。どこがどのくらい障害されているかでいろいろ表現型が変わってくるだけで，しかもそれと一般の人との間にはきれいな連続性がある。軸索が1本少ない，2本少ない，3本少ないとかいって，もういっぱいいますよ」と述べています[1]。

病名というのは，研究者が便宜上カテゴライズしただけですから，不幸にも病気が2つ重なったというよりも，そもそもそういう大脳の人というわけです。臨床医は治すことが仕事ですから，診断名の重複に圧倒されるのではなく，個々の患者さんをしっかり見つめること，薬の反応をみること（診断学的治療も含めて），患者さんの変化の意味することを悟ること，を守れば治ります。

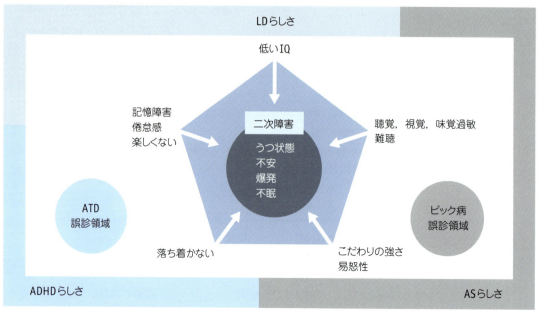

診断名，合併状況を勘案しなくてよい

図3 コウノメソッドにおける発達障害ペンタゴン

●文 献

1) 神田橋條治：難治症例に潜む発達障碍. 老年精神医学. 2009；38(3)：349-65.

7 発達障害，知的障害と統合失調症のハイリスク遺伝子

　発達障害には遺伝子異常が存在する可能性が濃厚です。発達障害996人とそうでない対照群1,287人のゲノム（全遺伝子情報）を比較したところ，発達障害でのコピー数多型が平均19％多かったといいます[1]。もちろん，まだ発見されていない遺伝子の複数のコピー数多型があるものと推定されています。

ADHDのハイリスク遺伝子

　ADHDの遺伝的要因に関する報告群のメタ解析より，最も説得力があると思われるのが，DRD4遺伝子と言われています[2]。この遺伝子に4回，7回，2回反復する対立遺伝子（4R，7R，2Rという変異で頻度はそれぞれ65.1％，19.2％，8.8％）があり，その中で7Rが発達障害の症状と関連します。これによってドパミンに対する脳の感受性が低くなり，注意障害や行動障害を起こします[脚注1]。

脚注1：ASとADHDは併存率が高いため，同一の遺伝子変異が探索されているが，いまのところ確定的なものは見出されていないようである。

Eisenberg[3]の場合は，アリアール族（ケニアの遊牧民）の研究から，遊牧を守り続けるグループにはDRD4-7R（ADHD）が多く生き残っており，農耕に転換したグループでは生き残りにくいとわかったそうです。

すなわち，農耕グループ（コミュニケーションを必要とする現代社会のモデル）でのADHDの社会的立場は弱く，ストレスを受けて栄養不良になっているとしています。この事実から学べることは，ADHDの症状が重い者は最初から組織で働く仕事（会社員）を避けたほうがうまくいくということです。

ASDのハイリスク遺伝子

ASDの遺伝子異常は，GABA受容体の構成要素に変異があるため，落ち着きがありません。またセロトニントランスポーター遺伝子に変異があるため，気分が安定しません。オキシトシン受容体なども変異しており，幸福感を感じられません[4]。

一卵性双生児のASD一致率は60〜90％，二卵性双生児や健常児の同胞では5〜10％[4]，片親がASDなら子どもに60％，両親がASDなら子どもに88％遺伝するといわれています[5]。

知的障害のハイリスク遺伝子

IQが低い遺伝子は，遺伝性精神遅滞の家系調査によって，3倍くらい男性に多いことがわかりX染色体上にあることが推定されました。詳しく調べたところ，X染色体上に約60個の精神遅滞の原因遺伝子が見つかりました[6]。これらの異常によって神経細胞の正常な形成ができなくなります。

母親の妊娠中に抗うつ薬を飲むと，知的障害を伴わない自閉症（AS）が生まれる確率が高くなるとされています（オッズ比1.45）[7]が，母親がADHDであったかという慎重な検討は必要だと思います。

ただ，筆者の外来でのAS家系調査では，家系にいるのがADHDだけとは限らず，ADHDとうつ病圏が入り混じることも多く，子どもがASであることと関連している要因が母親の服用していた抗うつ薬なのか，あるいは母親のうつ状態なのかは，生化学的な証明ができていません。

統合失調症のハイリスク遺伝子

統合失調症を引き起こす有力な遺伝子変異の特定は，おそらく2017年の精神医学分野での最大のニュースだったでしょう。名古屋大学を中心とした6施設共同研究です[8]。

統合失調症を引き起こす遺伝子群の中で，RTN4Rの働きが特に重要であることがニワトリの神経細胞で証明されたためヒトiPS細胞でのテストに移ります。具体的には，この遺伝子のアミノ酸配列に変異があり，統合失調症では健常者の4倍でした。統

合失調症の治療に具体的な方向性を示す発見と思われます。

似た者夫婦仮説

最後に述べたいことは，assortative mating仮説です。一例として似た者どうしの結婚により子どもに疾患が多発するという地域の特殊性が挙げられます。WIRED誌（2001年12月付）に，カリフォルニア・シリコンバレーでは自閉症が住民の10％を占めており他地域の10倍であったとの記事が掲載されました。自閉症が増える理由のひとつにIQの高い者同士の結婚が挙げられています。

5疾患に共通なハイリスク遺伝子

2013年に，欧州の6万人を対象にしたゲノム研究で，ASD，ADHD，双極性障害，大うつ病，統合失調症に共通したハイリスク遺伝子が4個同定されLancetに掲載されています[9]。

5疾患に共通し，有意な関連を示すリスク遺伝子座は4つあり，それは3番染色体短腕21，10番染色体長腕24，脳細胞のカルシウム調節要素を構成する2個の遺伝子（CACNA1C，CACNB2）における一塩基多型（SNP）です。また，ASDと統合失調症は，名古屋大学グループの遺伝子研究[10]で共通点（各患者の8％に既知のゲノムコピー数変異あり）が見出されました。日本人ASD 1,108例，統合失調症2,458例，健常者2,095例の調査結果です。

特に，成人発症の3疾患（双極性障害，大うつ病，統合失調症）は強い関連があり，将来，臨床診断には遺伝子変異で再分類されるかもしれないという意見[11]が述べられています。

こういうことを聞くと，医師間で診断が異なりやすい精神科の世界では「細かい鑑別診断に固執することなく対症療法で治せばよい」というコウノメソッドの主張に一歩近づく予感がしています。筆者は，本書においてプライマリケア医の発達障害診療への参加を強く呼びかけようと考えました。ただし，発達障害はそもそも自己肯定感が薄く，なおかつASDの衝動性は容易に自殺を企ててしまう可能性があります。かつて勤めた精神科病院で学んだことですが，統合失調症は，うつ病圏の方が思い悩んで自殺するのとは異なり，衝動性で自殺してしまいます。

発達障害から二次障害のような経緯で統合失調症が加わっている症例においては，プライマリケア医の守備範囲ではなく，精神科医への紹介を行いましょう。簡単な鑑別法としては，ASは聴覚過敏・難聴，統合失調症は幻聴があります。

● 文 献

1) Pinto D, et al：Functional impact of global rare copy number variation in autism spectrum disorders. Nature. 2010；466(7304)：368-72.
2) Gizer IR, et al：Candidate gene studies of ADHD：a meta-analytic review. Hum Genet. 2009；126(1)：51-90.
3) Eisenberg DTA, et al：Dopamine receptor genetic polymorphisms and body composition in undernourished pastoralists：an exploration of nutrition indices among nomadic and recently settled Ariaal men of northern Kenya. BMC Evol Biol. 2008；8：173.
4) サイモン・バロン-コーエン, 著, 水野 薫, 他, 訳：自閉症スペクトラム入門—脳・心理から教育・治療までの最新知識. 中央法規出版, 2011.
5) 石浦章一：遺伝子が明かす脳と心のからくり—東京大学超人気講義録. 羊土社, 2004.
6) van der Werf IM, et al: Mutations in two large pedigrees highlight the role of ZNF711 in X-linked intellectual disability. Gene. 2017；605：92-8.
7) Rai D, et al: Antidepressants during pregnancy and autism in offspring：population based cohort study. BMJ. 2017；358：j2811.
8) Kimura H, et al：A novel rare variant R292H in RTN4R affects growth cone formation and possibly contributes to schizophrenia susceptibility. Transl Psychiatry. 2017；7(8)：e1214.
9) Smoller JW, et al：Identification of risk loci with shared effects on five major psychiatric disorders：a genome-wide analysis. Lancet. 2013；381(9875)：1371-9.
10) Kushima I, et al: Comparative analyses of copy-number variation in autism spectrum disorder and schizophrenia reveal etiological overlap and biological insights. Cell Rep. 2018；24(11)：2838-56.
11) Serretti A, et al：Shared genetics among major psychiatric disorders. Lancet. 2013；381(9875)：1339-41.

8 発達障害で起きている神経伝達物質間のアンバランス

　神経伝達物質（neurotransmitter：NTM）は，約50種類が確認されていますが，うつ病圏にはセロトニンとノルアドレナリンが関係しています．筆者が好んで使うカテゴリーの分類で言うとセロトニンは調整系，ノルアドレナリンは興奮系だとしましょう．

　うつ病圏では，この2つが極度に低下するので，情緒不安定，気力・集中力低下となります．発達障害は，ドパミンとノルアドレナリンが前頭葉で不足するので，活力がなく，気力・集中力低下となります．発達障害患者がうつ状態になるのは，二次障害と考えましょう．発達障害自体がうつ状態を起こすのではないと思います．

　非定型うつ病は，定型うつ病のようにセロトニン不足はなく，パニック発作が合併していると，むしろセロトニン作用が高まる[1]のでSSRIを使うこと（セロトニン賦活）は心配です．ADHD治療薬は，パニック発作の患者には禁忌とされています（ノルアドレナリンを賦活するから）．

　大人の発達障害は働き盛りの年齢層が多く，副作用を出さない処方はより重要です．ガイドラインのように，この疾患ならこの薬という単純な指示では実益性がなく，そもそも発達障害は疾患が重複する上に，個人差も大きく，個別化医療を実践しなければなりません．

ドパミンの精神科領域での役割

　統合失調症の病状コントロールは，ドパミン過剰仮説に立ち向かう姿と言っていいでしょう。筆者がピック病の陽性症状にクロルプロマジンを第一選択としたのは，ある精神科医の助言からです。ピック病にドパミン過剰説はないですが，制御できればそれで臨床医はOKだと思います。

　一方，一般のプライマリケア医にとって，ドパミンと言えば，まっさきにパーキンソン病（PD）を思い浮かべるでしょう。ドパミンは脳内に入らないのでレボドパの形で内服するのですが，必要量を超えると幻視，妄想が起こるので，これはまったく統合失調症の姿（ドパミン過剰）だと納得がいきます。

　ドパミン欠乏とドパミン賦活療法といえば，認知症専門医ならDLBのコントロール（認知機能と歩行機能の両立）でさんざん鍛錬されてきました。ドネペジルが1999年に登場して以来，アセチルコリン賦活がドパミンの相対的欠乏を起こして一種の薬剤性パーキンソニズムを起こすことが，リアルに感じられました。

　このアセチルコリン―ドパミン天秤の存在を知ったあと，メマンチンが登場します。今度はグルタミン酸を揺さぶる薬ですから副作用として元気がなくなる，幻視が出るということが起こりました。そこで，これはドパミンを揺さぶったと感じました。グルタミン酸―ドパミン天秤の存在を意識したのです。

　こうしてドパミンをめぐる2種の天秤があることが薬の副作用からわかり，ドパミンはアメリカンフットボールでいえばクォーターバック（司令塔）だと納得するようになりました。

　このように，生理的にも神経伝達物質が低下している高齢者に神経伝達物質1種だけを賦活することは，神経伝達物質間のバランスを崩すリスクがあり，用法用量通りではいかにも多すぎるということが，ある年数，医師を続けてきた者ならわかるはずです。

　発達障害も，一種の神経伝達物質異常でなく，神経伝達物質間のアンバランスが起きているから治しにくい，薬剤過敏性がある，と言われています。杉山の著書[2]には，まさに「少量処方」という副題がつけられています。

　また，「高齢者は壮年より少なめに」は普通に実践されているかと思いますが，発達障害では「壮年は小児より少なくてよい」ということを覚えておきましょう。アトモキセチン（ストラテラ®）は必ず10〜20mgで開始して下さい。

　副作用を出さない医師は，患者さん，ご家族から信頼を得ます。筆者は，よく「薬は，なるべく効かないように処方して下さい」という言い方をしてセンサリング技術を若い医師にアドバイスしています。

●文 献

1) 貝谷久宣：よくわかる最新医学 非定型うつ病―パニック障害・社交不安障害．主婦の友社, 2009.
2) 杉山登志郎：発達障害の薬物療法― ASD・ADHD・複雑性PTSDへの少量処方．岩崎学術出版社, 2015.

精神疾患患者の海馬

　海馬は，扁桃体/海馬複合体の一部であり，実のところ粗大な画像研究では，海馬なのか扁桃体なのかわからない場合があります。そこで海馬萎縮と報告されていながら実は扁桃体萎縮のことを示している可能性もあります。

　海馬と扁桃体が形成する回路は別です（Papez回路とYakovlev回路）から，別々に考えないといけないと思われます。

　幼少時に激しいストレスを受けたうつ病患者さんは，健常者どころか，ほかのうつ病圏患者さんに比べても海馬が萎縮していると報告されています[1]。また，PTSDの再体験症状がみられたグループとみられなかったグループの海馬体積をMRIで測定すると前者のほうが小さいことがわかったとされています[2]。

　非定型うつ病の発病の原点は「不安」です。扁桃体は不安を処理する中核ですから，実際は扁桃体が萎縮，ないし機能不全を起こしているのではないかと筆者は思っています。

　また，精神遅滞でたまたま死亡した小児と，交通事故で死亡した健常児（同じ年齢）の脳組織を調べたところ，神経細胞から出るスパインが普通は均等に出ているのに，精神遅滞児ではスパインの出方が非常に疎で不規則だったそうです[3]。つまり精神遅滞である理由が顕微鏡所見で納得できるということです。これは，ATDの大脳において正常神経細胞の層状脱落を見て，これでは記憶できないはずだと感じることと同じです。

●文献

1) 貝谷久宣：よくわかる最新医学 非定型うつ病―パニック障害・社交不安障害．主婦の友社，2009．
2) 内富庸介：恐怖の体験を突然思いだすPTSDでは海馬が縮小している．脳と心―「心」はどこにあるのか（Newton別冊）．ニュートンプレス，2010，p122-3．
3) 石浦章一：遺伝子が明かす脳と心のからくり―東京大学超人気講義録．羊土社，2004．

10 発達障害の科学的証明

　星野仁彦氏は,「発達障害が器質的疾患であることを証明しようと2000年代に精力的に10代の患者さんの血液検査を行ったとき,周囲からは吸血鬼と揶揄された」と述懐しておられます。

　ダニエル・エイメンは,1995年前後に発達障害のSPECT研究を行い,発達小児科学会から強い批判を浴びたそうです。彼の研究成果を口実にASDの子どもたちに薬を飲ませる医師が増えてしまったという批判です。しかし筆者も発達障害患者さんが社会で活躍するには,薬物療法が必要な場合が多いという認識です。

　同じく1995年の報告[1]ですが,DSM-Ⅲ-RでADHDと診断された10人と対照群6人(ADHDでない精神疾患)のSPECTを比較したところ,ADHDは,左前頭葉・左頭頂葉で脳活性が上がらないという所見を得ました。この結果は,ADHDの人は集中するときでも興味のないことに対しては脳活性が上がらないという従来の報告を支持しています。

　彼らの研究のおかげで,発達障害における神経伝達物質濃度の低下,ストレス時の前頭葉脳血流の異常な低下の理解や,ADHDに有効な薬の認可につながりました。また,親の教育が悪いという誤解も解かれたのです。

　医師によって診断が異なるというふうにならぬよう,客観的にADHDを診断しようとする試みが続けられています。NIRS(近赤外線スペクトロスコピー)は,体動に強く,脳血流を可視化できる装置で,ADHDの診断や治療効果判定に応用されています。

　中川ら[2]は,ADHDでは前頭葉賦活時に右大脳皮質脳血流が低下してしまうことを見出しました。そのときに課題の回答も悪化しています。Uedaら[3]は,大人のADHDでもそのようなことがあるかを未治療の12例を健常者12例と比較して検討し,子どもと同様の結果を得ました。

● 文 献

1) Sieg KG, et al：SPECT brain imaging abnormalities in attention deficit hyperactivity disorder. Clin Nucl Med. 1995；20(1)：55-60.
2) 中川栄二, 他：注意欠如・多動症(ADHD)に対するNCNPの取り組み. NCNP診療ニュース. 2018；5：2.
3) Ueda S, et al：Reduced prefrontal hemodynamic response in adult attention-deficit hyperactivity disorder as measured by near-infrared spectroscopy. Psychiatry Clin Neurosci. 2018；72(6)：380-90.

> **コラム** 発達障害の人がうまくやっていくには

　発達障害を勉強し始めて2年半になります．その間，ADHDの診断の仕方や治療のコツはだいぶわかるようになりました．

　しかし，どうしても腑に落ちないことがずっと残っていました．それは，これだけ人の話が頭に入らない人がどうして大学に行けたのかという疑問です．どうしても謎が解けません．その回答を探そうと20冊くらい本を読みましたが，ずばり書かれた本は1冊もありませんでした．最初にヒントを見つけたと感じたのは，一般向けの雑誌「ニュートン」に出ていた図[1]でした．幼児までのニューロンを余分につくって，そのあと余計なニューロンを20％減らしていくのが定型発育なのだそうです．減っていないのが発達障害だということで，機能しないにしても発達障害の人はニューロンの数では負けないのだから，そのぶんで才能を発揮するのかもしれない，と漠然と思いました．

　患者経験から，どうも他の人と違いが出る「中学2年あたり」「会社に入ったとき」「結婚したとき」「子育てのとき」など環境に変化が出るときが医者を受診する時期かと思いました（図4）．

　そして，結論として考えたのは，発達障害というのは機能的なものなので，大人になる前に消える方が7割であり，3割は持ち越すものの，中学2年あたりで自分に合う担当教師に出会うならうまくいく，自分の好きな職業を本能的に選んだ方は破綻しない，ということです．

　ほとんどは患者さんに教えられたことですが，嫌いな上司の口頭指示は頭に入ってこない，嫌いな科目は覚えられない，嫌いな仕事ではミスをするというのが，きわめて機能的に働きます（図5）．そういう病気だとわかったのです．

　それに気づいたのは，「非定型うつ病という病気は，実はADHDのことではないか」という見解を医学書で読んだのが参考になりました．大うつ病は「すべてが嫌」，非定型うつ病は「好きなことは楽しめる」．

　こんな自分勝手な病気はないだろうと思うのですが，その正体がADHDだとすれば納得できます．自分勝手な性格なのではなく，そういうストレス耐性の低い扁桃体を持って生まれてきたのですから理解できます．

　だからADHDにスパルタ教育は合わないし，ましてや，いじめを黙認する教師もいる厳しい学校生活の中ではうまくいきません．教師への発達障害教育が急務です．会社では，宴会出席を強要しては，よけいADHD患者を追いつめ，退職へと追い込むことになるのです．よかれと思って宴会を開催するのでしょうが，逆効果なのです．

　学歴が高いことで見合い結婚は有利に進められるのですが，お付き合い期間が短いと，相手に対して「この人は相手の気持ちがわからない」ということに結婚して数

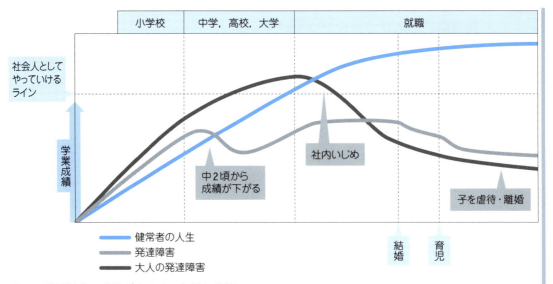

図4 発達障害の症状が出やすい危険な時期

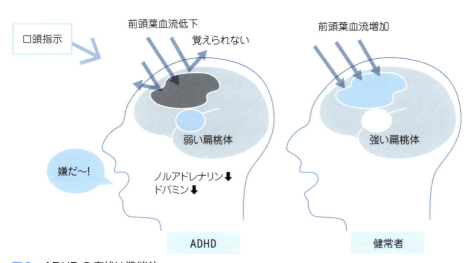

図5 ADHDの症状は機能的

年経ってから気づくことになります。特に子どもが生まれると、妻は夫に「私も忙しいのに子育てに協力してくれない」となり、夫婦喧嘩、離婚へと進む場合があるのでしょう。

　そもそもコミュニケーション障害なので、社会の最小単位である夫婦でもうまく意思疎通できず破綻しうるのです。極端な言い方をすれば、離婚した理由として、一方もしくは両方が発達障害だったのではないのかと考えるのは、コンサルテーションを求められた人間には必要でしょう。

1) 鍋倉淳一：脳の発達．脳と心―「心」はどこにあるのか．（ニュートン別冊）．ニュートンプレス，2010, p32-5.

11 聴覚過敏・難聴

　発達障害と聴力には密接な関係があります．江藤ら[1]の研究で，音の聴こえ方をASDの早期診断に役立てようという試みがなされているほどです．

　ASDは主に問診で診断するわけですが，客観的な検査法が渇望されていました．ASDの聴覚過敏は原因不明でした．ASDモデルラットを調べたところ，脳幹部において音などの情報を調整する際の抑制系細胞が減っていたといいます．

　幼児期に自閉症を早期発見できれば，その子が生きやすいように周囲が対応できます．

　授業中に仲間の雑談を非常に嫌がる大学生がいます．教師がその学生が聴覚過敏だと気づいて私語を禁止しないと，その学生は授業に来なくなるばかりか退学するでしょう．筆者は実例を経験しています．会社員でも同じことです．

　発達障害のことがわかっている耳鼻咽喉科医から17歳の女性が紹介されてきたことがあります．突発性難聴なのですが，耳は問題ないから発達障害のほうを診てほしいということでした．

　その女性は，やはり筆者の話が少し長くなると頭に入らないようでしたが，接客業をやりたいという将来の夢を聞いてから，その話をし始めると，まったく聞き逃しをしなくなりました．

　どうも嫌いな上司の指示は頭に入らないということと，聴こえないということがリンクしているようです．なお，本例は，筆者がアトモキセチン処方を始めたばかりの時期で40mgを処方してしまったために，1回目に嘔吐して治療が台無しになりました．

　感覚過敏の患者さんもいます．ASDのこだわりが身体症状に出ると，皮膚を温水が伝わるのが嫌だとして入浴しない女性など，心気症を形成するのです．本人の訴えを無視せずに念のため内科疾患の疑いを確かめるべきケースもありますが，発達障害がベースにあると気づけば，患者さんの訴えを理解しやすくなります．

● 文　献
1)　自閉症：患者の聴覚過敏　三重大が原因一部解明．毎日新聞（2017年3月14日付）．

第三章

発達障害の治療

発達障害の治療事例集は後述しますが，あらかじめ発達障害の治療薬について概要を説明しておきます。

1 記銘力障害に対して

発達障害のうち，大人のADHDには薬が2種類認可されています。アトモキセチン（ストラテラ®）とメチルフェニデート（コンサータ®）です。まず，アトモキセチンを使いこなしてから，物足りなくなったらメチルフェニデートの登録医になって下さい[脚注1]。

脚注1：登録には2人の専門医の推薦状が必要になるので最低2週間を要するうえ調剤薬局に登録薬剤師が1人いる必要がある。厚生労働省によりメチルフェニデート（コンサータ®）の処方日数は1回30日分を限度とされている。

これらの薬によって，記銘力，やる気の向上と，眠気の解消が達成されますが，副作用として，めまい感，眠気がありえますので，用法・用量は以下の筆者の使用法をお勧めします。

アトモキセチンは，朝40mg開始とされていますが，副作用で4割が脱落するのでお勧めしません。10mg錠を2錠朝としておいて，気分が悪くなったら朝，夕に分散します。最初はモサプリド（吐き気止め）を併用しましょう。

効果がなければ，朝25mg，夕10mgにします。効果不十分なら朝40mg，夕10mgです。いずれも効果が現れたら増量しないほうがいいでしょう。患者さんがもう少しよくしたいと言ったら増量です。

アトモキセチンが低用量のうちから合わないなら，メチルフェニデート朝18mgにスイッチします。効かなければ27mg，3段階めは18＋27mg錠と上げていきます。高価な薬なので初めて処方するときは，7日分だけにしておくといいでしょう。隔日で飲んでもかまいません。

さて，症例を重ねていくと2剤併用が必要な患者さんがいます。併用禁忌ではない

ですが専門医しかやらない方法なので,「併用が有効」と但し書きを書いて処方します。たとえば,メチルフェニデート27mg朝,アトモキセチン5mg夕というのがあり,です。メチルフェニデートは午後3時までに飲まないと眠れなくなることがあります。

アトモキセチンもメチルフェニデートも体質に合わない場合は,三環系抗うつ薬でやる気が出るタイプのノルトリプチリン(ノリトレン®)を10mgで開始してみて下さい。著効例を経験しています。

2 陽性症状と陽性の二次障害に対して

易怒,落ち着きのなさ,こだわりの強さがある場合は,クロルプロマジン(ウインタミン®)細粒1回4〜6mgを処方しましょう。発達障害は拒薬を起こしやすい疾患ですから,投薬の効果が現れてから本人も理解ができますし,家族が納得の上で飲み物,料理に入れておくのもありだと思います。

睡眠導入剤も処方可能です。肝機能が心配な場合は,チアプリドでも(小児ですら)奏効します。

基本的に,コウノメソッドのピック病に対するラインナップが応用可能です。第二選択はジアゼパム(セルシン®),第三選択はクエチアピン(セロクエル®,糖尿病には禁忌),奇異反応にはプロペリシアジン(ニューレプチル®)となっています。

第二選択以降の薬が必要な発達障害は,二次障害の段階になっています。あるいは急性精神病様症状という形でも出てきます。妄想には,まずハロペリドール(セレネース®),暴力にはリスペリドンもありです。

小児には,まず甘麦大棗湯を使ってみましょう。小児は飲んでくれるということがまず第一ですが,本剤は甘いので飲みやすいです。

3 陰性の二次障害に対して

発達障害がベースで,うつ病圏,境界性パーソナリティ障害,神経症圏(ノイローゼ)が加わっている場合は,それに対して対症療法を加えます。場合によってはADHD治療薬なしでそちらの治療に専念すべき患者さんも少なくありません。

うつ病圏は陰証なので,セルトラリン25mg,食欲不振系にはスルピリド100mg程度で開始します。パロキセチン(パキシル®)の使用も可能です。

双極性障害,境界性パーソナリティ障害,神経症圏は陽証ですからクロルプロマジンをベースに低用量の抗うつ薬,抗不安薬など必要なものだけを加えます。

4 認知症・てんかんの合併

　海馬が萎縮していたら，発達障害単独ではありません．ガランタミン 2 mg×2 を開始．海馬に石灰化があったら自動症がないかご家族に聞き，あるならバルプロ酸を開始します．

　小林[1]の報告で，3人のVD（71，72，82歳）なのですが，ご家族に患者さんの若い頃の性格を聞くとADHDだったことがわかり，アトモキセチン低用量を開始したら2週間以上経ってから陽性症状がなくなったとのことです．

　同じように，認知症の記憶障害を治そうと思ってメマンチンを投与したところ，記憶はよくならないが気分は落ち着いた，といった予期せぬ効果が出ることはあります．これは決して正攻法ではなく，ADHD治療薬でハイテンションになることはあります．パニック障害，ピック病のあるADHDには，ADHD治療薬は原則禁忌です．

5 サプリメントの選択

　発達障害で保険薬がなかなか合わない場合は，CDPコリンとフェルラ酸含有サプリメントという2つの武器を使います．筆者が発達障害に使う薬やサプリメントを図6にまとめました．

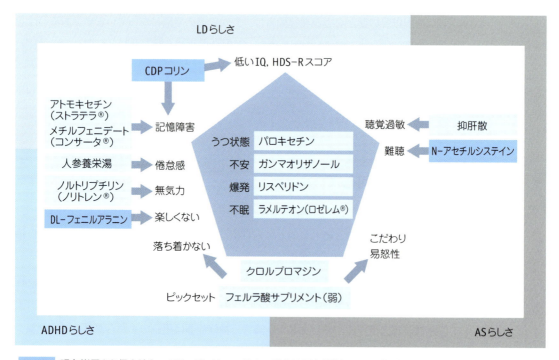

図6　発達障害に効果が確認できた保険薬とサプリメント

発達障害の方にはこれからの長い人生があります．可能性が期待できそうなものは，何を使ってでも治そうという気持ちが必要です．

● 文 献

1) 小林克治：注意欠陥多動性障害を伴う血管性認知症のatomoxetineによる改善の報告―認知症の行動心理症状の鑑別診断の視点から．臨床精神薬理．2016；19(9)：1339-44．

コラム　小児患者を受け入れることになった理由

　筆者は開院してまもなく，14歳の辺縁系脳炎を診てほしいと懇願され，初めて小児を受け入れることになりました．受け入れた理由はフェルラ酸含有サプリメント等で何とか対応できると思ったからで，易怒には抑肝散，認知機能にはこのサプリメントが非常に効きました．激しい振戦もあったのですが，それは国立病院の主治医が治していました．後日母親に，なぜ当院を選んだのか聞いたところ，ブログでサプリメントを多用し変性疾患を改善させていたのを見たので，改善できるかもしれないと思ったからとのことでした．この経験が，のちのちの発達障害治療の門戸を開くきっかけとなりました．

　医師が専門にのめり込むひとつの理由は，治せる可能性があるからだと思います．30年以上前に認知症を専門としていた筆者を，認知症をどうしようというのだ，何に興味があるのだという目で見ていた医師は多かったことでしょう．筆者は，チアプリドで患者さんを穏やかにすることがご家族に評価され，自信を得ました．それと同様で，発達障害の患者さんをクロルプロマジンで穏やかにすることで，とりあえずこの医師を信頼してみようとご家族が思ってくれるのです．

　認知症でもADHDでも，本質的に記憶を改善する方法がすぐに見つからなくても，慌てることはありません．患者さんが通院してくれているうちに発見すればいいのです．

第三章
E 物忘れ外来を訪れる発達障害患者

　それでは，本題に入りましょう．図7は当院でADHDと診断した91例の初診時の年齢と，認知症合併例の分布です．当然ながら加齢に従って認知症合併者が増えます．

　Tzengら[1])の集計では，対照群との比較で，大人のADHDが認知症になる確率は3.4倍高いとしています．大人のADHDが認知症になったのは，37人（5.48％），対照群からは81人（4.0％）でした．対照群と年齢と性別をマッチさせたハザード比は4.008でした．これは台湾人のデータですので，日本人もこれに近い可能性があります．

　発達障害が認知症になりやすいかどうかの結論は出ていません．ただしADHDがDLBになりやすいということは，近い将来固まっていくでしょう．

　特にLPC（レビー・ピック複合）の病態を示す患者というのは，ADHDをベースとしたDLBですから，幻視や家族への執拗な要求には，クロルプロマジンを必要とすると考えて下さい．

　認知症合併者の場合，ADHDがベースにあることに気づけると，ADHDも治したいというモチベーションが上がり，ADHD治療薬も処方したくなるものですが，認知

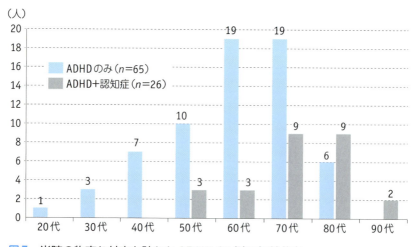

図7　当院の物忘れ外来を訪れたADHD 91例の年齢分布

症合併者の方への投薬はADHD単独例の7割くらいの用量でよいことが多いです。もしくは処方なしです。

今一番困っている症状が認知症から来ているのか，ADHD症状なのかを見極めてピンポイントに処方するのが理想です。しかし少量投与なら大きな間違いは起こりません。ですから日頃から70歳以上へのアトモキセチン（ストラテラ®）は10mgスタートの癖をつけておくのがいいのです。

●文 献
1) Tzeng NS, et al：Risk of dementia in adults with ADHD：a Nationwide, population-based cohort study in Taiwan. J Atten Disord. 2017 Jun 1；1087054717714057.［Epub ahead of print］

1 ADHDに気づくヒント

忙しい物忘れ外来では，認知症の病型鑑別に気がとられがちですので，「ADHDを忘れない」というメッセージを頭に叩きこんでおく必要があります。ぜひ次の項目を覚えて下さい。

HDS-Rスコアに反映されない注意欠如と，反映される直前の記憶

橋本ら[1]は，発達障害の方は心理検査の際に過集中はできるので，成績が落ちないと言っています。しかし本人は生きにくさを感じているので，それで帰してはいけないと警鐘を鳴らしています。ATDとの鑑別が非常に難しく，1例だけアミロイドPETまで行って陰性だったことから，ADHDと診断したこともあったそうです。学会では，なぜ学歴が高いのかと質問が挙がっており，回答に窮しておられました。

症例 ▶ HDS-R高スコアと薬の飲み忘れからADHDの診断に

3年通院している67歳女性。主訴は物忘れ。初診時，HDS-Rスコアは27で，診断はATDだと思っていた。2年後にADHDだと気づいてアトモキセチン40mgを開始。ところが，ASを合併していたせいか，非常に易怒が強まり，中止。

ある日，本例はチアプリド40日分，ガランタミン（レミニール®）100日分，クロルプロマジン（ウインタミン®）95日分，L-チロシンが57個余っていると言った。HDS-Rスコア27の認知症が，こんなに飲み忘れるだろうか？ やはりADHDに間違いないと思った。HDS-Rをやり直すと28だった。認知症ではないとはっきりした。

ほかの薬は全部やめてよいので，アトモキセチン25mgだけを飲むようにと指示。ADHDの人に複雑な指示をしてはいけないと考えた。25日後，頭がすっきりしたと笑顔で受診。その後アトモキセチン10mg夕を追加。28日後，「頭につまっていたものはすべてなくなった」と表現した。

ADHDは認知症とは使う薬の系統が違うため，誤診はできません。初診患者はとりあえず全員ADHDだと思って問診するくらいの姿勢が必要でしょう（整理整頓できたか，衝動買いをしたか，友達は少ないほうだったか，学歴は比較的高いか，を尋ねる）。

図8に示すように，ADHDでは，HDS-Rで不得意な部分が決まっています。筆者は8番と9番を逆の順で行うのですが，その順でいうと最後に行う「5物品」において，80％のADHD患者は4つまでしか思い出せません（もちろん，正確には覚えこめないのですが）。誰でも5物品の記憶は難しいと思うかもしれませんが，彼らの場合HDS-Rスコアが27もとれるのに，5物品だけできないという特異的な欠落を示すので，鑑別診断に役立つ可能性があります。

また，数字関係が不得意というDLBに似た部分と，遅延再生が不得意というATDに似た部分が共存しています。

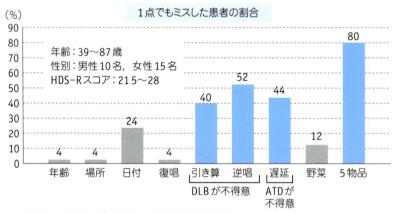

図8　ADHDが不得意とするHDS-R項目
2018（平成30）年11月8日〜12月7日時点の例数：25例の集計
野菜と5物品はHDS-Rオリジナルとは逆順で実施

谷口ら[2]は，53歳男性の1例を報告しています。大卒で経営コンサルタントの自営業です。毎日のように忘れ物を取りに帰ってくる，水道を流しっぱなしにするということで，物忘れ外来を初診。HDS-Rスコアは満点。MRIとSPECTで異常なし。結局，言語性IQ 124に対して動作性IQが84しかないというアンバランスが検出されてADHDと診断されています。多忙による疲労の蓄積で注意機能が維持できなくなったと考察しています。

●文献
1) 橋本　衛，他：若年性認知症と注意欠如多動性障害．老年精神医学会雑誌．2018；29（増刊号Ⅱ）：117．
2) 谷口結衣子，他：若年性認知症が疑われた忘れ物の多さの背景に発達の偏りが認められた1例．日本老年医学会雑誌．2017；54(4)：634．

ADHDらしさのある時計描画

　MCIにおいて認知症とADHDを時計描画で鑑別し始めたところ、みごとに予想を裏切られました。ADHDならIQも高いし、行う必要もなく完璧に描くはずだと思っていました。

　結果的に満点にはなるものの、勝手に針を描く、数字や針の描き間違いを慌てて訂正する、円のラインがすれ違うといった様子が高頻度に観察されます。ですから異常コードに「#100：勝手針」「#101：書き損じ」「#102：円のすれ違い」の3項目を新設して、今後の統計に生かすことにしたのです。

　ADHDは認知症のようなとんでもなく異常な時計は描かないですが、ゼロや三本針を平気で描くのには驚きました。いかなる心理でこうなるのかわかりませんが、他の研究者の追試を期待しています。

　図9は、治療によって「0」の描画が消えた症例です。書式A、Bともに「0」が出ていましたし、針の長さ補正もしていましたが、ADHD治療薬2種で集中力が高まり、すべて改善しています。

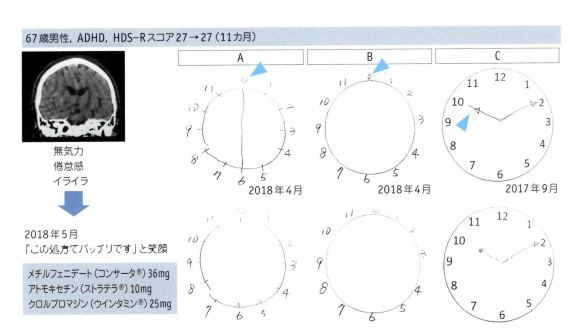

図9　「0」の描き入れがADHDの症状であることが証明された症例

図10は三本針を描いて慌てて1本消す様子を，図11は針の長短を訂正する様子を示しています。このような修正は，認知症ではあまりみられない行動です。

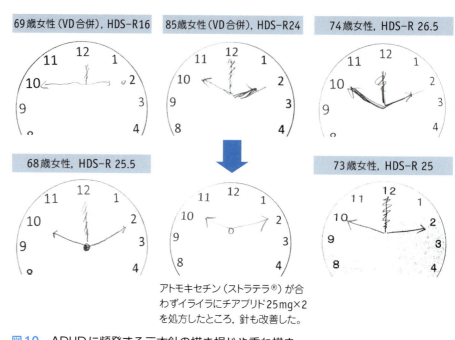

図10　ADHDに頻発する三本針の描き損じや重ね描き

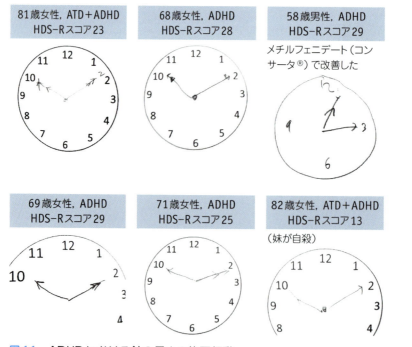

図11　ADHDにおける針の長さの修正行動

また図10では，イライラ感の強いADHDの女性に1日50mgのチアプリドを処方したところ，時計描画も改善されたことがわかります．抗精神病薬は処方したくないという医師に向けて，ADHDの陽性症状はチアプリドでも反応するということを示しておきます．

そういった意味では，CDTは認知症と発達障害の鑑別に有用であるとも言えると思います．認知症らしい異常な絵の中にADHDらしい描き方が混ざっていると，両者の合併を察知することすら可能です．

家系の問診

ADHDは，ノルアドレナリンおよびドパミン系の遺伝子変異が認められており，家族内集積性がみられます．狩猟時代はエースであったのに，稲作の登場で集団での仕事が増えた現代では，仕事のミスが多い遺伝子になってしまいました．

また，一卵性双生児と二卵性双生児での一致率の違いから，IQは遺伝するという説があります．ADHDはIQスコアと相関して増え，一方，食事と視覚刺激（テレビ）の影響でヒトのIQは上がってきている[1)2)]という考察もあり，ADHD患者が増えるということにもなるでしょう．

片親がADHDなら60％，両親がADHDなら88％，子に遺伝するといわれています．ですから，認知症かADHDか迷ったら，親，兄弟，子どもに整理整頓ができない人がいるかどうかを聞けば鑑別のヒントになります．

症例 ▶ 娘の話から母は認知症でなくADHD，娘もASの傾向ありと気づく

80歳女性．5年半通院しているが初診時HDS-Rスコア19.5，海馬萎縮は1.5＋で認知症だと信じ切っていた．その後HDS-Rスコアは18→23と低下しないので，娘に話を聞き直すことにした．

それによると，若い頃から整理整頓できず，衝動買いし，ハサミで子どもを嚇すほど怒りっぽかった．非常に頭の良い方で，娘もそうである．80歳のピック病は考えにくく，今まで必要だったクロルプロマジン37.5mg，クエチアピン25mgはADHDに対して奏効していたのだとわかった．誤診を謝罪したが，処方のおかげでとても楽でしたと言われた．

その後，娘も初診．外国人の夫がなかなか日本語を覚えてくれずストレスで8kgも太ったというので，非定型うつ病だと思っていたが，昔から聴覚過敏があるというので，母親から受け継いだASの傾向もあると気づいた．そこで娘に説明すると，納得がいくという．「母親は最近ますます性格が悪くなった，昔から付き合いにくい母親でした」と言ったのである．

結局，母親の正診に5年半，娘の正診に10カ月かかったわけだが，発達障害は家族

で多発しているので，1人に気づけると，みな診断に結びつくというところがある。

67歳男性がADHDであることに気づくまでの経緯を図12に示します。

症例 ▶ FTLDと誤診し4年かかってADHDに気づく

物忘れを主訴として4年間通院していたが，HDS-Rスコアが25.5から27に上がったので認知症ではないと気づいた。そこで，若い頃から整理整頓ができなかったことを聞き出し，家計調査を行った。

結局，母親がAS，姉，妹，長女がADHDであることが判明。状況から，患者本人も通院し始めた頃からADHDによる記銘力障害があったということがわかった。

◎

結果としてガランタミンは不要だったと思われるのですが，合併していたASの易怒に対してクロルプロマジンが奏効していたため，4年間通院してくれていたということになります。

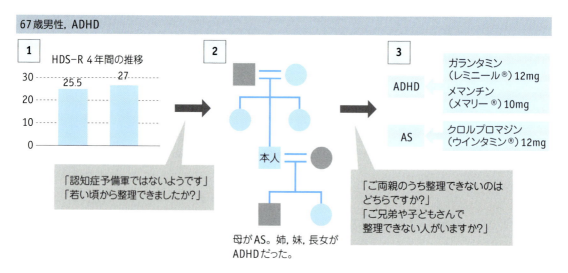

図12 4年間，FTLDと誤診していたADHDとAS合併症例の経緯

文献
1) James R. Flynn: Are We Getting Smarter?: Rising IQ in the Twenty-First Century. Cambridge University Press, 2012.
2) 石浦章一：遺伝子が明かす脳と心のからくり―東京大学超人気講義録. 羊土社, 2004.

海馬萎縮度

筆者は，海馬萎縮度を0〜4まで設定しています。0.5刻みですから9グレードあります。集団統計で平均値を見ていくと，海馬萎縮度と進行速度（HDS-Rスコア年間変化量）は相関していますので，言ってみれば初診時にその患者さんが将来どのような経過をたどるのか，おおかたわかります。

図13のようにADHDなら（認知症を合併しない限り）海馬萎縮度は大方0〜0.5です。

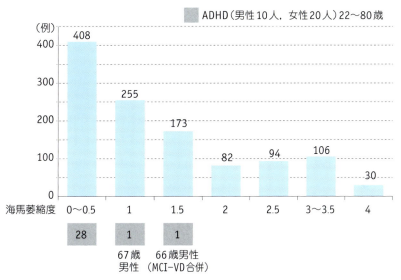

図13　海馬萎縮度別の患者分布
対象：頭部CTを撮影した1,148例

ジョギングが好き

ADHDの多動症状というのは，男性はジョギング，女性はおしゃべりという形で出ることがあります。

症例 ▶ ジョギングが好きなADHDの男性2例と女性1例

症例1　58歳男性

母親が認知症で通院している関係で自分も診てほしいと4年前から通院。HDS-Rスコア30，海馬萎縮度0.5。妻に，なぜいつも付き添ってくるのか聞いたときに「夫は運転が下手なので私が運転している」と言っていた。男性は農業理論に詳しく，話し出したら止まらないのだが，結局何を言いたいのか毎回わからず。痩せていくので，ある日聞いたところウルトラマラソン（100km競走）に参加していると言う。4年間ピック病と誤診していて，ADHDと気づき，メチルフェニデート（コンサータ®）18mgでかな

り改善し，余計な話はしなくなった．それでもクロルプロマジン12mg，ジアゼパム2mg，ニトラゼパム5mgは必要で，軽いうつ状態に陥ることもあると言う．ADHDはマラソンをしたくなるのだと気づいた1例目である．

症例2 57歳男性

大学卒でHDS-Rスコアは29もあるのに，工場ではミスが続き，単純作業であるほどうまくできないと言う．メチルフェニデートでかなり改善したが，やはりATDと誤診していたのでドネペジルも継続．本人はドネペジルもやめないでほしいと言う．また，走ってはいけない規則の工場内で走ってしまうとのこと．ある日の外来で，スポーツウェアで来院したことがあり，聞いてみると毎日ジョギングしなければ気が済まないと言う．ジョギングはADHDの一症状なのだろうと，前述の症例に学んだ．

症例3 43歳女性

いつも新幹線で車いすの認知症の母親に付き添ってくるのであるが，ホノルルマラソンに毎年母親を連れてでも参加していると言う．そのバイタリティはどこから来るのだろうかと不思議に思っていた．ある日，「もしかして整理整頓はしないほうですか」と尋ねると案の定そうで，ADHDだった．うつ病圏で医師にもかかっており独身だとわかった．マラソンとADHDがつながった．

コウノメソッドADHD・AS質問票

筆者がADHDをわかり始めた頃は，DSM-5の診断基準から問診票をつくって患者に質問していたのですが，回りくどい文章なので1年間の患者経験から**表1**のようにわかりやすい文章にして，同じようなことは聞かないように工夫しました．

表1 コウノメソッドADHD・AS質問票

			はい	少し	いいえ
注意スコア	1	不注意で書き間違いや自動車の側面をこすりやすい．			
	2	興味ない話題だと，言われても頭に入らず，理解できず性に合わない作業はミスばかり．			
	3	昔から整理整頓できず，宿題（締め切り）は後回し．捨てられない．			
	4	横で音楽を聴かれると気が散ってしまう．			
	5	会う約束を忘れる．診察券・保険証を忘れる．カギを見失う．			
多動スコア	6	休暇の日も動き回る．走りたくなる．			
	7	衝動買いする．			
	8	しゃべりすぎ，割り込む，質問が終わる前に答えてしまう．			
	9	じっくり長い文章を読むのは嫌．			
ASスコア	A	こだわりが強く，周囲の意見に反してしまう．友達が少ない．			
	B	聴覚過敏：雑踏の中で相手の言葉が聞こえにくい．あるいは難聴．			
	C	比較的成績はよかった．なにか才能がある．			
	D	昔からかなり怒りっぽい．怒りっぽいと言われる．			

1〜9で合計4点以上ならADHD疑い，A〜Dで合計2点以上ならAS疑い　　1点　0.5点

なぜ文章をシンプルにしたかですが，初めてお聞きしたときは，そんなことはないと否定していた方が，後日ご家族と来院するようになって，ご家族に聞き直すと症状が該当していたということがあったからです。

　せっかくADHDを疑って質問しても本人は「そんなことはない」と答えることがありますし，実はADHDならではの症状として，医師の口頭の話が頭に入らないという点があって，「いいえ」と生返事してしまうのではないかと考えています。そのように曖昧な答えをする患者さんは，CTとCDTでADHDを確定することがあります。

　同時にASも見つけられるように，すべき質問をそろえてあります。

2 中高年のADHD症例

　発達障害という発達の問題が，まさか高齢者の外来と関わりがあるとは，知識がないとまったくピンとこないと思います。たとえば80歳の女性が1人で物忘れ外来を訪れて，その方は初期の認知症とは関係のないADHDである，というイメージが少しも湧かないなら，勉強不足なのです。

　その方に「毎日社説を音読しなさい」「散歩しましょう」「ドネペジルを少し飲んでみますか」という助言は筋違いです。もちろん高齢層ではADHDの症状で生活に支障が出ていることに加え，認知症症状も加わっている方も多いのですが，ADHD単独例もいるという警鐘です。

　ATDに移行するMCIでは，青斑核のノルアドレナリンニューロンであるメラニン含有細胞の減少が認められ，注意や不安感とノルアドレナリン減少との関連性があって，これがATD初期とADHDの共通点につながるという話はあります[1]。

　ですから注意欠如の様相が似るのでしょう。認知症のごく初期を臨床的に捉えるためには注意力を調べることが有効だとされているのは，こういった関係があるからです。

　ADHDと認知症の両方の症状を落ち着かせたいなら，ガランタミン低用量＋クロルプロマジン低用量で，患者さんもご家族も一定の満足を得るでしょう。

　橘高[2]は，「発達障害の人は年をとるとどうなるのだろう」という疑問を提起しています。「発達障害は認知症の危険因子なのか？」「発達障害が認知症を発症した場合，どのような特徴がみられるのか？」「どの認知症タイプが多いのか？」といったことに興味があるとしています。

　2018年6月の日本老年精神医学会では，「発達障害と認知症の鑑別」と題したシンポジウムが2時間にわたって論議されました。すでに，そういった時代に突入したのです。

症例 ▶ ごみ屋敷の87歳独身女性（図14）

　87歳女性が姪（姉の娘）に付き添われて初診した。なぜ独身とわかったかというと，筆者は記憶検査として故郷と旧姓を聞くからである。この日，姪が「独身だから苗字は同じです」と教えてくれた。本例が若かった頃の日本では，結婚しない女性はかなり少なかった。独身である理由は，自宅の写真から推察された。相当なごみ屋敷で，掃除もしていない。認知症になったからではなく，昔からである。

　ところが，理知的であり，歴史が好きで，有名進学校を出ている。友達は少なく，見合いは断り続けた。服を買ってもらっても，こんな服は嫌だと拒否。人の好意がわからない。ADHD＋ATDとして治療開始。クロルプロマジン8mgとフェルラ酸含有サプリメントとした。

87歳女性，ADHD＋ATD，HDS-Rスコア20，姉（92）がDLB

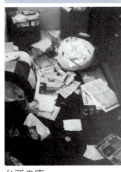
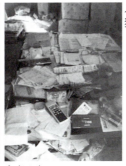
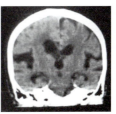
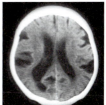

人の好意がわからず，独身のまま。ごみ屋敷に。

台所の床　　　食卓の上　　　右海馬萎縮2.5＋　　軽度NPH所見あり

図14　昔から約束時間を守らない，87歳女性のごみ屋敷

　とにかく約束は今でも守らない人で，かといってピック病ではないのです。つまり，ADHD＋ATD＝ピック症状の公式に当てはまります。結果として結婚しなくてよかったわけで，姉に財力があり住居を買ってもらったのは幸いしました。自力だったら生活はもっと破綻し，別の病気にもなっていたでしょう。

　もう一方の姉（92歳）はDLBだと言います。ADHDはDLBになりやすいので，この家系はやはり発達障害の血筋で，みな知能も高いということが窺い知れました。

　独身と精神疾患を結びつける発想を不快と思われることは承知の上であえて述べさせて頂くと，昔の女性であるのに結婚していないことに違和感を覚え，診断に結びつく手がかりとなったことは事実です。

症例 ▶ 少女のような75歳女性

　11年間，弟の嫁に付き添われて通院してきた方で，「不思議な患者」だった。初診時は62歳。一言でいうと少女みたいな方である。純粋で裏表がない。風呂に入らない，新聞を次々に契約してしまうというピック症状があるのに，脳萎縮は軽く，そうかといって語義失語も強くなかった。

　初診時にHDS-Rスコア26であったが，11年経ってもまだ25もとれた。本例はADHDだったのである。左側頭葉だけ萎縮しているので，SD-FTDと思っていたが，ピック症状を演出していたのはADHDだった。アトモキセチンを開始し，効果が出て，笑うようになった。

症例 ▶ 話がかみ合わない理知的な77歳女性

　すぐにADHDと気づいた症例。グループホームに，娘に付き添われて入所した初日で，筆者の往診日だったので施設長から診察を依頼された。なぜかというと炭酸リチウムを飲んでいて精神科入院歴があったからで，入所後のトラブルを心配してである。

目に力のある元気そうな方であり，炭酸リチウムということは精神疾患なのだろう。抗てんかん薬は2種類出ていて，精神科的な処方だと感じた。認知症治療薬は処方されていない。筆者が最初に娘に聞いた質問は，若い頃から整理整頓はできたか，衝動買いをしていなかったかということである。娘は，飛び上がるような反応でその通りだと言う。患者さん本人に聞くと小学校しか出ていないが成績は優秀で，父親は海軍で戦死したから大変だったと言い，それから質問とは違う話題に話を移し，話し続けた。

筆者は，ADHDにASを合併し，統合失調症様の急性精神病様症状を起こしたのだろうと思った。10分ほどの診察で，本例の全貌がみえてきた。

娘も理知的な人で，医師の説明を速記しており，子どもや孫はみな有名大学卒である。娘には「高学歴のお孫さんたちは結婚のときに危機を迎える可能性もあるから，よく注意してみてあげて下さい」と伝えた。「そういうときは，どこに行けばいいですか」と言うので，私が診ますと言っておいた。娘は非常に筆者を信頼してくれて，そのグループホームへの入所を決めた。

患者さん本人はその後，案の定ほかの利用者を侮るような行動が増え，クロルプロマジンは必須となっている。認知症の方々とは雰囲気が違っており，一人浮いている。

症例 ▶ ADHD，AS，ATDの「トリプルA」の72歳女性

2人の娘に付き添われて初診。学歴が高いのに実家の手伝いをし，独立してスナックを20年続けた。高学歴・離婚・ピック症状から，すぐにADHDの診断に結びついた。HDS-Rより先に，生い立ちを聞いた。整理整頓しない，衝動買いするということでADHDアンケートは高得点。しかしHDS-Rスコアも12しかなく，ADHD，AS，ATDによってピック症状が形成されていた。

現役ではないので，あえてメチルフェニデートなどを処方する必要はなく，クロルプロマジン，ガランタミン2mg×2を1カ月処方して，連携するコウノメソッド実践医に紹介した。

症例 ▶ 55歳の初診から13年間謎だったが，薬剤師と聞いてADHDと気づいた68歳女性

50歳のときにくも膜下出血を起こした。いつも優しい夫が付き添ってくる。大学時代に出会ったと言う。HDS-Rスコアは24.5→27→25→22.5と推移。

おおらかでよくしゃべる人だった。おおらかで陽気なのは南国出身だからだと思っていた。しかし，最近は衝動買いがエスカレートして，ついに夫は施設に入所させたので筆者も驚いた。これほど自分で何でもできる68歳の女性がなぜ施設に？と疑問に思った。

13年経って初めて学歴を聞くと，薬学部を出たが，薬剤師は2年でやめてしまったと言う。人間関係が保てなかったことが推察された。夫はピック症状で困っていた。海馬は萎縮傾向なので軽度のATDが出てきているにしても，主体はADHDの症状であ

る。夫は，ADHDの治療はしなくてよいということで，処方継続となった。

　結局，長年の結婚生活で振り回されご主人も疲れ果てたのであろう。ドネペジル10mgとクロルプロマジン（コントミン®）12.5ｍｇを処方してきていたが，ご主人を助けるためにドネペジル2.5mg，クロルプロマジン37.5mgでなければいけなかったのだろうと反省している。

症例 ▶ お稽古事をやりすぎる75歳女性

　9年半誤診していた。いつも娘に付き添われてくる。耐糖能異常，頸椎軟骨の突起などで，いろいろと症状を訴える。HDS-Rスコアが27.5だったのが，9年半で26までしか下がっていなかったので，認知症予備軍ではないとの判断をした。しかし，本人は今の処方で問題はないと言うので，ドネペジル2.5mgは継続していくことになった。

　診断はADHDである。整理整頓はできるが衝動買いをする。買い物の目的を忘れて（注意欠如），別のものをたくさん買ってしまう。書道，そろばん，裁縫とやりすぎる（多動）。

　一方，聴覚過敏，嗅覚過敏もある。決められた場所にないと気が済まないというこだわりもあり，いわばプチアスペルガーである。つまり，ADHDの軽度と，ASの軽度が合体した感じである。海馬萎縮はない。フェルラ酸含有サプリメントなしでHDS-Rスコアを保ってきた。

　ひょっとすると糖尿病性軽度認知障害を少し持っているのかもしれない。だからアトモキセチン，メチルフェニデートはあえていらないし，今の処方で本人は満足している。

症例 ▶ 13年半通院し，時計描画テストでADHDに気づいた75歳男性（図15）

　13年前から認知症の母親に付き添っていた息子で当時62歳だった。母親が亡くなっても，レボチロキシン（チラーヂンS®）を処方してほしいと言って，当院に通院を継続していた。筆者はずっと，なぜ通院を続けているのかわからなかった。レボチロキシンなら近医でもらえば済むことである。

　もちろん主訴は物忘れだったが，初診時HDS-Rスコアは27で海馬萎縮なしだった。13年の間に雑談の中で「チキンハートだよね」という話には，なったことがある。2017年，当院の患者さんたちにCDTをお願いしていたのだが，そのとき，本例は殴り書きのようにスピード感のある円を描いた。今だからわかるが，円の始まりと終わりのすれ違いと，円外数字があった。ただし，このとき筆者はADHDだとは気づいていなかった。

　今年に入って，昔ヘビースモーカーだったと言う。難聴もある。これで発達障害だと気づかなければいけなかった。その後ADHDの時計描画も多く集まり，その共通点に気づき始めていたので，もう一度描いてもらった。すると激しく乱れた。2箇所を描き直したのである。そして整理整頓ができず，衝動買いがあり，4人の子どものうち

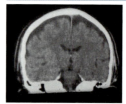
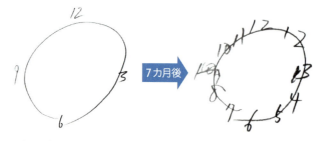

図15 時計描画テストでADHDに気づいた75歳男性

1人の息子がひきこもりで無職であることがわかった。つまりその父親である本例はADHDである可能性が高くなる。

本例も娘も人の名前が覚えられないとのことである。上記のひきこもりの息子に受診してもらうことになった。結局，13年半通院を続けたのは，何となく筆者に話すと悩みが和らぐように感じたのかもしれない。ドライで自信家なら「なんで薬をもらうためだけに，長距離通院しなければならないのか」と思うはずである。

特別にADHD治療薬はいらないという本人の希望であったが，今後，二次障害が起こるかもしれないという心構えが持てた。また，息子の治療のきっかけが得られた。

さらに，本例は最近レストレスレッグス症候群の症状が出始めており，DLBにADHDの併存が多いことを考えると，本例はDLBを発病してくることを予測しておくべきであろう。

● 文 献

1) 髙橋純子：MCIと周辺症状とハンマー. 老年精神医学雑誌. 2017；28(5)：444-5.
2) 橘髙 一：児童精神科と老年精神科の両方を実践する立場から. 老年精神医学会誌. 2018；29(増刊号Ⅱ)：116.

3 若年性認知症と誤診しそうになったADHD症例

　2018年の日本老年精神医学会（郡山）では、「発達障害と認知症の鑑別」というシンポジウムがあり、座長の谷向 知氏（愛媛大学）より「FTDは難病指定されましたが、発達障害をちゃんと除外するようにと説明書きに書かれてあります」との発言があり、筆者も内心どきっとしました。

　朝田[1]は、記憶検査のスコアが6年間落ちなかったピック病の報告をしています。こういう症例を知ると、「行動障害型の認知症」と「発達障害」の鑑別は実に神経を使うように思います。しかし「ADHDしかしないこと」を知っておけば、もう少し自信をもって鑑別診断できるようになるでしょう。

　若い認知症が増えているとの新聞報道がされており、医師としては「若いからといって認知症を否定してはいけないな」と肝に銘じるわけですが、逆に若いからやはり認知症以外の可能性が高いとも言えるわけです。鑑別診断は、常にバランスよく！といきたいところです。

　緑川[2]は、画像所見で前頭葉萎縮が明らかな場合を除いて、行動上の特徴だけからASかFTDか鑑別がしにくい患者さんがいることを指摘しています。特に精神科医はCTなどの機器を使わないことが多いので、このような悩みがあると思われます。

　フォローしていっても、認知機能が下がらない患者さんの中にASが含まれているため、診断は先延ばしにすべきと提案しています。また、偶然にご家族がASについて書かれた冊子や新聞記事を読んで、患者さんの若い頃の行動と類似すると主治医に知らせてきた2例を報告しています。

　ASという病名は、DSM-5で消えようとしていますが、わが国においてピック病という病名が残っているのと同様、一般の人々の間には根付きつつあるため、今後もマスメディアに取り上げられたほうが診断の気づきに役立つと筆者は考えています。もちろん、犯罪者の病理基盤として差別的な扱いを受けることを欲してはいません。

　ADHDの約半数にASが合併することが知られています。当然、ドネペジルは興奮性が高いためにASには処方しません。ただし、陽性症状がすでに薬剤でコントロールされており、メチルフェニデートやアトモキセチンで記憶が改善しない場合、ATDの方面からアプローチするという意味で1.67mg程度なら、選択肢としてありでしょう。

症例 ▶ 脳萎縮の強い緑内障の57歳男性。うわの空は，てんかんの鑑別も必要

　1年3カ月前からいつも1人で来院。最初はFTDだろうと思っていたが，HDS-Rスコアが29→28とあまり下がらない一方，治療も奏効しないことから筆者の悩みの種であった。

　本例に異変がみられるようになったのは54歳からで，子どもの頃はADHDの症状はなかったと言う。

　初診時の記載を振り返ると，「頭頂葉が萎縮しており，海馬萎縮は0.5＋。語義失語はないため，海馬萎縮の少ないATDで確定」と書かれている。ドネペジルを開始。会社の上司に「認知症初期と判定されました」と伝えると，上司は納得したと言う。

　本例は，ここ1年間，般若心経の読経を続けていたが，1週間前に突然やめた。妻に指摘されて初めて，やめたことに気づいた。会社でも約束事を忘れていて，勘違いしていた。忘れ方の特徴は，側頭葉てんかんのように意識のないところで起きているような感じで，それが「注意欠如」の様相だった。

　ADHDではないかと思い質問してみたら，整理整頓ができないと言う。娘2人も机はぐちゃぐちゃ。特に長女は利発でASの合併が疑われた（易怒）。娘の易怒性は男性の妻から遺伝したようだ（たまに病的と思われるほど怒る）。妻の姉の子どもは，現在30歳だが，5年前から憑依したかのように暴れ出す。精神科に入院したこともあり，統合失調症だろうと感じた。現在自宅療養で，独身とのこと。

　本例は会社内で禁止されているのに，焦って走ってしまう。もし本人がADHDなら，娘2人は父親からADHD，母親からASを受け継いだと考えた。それにしても大人になってから初めてADHDになることがあるのか？ HDS-Rスコアが28もあるのに，会社での不履行は甚だしい。

　しかし脳は萎縮している。筆者がADHD診療に乗り出して以来70例の中で，本例の脳萎縮が例外的にとびぬけて高度である。ただし海馬だけを評価すると萎縮なし。これは，筆者がADHDのCT所見を読影する際に，のちのち重要となった。つまり，ADHD単独例は海馬だけは絶対に萎縮していないという事実である。

　ADHDの方は単純作業が苦手である。筆者の誤診により認知症ということになったため，本例の上司は単純作業を担当させるようにしたのだが，それは逆効果だった。会議室の予定表の管理を任され，終わった会議から消していくという単純作業ができず，終わっていないのに消してしまう。

　ピック病はルーチン作業が得意だから逆である。上司にしてみたら，「頭が悪い」のだから単純作業をやらせようと思ったのであろう。しかしIQは高い。

　ドネペジル，アマンタジン，チアプリド，バルプロ酸，シロスタゾール（プレタール®，先発品に限る）を使っているが，これはATDと側頭葉てんかんを想定した処方である。まったく当て外れだった。

ADHDと気づいてから推奨したのが、CDPコリンだったが、それで頭がすっきりし、メチルフェニデートも好感触だった。「昼に眠くならなくなった」「会議の内容が半分は頭に入るようになった」「上司に怒られる回数が減った」とのことで、間違いなく前進した。

　心配だった緑内障だが、メチルフェニデート開始以降、筆者の指示で眼科医に定期的に眼圧を測ってもらっており、「そういう薬って、人によって違うからね。あなたの場合は大丈夫ですよ！ 心配なし」との説明だったとのこと。

　本例を救うにはメチルフェニデートしかないと思った。そのため眼圧への影響は十分説明しておき、患者さん自身も眼科にちゃんと通院してくれている。ADHDなので眼科へ行くのを忘れるリスクもあり、紙に「眼科へ行くこと」と書いて渡した。本当に重い注意欠如者には、簡単な話でも紙に書いて説明するのがよい。

脚注1：メチルフェニデート（コンサータ®）は緑内障に禁忌、アトモキセチン（ストラテラ®）は閉塞隅角緑内障のみ禁忌となっている。

◎

　現在はメチルフェニデート72mg（最高量）で満足しており、解雇の危機も脱しています。眼科での診察によっては、メチルフェニデートは投与できず会社を辞めさせられていた可能性もありました。

　今思うと「子どもの頃ADHDの症状はなかった」と男性は答えていましたが、実際にはそうではなかったのではないかと思う。ほかの症例を含め、ADHD患者さんは、違うことを答えることがあり、注意が必要です。

症例 ▶ 47歳から通院している無職の男性。芸術系大学を出てバイクが趣味

　母親がATD姉妹例で通院していた関係上、いつしか息子も受診するようになった。初診は3年前で、47歳時。毛髪にポマードを厚く塗って、全身黒ずくめ、時には皮ジャン。無職。いわゆる自由人という感じだった。

　ときどき猛烈に頭痛がすると言っていたが、「ウイスキーをストレートで1杯飲む」ようなので、生活の乱れからくる群発頭痛だろうと思った。食欲はあるので、少なくとも大うつ病ではないという理解をしていた。

　当時の筆者は、認知症、うつ病、統合失調症くらいしか鑑別の引き出しがなく、HDS-Rスコア28.5であることから「FTDなのかな」と思うしかなかった。最初の頃はドネペジルを拒否し、生活保護のためサプリメントも買えないと言っていた。今となっては、「映画が好き」の一言が診断のヒントとなった。

　2017年夏頃、筆者は、50歳前後の不思議な（認知機能が低下していかない）患者さんに全員ADHDでないかを確認していた。そして本例にも「整理整頓できるか」を聞いたら、昔からできないと答えた。気が散る、落ち着きがない子どもみたい、過敏性腸症候群とのこと。芸術系大学を出ており、ガンダム系のアニメが好き。

注意スコア6,多動スコア2。そうなると頭痛の訴えはADHDから派生した非定型うつ病のサインかもしれないと思い,メチルフェニデートを開始した。4歳時に交通事故で頭を打ったことがあり,「頭痛や倦怠感と関係ありますか」と聞いてきたので,「関係ない」と答えた。むしろ多動で注意欠如だから事故にあったのだろうと感じた(**次頁**コラム参照)。今でも男性の趣味はバイクで,毎日の休日を静かに過ごすことはできない。

◎

その後,メチルフェニデートが切れても受診せず,服用をやめたことによるリバウンド(以前より倦怠感が増す)が出て「もう治療したくない」とのことで,これまで通りドネペジル低用量を持ち帰りました。若い頃からしっかりやろうという意志が弱いために,就職できないという面もあるのでしょう。薬がなくなっても取りに来ないのは掃除をしないのと同じです。

医師の務めとして,本例を職に就かせて,自分の得意分野で仕事をするようにできないかといつも考えています。支援の範囲内でできないかという提案です。

● 文 献

1) 朝田 隆,編:誤診症例から学ぶ 認知症とその他の疾患の鑑別. 医学書院, 2013.
2) 緑川 晶:診療の秘訣 認知症に隠された発達障害. Modern Physician. 2017;37(7):785.

コラム 二次性ADHDは存在するのか

　幼少時の外傷で二次性発達障害になるという説があります。筆者は，くも膜下出血予防のクリップ手術のあとでピック病になったと思われる患者さんを，無視できないほど診てきました。

　まず，多動症の子どもが怪我をしやすいのは当然と思われます。ところが，ADHDだと大人でも頭を怪我する頻度が有意に高いという台湾の報告があります[1]。ADHDを3〜11歳，12〜17歳，18〜27歳の3層で解析しても，全年齢層で外傷性脳障害を起こしやすいとしています。72,181例のADHDと性，年齢をマッチさせた同数の対照群で，脳挫傷，頭蓋骨骨折，脳震盪のいずれの頻度においても有意差（$p<0.01$）が出ています。

　さらに，Naradら[2]は重症の頭部外傷後5〜10年後に二次性にADHDが生じる子どもがいるとしています。頭部か口腔の外傷で1日以上入院した子ども（3〜7歳）を6，12，18カ月，3.4年後，6.8年後に追跡し，家族が評価するスケール（1〜4まで）のスコアにおいて頭部外傷群で口腔外科的外傷群に比べて，有意に多くの子どもが上昇したとしています。

　調査対象は，全員ADHDではないこと，1日以上入院したことを条件として，頭部外傷群（5.5±1.1歳）81例に対して，口腔外科的外傷群106例が対照群です。全187例の子どものうち48例（25.7％）が二次性ADHDになりました。そのリスク因子は，外傷部位が頭であること，外傷が高度であること，家族機能が悪いこと，としています。また，頭部外傷群において教育程度が高いほうがADHDの発生を抑制していたといいます（二次性でないADHDと逆）。それらを根拠に二次性だと報じています。

　ADHDと高次脳機能障害との鑑別診断は，専門家なのでなされていると思いますが，驚くべき報告です。

●文 献

1) Liou YJ, et al：Risk of traumatic brain injury among children, adolescents, and young adults with attention-deficit hyperactivity disorder in Taiwan. 2018；63(2)：233-8.
2) Narad ME, et al：Secondary attention-deficit/hyperactivity disorder in children and adolescents 5 to 10 years after traumatic brain injury. JAMA pediatrics. 2018；172(5)；437-43.

> **症例** ▶ HDS-Rスコア24の36歳女性。職場の金庫に鍵をかけ忘れる

博学な夫が付き添ってきた。この頃には，筆者は初診でADHDの診断ができるようになっていたので，本人に「整理整頓できますか」と聞いた。子どもの頃からできないとのことであった。大卒で現在デパート勤務。職場の金庫の鍵を閉め忘れるという。被害妄想で易怒もある。注意スコア5のためADHDと診断し，CTで脳萎縮がないことを確認してアトモキセチンを開始した。

念のためHDS-Rを行うと，24しかとれず驚いた。夫が「早口で医者に言われるとパニックになって」と弁明するが，これこそADHDの症状である。早口での質問はADHDに対しては負荷試験になり，低いスコアとなる。

「認知症ではないから治せるはずだ」と言ったのはよいが，アトモキセチン40mgの用量で台無しになった。後日，紹介した地域のコウノメソッド実践医からの報告で，初回から嘔吐したという。

ADHDが診断できるようになって，やる気満々でアトモキセチンの投与を始めた頃の筆者は，規定の初回量はたいていの場合多すぎるということにまだ気づいておらず，かなりの患者さんの治療を台無しにしてしまった。処方数をこなしていない医師に当たるというのは，患者さんにとって最高の不幸である。

4　アルコール依存症と発達障害の密接な関係

アルコール依存症は，ほとんど発達障害だという印象を述べる精神科医がいますが，それは論文化されていないのでいったん保留にしておきます。Copporaら[1]は，ADHDはアルコールと麻薬の摂取に関係があるとし，アルコール依存症のうちで，ADHDありとなしの群間比較を行っています。

その結果，ADHDと診断されていようが，いなかろうが，アトモキセチンを飲むと飲酒したいという衝動性は減るだろうと推定しています。この論文の文意は，ADHDと診断されていなくてもADHDはいるというニュアンスですから，アルコール依存症にはADHDがかなり多くいるということだと考えます。

> **症例** ▶ AS＋ATDでアルコール依存の65歳男性

初診時は腕を組むなど横柄な印象がありHDS-Rスコアも13だったので，ピック病と考えた。ビールは1日10缶。下痢になっても飲むと言う。

ある日筆者は，昔から整理整頓できたかどうかを聞いたら，「妙に几帳面だ」「友達も多かった」と言い，発達障害の診断の芽をいったん摘んでしまった。しかし，それはADHDではないというだけで，実はASだったようだ。子どもを蹴る，妻を怖がる。まるで子どもである。

残る病型は，ATDかアルコール関連認知症(ARD)のいずれかということになるが，頭頂葉も萎縮しているので前者であろうと考えている。他院からガランタミンが出ていたので初診時から継続し，フェルラ酸含有サプリメントを加え，少し落ち着いているので，本例の妻は一定の満足をしているようだ。「ASだったんだね」と病気の特徴を説明すると，妻はしきりに「すごく納得がいきます」と言っていた。

ASは，ADHDと違って特異な薬というものはなく，処方はピックセットでよいですが，ピック症状なのにATDの脳萎縮がみられる患者さん(学歴が高い)は，ASを疑います。ADHDとASはよく似ていますが，AS特有の症状は，こだわりの強さと反復行動，強硬な拒否です。社会性がないのはASのほうですが，万引きと関係するのはADHD(多動の子どもが起こす)のほうです。

大人の発達障害と本気で向き合い始めて4カ月めの症例です。患者さんにこの病気のことを説明すると，みなホッとしたように「そうなんですね」と納得し，謎だらけだった自分の人生に決着をつけ，新たな出発ができます。これは，やりがいのある仕事だと筆者も興奮しています。

症例 ▶ ADHDでアルコール依存の59歳男性

初診時はピック病かと思っていたが1年10カ月経過して，看護師がメモ書きで，速く歩きすぎて困るとの妻のコメントを残していたので，ピックだからといって速くは歩かないよなと思い，ADHDだと気づいた。

そして本例がアルコール依存であることとつながった。HDS-Rスコアも21→23.5と改善。飲酒が減ったからであろうが，ピックでは，なかなかこうはいかない。

家系を聞くと，父方の祖父は頭のいい人(AS)で酒飲み，父(ADHD)はアルコール性肝硬変，慌て者で工作機械に挟まれて70歳時に事故死。本例は整理整頓ができず，妻もADHDとわかった。幸いなことに妻はアルコールを受けつけない家系のため，3人の娘は全員ADHDでアルコールに強いものの，中毒まではいかなかった。

こういう話を筆者は本来，初診時に聞き出さなければならなかったと思います。ピック病＋アルコール依存症とは，運の悪い人だと思っていましたが，そうではなくて，掃除できないのも飲みすぎてしまうのも，みな祖先からの遺伝の要素が強いのです。

●文献

1) Coppola M, et al：Impulsivity in alcohol-dependent patients with and without ADHD：the role of atomoxetine. J Psychoactive Drugs. 2018 June 7：1-6. [Epub ahead of print]

5 発達障害を認知症と誤診していた症例

発達障害なのに，認知症初期と誤診していた症例は，前述したように筆者が発達障害を知らなかった時代に多発し，数えたらきりがありません。そこで，1例だけ紹介します。

症例 ▶ DLBと思っていた75歳女性。DLBが猛烈に速く野菜の名前を言うはずがない

7年通院している。初診時の主訴は，うつ症状だった。HDS-Rスコアが26しかとれなかったので，ずっとDLBだろうと思っていた。今回HDS-Rをやり直すと，野菜の名前を，書けないほど速く挙げたし，時計描画が粗く乱雑であった。

DLBは平均より動作が遅いのに，これは速すぎる。またHDS-Rスコアが28に上昇したことで，認知症説を捨てた。CTを見直すと海馬萎縮なし。

若い頃から整理整頓はできたかと聞くと，できないと言う。最近ジョギングのしすぎで足を傷めたと言う。これは多動である。余暇を静かに過ごすことができない。

本例の子ども3人のうち，末っ子は無職。頭が良すぎて中学のときにいじめられた。整理整頓できず，漫画収集が趣味。易怒もある。その子はADHDなのだろう。夫はノーマルなので，この末っ子の母親である本例はADHDということになる。このように，家族の発達障害を聞き出すことで当の本人の診断もつけられるので，家族内集積性のみられる疾患は診断しやすい。

筆者が「あなたは認知症ではなかった！　今日から僕の友達じゃない！」と冗談を言うと，「そう言わないで〜！」とはしゃいだ。

DLBがこのように明るくなるとしたら，それはLPC化（悪い兆候）[脚注2]なのであるが，本例の場合はADHDのうつが解除されたのだから歓迎すべきことであろう。

脚注2：DLBともピック病とも鑑別がつかない患者群をとりあえずレビー・ピック複合（LPC）としておいて，経過をみながら病理基盤に肉薄しようと提案した筆者の考え方。

結局，初診時のうつ状態はDLBのうつ症状ではなく，ADHDの二次障害としてのうつ症状だったのである。現在もセルトラリン25mg，パロキセチン10mgは使用している。誤診しているのに7年も通ってくれる患者さんがいるのは，医師の幸福である。

6 発達障害と認知症が合併し，鑑別診断が攪乱された症例

これまで34年も認知症一筋にやってきて，今頃，発達障害の有無を問診で知ることの大切さを知りました。「一筋」でなく「二筋」でなければいけなかったのです。

筆者は，仲間の神経内科医からfrontal ataxiaという概念を教えてもらい，変性疾患の歩行障害を非ドパミン系である抗酸化物質で治そうという発想で，ある程度成功を収めました。これを応用して，認知症第三期の歩行もある程度改善できました。この発

想は「神経内科一筋」ではできなかったと思います。

　MCIの10％以上の患者さんが発達障害の症状を現在まで残しているとすれば，発達障害の症状が認知症の鑑別診断に影響します。わかりやすく言えば，全員ピック病に思えてくるのです。

　ストレス社会で，発達障害の影響をもった高齢者が急増すると思いますから，これからの物忘れ外来は，認知症＋児童精神科の二筋で知識防衛しなければなりません。

発達障害＋ATD＝ピック症状の法則

　ピック病を疑う患者さんの場合は，特に家族には「怒りっぽいですか」と確認します。そもそも当院の初診問診票には，「怒りっぽい」に該当する場合は丸をつけて頂くようになっています。

　ときどき，配偶者が「昔から怒りっぽいですけどね」と言うことがあります。HDS-Rの遅延再生の不得意や，CTでのたらこ状の側脳室体部など，どうみてもATDの画像なのに，態度や易怒がピックっぽいのはなぜだろうと思うことがありました。

　筆者は，2017年3月から発達障害の有無について，しっかり聞き出すことにした結果，ある78歳男性は若い頃からASであったことが判明しました。AS＋ピック病という患者さんは意外と少なく，ピック病の既往歴で一番多いのは，うつ病圏です。

症例 ▶ 当初ピックが疑われた78歳男性

　兄の次女は現在51歳で拒食症。看護学校を卒業し独身。現在行方不明とのこと。兄は，4年前に79歳で自殺している。本人によると，自殺した原因は拒食症の娘（次女）であるとのこと。兄の長女は，ADHD。アニメ専門学校を卒業している。ごみ屋敷となり，衝動買いのため借金を繰り返している。独身。この長女とはやはり連絡がとれない状態だが，自治体が面倒をみていることは確認できた。

　本例の場合は，AS＋ATDでありピックっぽさを演出していたのはASということになる。圧倒的に女性に多い老年期のATDに比較して，初老期のピック病とASは男性に多い。易怒の男性を診ると，ついピック病をイメージしがちであるが，冷静に判断すると現在はATDである。

　ATDなら，普通，易怒にチアプリドの処方であるが，ASの易怒にはクロルプロマジンが優先であるから，この78歳男性の現在の易怒は後者を用いて一気に改善できる。つまり，ASが知られていないかった時代には「性格」と思われていたことも，病気なので治すことができる。ただ，現在は様子観察中なのでチアプリド75mgにしている。

◎

　いろいろと患者さんのプライバシーを詮索していると思われるでしょうが，当院を訪れる患者さんのご家族も治したいと思っているためです。高学歴と大人の発達障害も非

常にリンクしていて，学会でも発表抄録の症例情報に「大卒」と書き添える医師が多い状況です。

　大人の発達障害というのは，偏差値が高いのに仕事ができないという特徴があります。その原因はコミュニケーション障害ですから，個人の技術が求められる職（カメラマンなど）ならうまくいきます。営業，接客は避けなければなりません。ですから会社の上司が，①部下が発達障害であることを認識すること，②その人が不得意な部署に回さないこと，③カラオケ大会などの社内イベントに無理に参加させないこと，が肝心です。

　たとえば，ADHDであると単純作業はあきてしまいますが，ピック病，知的障害の場合は粘り強くやってくれます。仕事のミスが多いからといって，ADHDの人をルーチンワーク（日々当たり前のことを続ける作業）担当にすると，逆効果です。

「トリプルA」の患者は少なくない

　MCIの10％がADHDであり，認知症ではATDが一番多いとなると，ADHD，AS，ATDのトリプルAが合併した人は，少なくないと思われます。

症例 ▶ AS＋ADHD＋ピック病か？ と思われる73歳男性

　73歳で初診しHDS-Rスコア19.5，新聞記者だった。国立大学を卒業し，3人の娘は全員大卒で，うち1人は大手テレビ局のキャスターだった。孫は現在高校3年，旧七帝大の医学部を合格圏内に入れており担任からさらに偏差値の高いところを狙うように助言を受けたという。このようなIQの高い家系では発達障害が出やすいことは，成書[1]にも書かれてある。

　初診から3年通院し，AS，ADHDがあることがわかった。CTやHDS-R（遅延再生満点）からピック病だと思っているが，最近，近医がピックではないと感想を漏らしたと言う（画像なしでの判断）。ただし，これは筆者がすでに投薬しておりクロルプロマジン20mgで穏やかになっているからピックらしさがなくなったのだとも思える。

　この男性がピックだとするとピック症状は当たり前ですが，トリプルAだとしても似たようなキャラクターで家族を困らせていただろうと想像しています。

● 文献

1) 石浦章一：遺伝子が明かす脳と心のからくり―東京大学超人気講義録. 羊土社, 2004.

> **症例** ▶ ADHD＋FADでピック病のようにみえた42歳女性

　本人（42歳女性）は来院せず，遠方から夫と父親が相談に訪れた．大学病院で遺伝性の若年性アルツハイマー病（FAD）と診断された．前頭葉など全体的に大脳が萎縮しているそうで，IQは65～70の低機能である．夫は画像を当院に持参するのを忘れた．

　本例の母も若年性認知症で，37歳発病，5年後に肺炎で死亡している．主治医は専門医であるが「プレセニリン1の異常に間違いない，間に合うから治療しましょう」と，抗認知症薬を処方した．しかし，本例には易怒がある．結局本例は薬嫌いなので処方されても飲まなかったとのこと．筆者はクロルプロマジンを自費で購入してもらった．

　夫が「こういう若い患者は来ますか？」と聞いてきたので「たまに若い人は来ますが，最近はADHDも受け入れているので……」と言うと，「妻はADHDだったのです」と言ってきた．教育大学を卒業したのだが，自分も認知症になるといけないから医学を勉強したいと言って，医学系の専門学校に入り医療従事者になった．

　本例は猛烈に動きまわって，暴力はないものの口喧嘩は絶えなかったという．芸術に非常に才能があって，友達はすぐにできるものの続かず，年賀状も途中で放り出して書かなくなったと言う．まったくもってADHDである．

　本例の主治医は日本を代表する認知症の組織の要職についているので，大人の発達障害にも目を向けて，そのスペクトラムを研究してくれるといいと思った．

◎

　今回画像の提供がないので断言はできませんが，ピック病ではなくFAD＋ADHDでピックのように見えたのでしょう．権威の医師が遺伝子を調べたがるはずです．

発達障害＋DLB＝LPCの法則

　Golimstokら[1]の研究によると，ADHDのドパミン低値，ノルアドレナリン低値という病態がDLBに結びつくと考察しています．この論文は2011年に出され，十分な数の患者数を解析しており，ATDや対照群において過去にADHDであった確率は有意に低いとの結果で，非常にきれいなデータになっています．

　Golimstokの発表を参考にしたのかどうかわかりませんが，緑川ら（中央大学文学部）[2]が，同じような発表をしています．LDはPPAに，ASはFTDになるとしています．筆者の調査ではピック病になった人は過去にうつ病であった人が多いようで，彼らの報告を納得させるようなデータはまだ出ていません．

　ただ，こういった報告を眺めていたところ，LPCの成り立ちの1つに，ADHDがDLBになるとLPCのようになるのだろうという想像は湧いてきました．そうなると，前頭葉血流が低下していないのに，なぜ横着なのか，謎が解けます．

症例 ▶ LBD＋ADHD，元小学校教諭の68歳女性

　3年半通院しており，隣県からいつも1人で来院する。地域の総合病院でパーキンソン病と診断されていた。寝言は大きく，肘に少し歯車現象があった。HDS-Rスコアは30。レビー小体病と診断して投薬を始めた。

　知的な印象で，診断について何度も筆者に質問してくる。聞いてみると，小学校の教諭をしていた。筆者は，MIBG心筋シンチグラフィーを受けてもらえば決着はつきますよと説明した。その結果，やはり陽性であり，また脳血流シンチグラフィーでは血流低下部位が後頭葉だった。PDの場合は前頭葉，DLBは後頭葉の低下なので，初診時の診断でよいと思った。

　幻視はないかと確かめると，高速道路を走っているときに，トンネルに入ると前の車のテールランプがおかしく見えるとのこと。手は相変わらずけっこう震えている。

　処方に対していろいろと意見を出す人で，今回も抑肝散はいらないとのこと。そしてCDPコリン，N-アセチルシステイン，フェルラ酸サプリメントが切れてしまったので，どういう飲み方か教えてほしいと言うのだが，サプリメントの名前も保険薬の名前も1つも覚えていないのである。最近のHDS-Rは29.5なのに，筆者の口頭説明がまったく頭に入らない様子だった。これでADHDだと気づいた。IQが高くて，人の意見に反抗し，口頭指示が頭に入らない。

　ADHDはDLBになりやすいという疫学調査そのものの症例である。絵に描いて説明し直すと，ようやく本例は質問をやめた。筆者が「こうやって絵に描けばわかりますよね」と確かめると，ようやく笑った。何度も質問するのは知的だからではなくADHDだからだったのである。

症例 ▶ AS＋DLB，研究所の元教授職の82歳男性

　出身大学は非常に偏差値が高い。ノーベル賞の学者と同じ研究所で教授をしていた。妻も理知的で，筆者が「DLBです」と言うと，「私も調べてレビーだと思っていた」と答えた。

　本例は現在DLBと思われる。普通，怒りっぽいレビーはLPCとひとくくりにするが，男性はASで易怒なので，老年期発病の問題点はDLBだけである。HDS-Rスコアは11しかとれない。

　入院中にせん妄を起こし，尿カテーテルを自己抜去し大出血騒動を起こしている。せん妄予防にシチコリン750mgを注射すると「気分が落ち着いた」と言った。1,000mgにしなかったのは，もちろんASでハイテンションになってはいけないからである。だからシチコリン250mgアンプルでの微調整は必要である。

　「若い頃は正義感で怒ったが，普通の人なら遠慮して黙っている場面で怒っていた」と言う。それがASの症状である。

このように高い要職についている方がASということは，自然の流れとしてありえます。興味のあることはとことん勉強できる才能がある一方で，社会でうまくいかなくなる方もいるし，企業で高い地位について部下を困らせているケースもあります。本例は，結婚してからうまくいかなくなったと言います。そんなとき，処方としてピックセットはぜひ必要で，本人も楽になります。

治療は，遠方なので保険薬を出さずフェルラ酸含有サプリメント（弱）3本，CDPコリン1-1-0としました。CDPコリンで仮にハイテンションになっても，サプリメントで調整されるだろうとの考えからです。

岩本ら[3]は，DLBにASDが併存した症例を報告しています。幻覚妄想で措置入院となった66歳男性で，診察時の態度や口調，経歴からASDを疑いました。AQを施行したところ34点（カットオフ33点）だったため，ASDと診断したそうです。両親は他界しており幼少時のエピソードが不詳だったものの，おおかたの診断ができたというものです。認知症のBPSDでは説明できないものとして，感覚刺激に対する過敏性と柔軟性に欠ける思考様式を伴った興奮を挙げています。

● 文献

1) Golimstok A, et al：Previous adult attention-deficit and hyperactivity disorder symptoms and risk of dementia with Lewy bodies：a case-control study. Eur J Neurol. 2011；18(1)：78-84.
2) 緑川 晶：発達障害と認知症 BRAIN and NERVE －神経研究の進歩. 2015；67(9)：1125-32.
3) 岩本智秀, 他：レビー小体型認知症に自閉スペクトラム症が併存しBPSDを修飾したと考えられる1例. Dementia Japan 2017；31(4)：600.

ADHD-DLBライン

発達障害と認知症の間にある長い年月のブラックボックスは，症例を積み重ねることで謎の解明に肉薄できると思っています。その中で，DLBだけはほかの認知症と異なり，発達障害との生物学的関連が強いと思われます。

昔から筆者は，パーキンソン病とDLBはまじめな性格の方が発病するという印象が強いです。

筆者が勉強中の発達障害というのは，かつて性格と言われていたものの少なくとも一部分を説明できるものです。特にASのこだわりは，頑固な性格，相手の気持ちが読めない様子は，空気が読めない性格，などと揶揄されてきました。

社会と融和性のない性格は，実は発達障害のことであったということであれば，認知症予防の役に立てられるのではないかとポジティブに考えています。

> **症例** ▶ ADHD→会社でのいじめ→二次障害としてうつ病圏＋DLBとなった64歳男性

遠方から女性とともに初診した。強い歯車現象があり，大学病院のSPECTでDLBと言われており，納得できるものであった。右手優位の振戦が出ることがあり，認知機能が先に下がったと言うからPDDでなくDLBでよいと思った。HDS-Rスコアは28。

大企業に勤めていたが，57歳（定年3年前）からうつ状態となり，心療内科でうつ病と診断された。その後医師は「社会適応障害」と診断を変更した。

ところが付き添ってきたのは妻ではなく姉だったことから，話が複雑化する。現在，本例は独居で要介護1，ヘルパーに助けられて生活している。筆者の疑問は「大企業なのになぜ独身？」という偏見めいたものだったが，本例はいわゆるマザーコンプレックス。しかし，肝心なその母親が亡くなったときに，平気な顔をしていたとのこと。定年前にうつ状態になったのは，会社でパソコンができずにいじめられたからだと言う。それでも頑張ってやり通した。

筆者はADHDを疑い，決定的な質問をした。「整理整頓は得意ですか？」「できないです。服も脱ぎっぱなし」とのことであった。

非常に高学歴で，有名中学・高校・大学を出ておりエリートコースを歩んでいる。部活は化学部だった。星野の著書にあった「発達障害の方はパソコン部，化学部，生物部を好む」を思い出した。

うつ状態のときにかかった心療内科医が，うつ病→社会適応障害と診断変更した理由がよくわかった。本例は，ADHDの素地に二次障害としてうつ病圏となり，DLBを併発したものと結論した。

退職まぎわにパソコンの仕事が入り，仲間からいろいろ教えてもらっても記憶できないために「○○大学を出たくせに」といじめられた。その期間，毎朝老いた母親の手を握って「母さん行ってきます」と泣きながら出社していた。それなのに，母親の死に接しても泣かなかったというのが，ADHDの決定的なところであろう。

レビースコアは11.5。今までの筆者だったらDLBを治すだけである。もちろん，引退しているのでメチルフェニデートは不要であり，代替として，アミノ酸サプリメントやフェルラ酸含有サプリメントでよいと思った。

◎

高学歴，独身，会社でのいじめ，二次障害，DLBの発病という典型的なADHD—DLBラインのケースとして紹介しました。会社の上司が，この男性をADHDだと見抜いていたらパソコンをやらせなかったと思います。

> **症例** ▶ ADHD＋DLB（最も若年齢）の58歳男性

妻と来院。主訴は物忘れだったが，暗い真面目そうな目に眼鏡をかけていて，小太り。見た瞬間にADHDだと感じた。

ところが，HDS-Rスコアが13しかとれず，前頭葉もけっこう萎縮していたのでDLBと診断した．当時筆者は，ADHD＋DLBという発想がなかったので，診断を認知症に限定してしまったのである．

2回目の外来で，やはりADHDであることがわかった．筆者は調子に乗って認知症と発達障害の両方を一気に治そうとしてしまった．同様に，当時アトモキセチンは規定通り40mgで開始していたので，それで大失敗した．DLBはガランタミンとCDPコリンで劇的に改善しHDS-Rスコアは27になったが，アトモキセチンは副作用で中止．

趣味は淡水魚だと言うが，若い頃からの衝動買いはどうなってしまったのだろうと聞き直すと，キャラクター雑貨を商売にしているため，それで衝動買いの癖は消化できているのだった．

別の症例で，「ADHDの妻がミニチュアカーを店で売っており，店主の夫はASで，自分の趣味を商売にしている」という方がいた．ASのこだわりと繰り返し行動が収集に向いてしまうのであろう．

この症例に話を戻すが，自営業だから，慌ててADHD治療薬を処方する必要はなかった．ところが，後日やはりアトモキセチンを再チャレンジしたいと言うので，今度は10mgで開始し，現在まで服用している．

◎

発達障害を診始めた頃の筆者は，ADHD—DLBラインのことも，アトモキセチンの開始用量の設定が過剰であることも知らなかったのです．上記の症例を経験して2つのことを体得できました．

7 問診があてにならなかった症例

症例 ▶ ASの息子に悩む43歳女性

半年前に1人で初診．半年後に筆者は，ADHDだとふんぎりをつけた．HDS-Rスコアを29もとれるのに，本人はさかんに記憶が悪いと言う．急ぐと，何をしようとしたのか思い出せない．

過敏性腸症候群（便秘，下痢交互型）になり，思い詰める，ストレスに弱いと言う．日中，たまに非常に眠くなるが，レストレスレッグスや寝言はない．自動車の運転で，こすることはないが，道の曲がるべきところで曲がる自信がないと言う．

筆者が「認知症の予備軍かもしれない」と言うと，泣き出した．前医から精神安定を図るため大量の漢方薬が処方されていて，当院からついでに処方してほしいと依頼されたが，筆者は，情緒不安定に対してクロルプロマジンを処方した．またその日，「息子（15歳）がおかしい．妹を殴る．潔癖で間違ったことを許さない．発達障害かもしれないと地元の医師に言われた」と言っていた．その後，息子も受診，ASとしてピックセ

ットで改善した。

　本人（母親）は，息子がこうだから自分も発達障害ではないかとずっと疑っていた。しかしADHDアンケートを渡しても，該当が少ないのか2点しかつかなかった。しかし様子をみていると，書かれてある文章と自分の症状の照合が頭の中でできないようだった。

　認知症でなくADHDと診断し，メチルフェニデートを開始した（不思議とADHDの患者さんたちはメチルフェニデートを処方すると言ったときに誰も抵抗しない。いつも苦しんでいるから服薬に抵抗はないのだろう）。「興味がないことは頭に入らない。電気を消し忘れる。ほかのほうへ注意がいってしまう」と言う。やはりADHDなのだと思った。前述のASの息子は無事，高校に入学した。

> **症例** ▶ 「整理整頓はできる」と事実と違った答えをする72歳女性

　17カ月前に初診。FTDと診断していた。初診から1年後に筆者はADHDを疑い始めていて「整理整頓できるか」と聞いたら「できる」と言ったので，ADHD説はいったん消えた。

　その2カ月後，夫が「集中力がよくなってきた，片づけられるようになった」と言った。当時，ガランタミン，クロルプロマジン，フェルラ酸含有サプリメントを使用中。それで，認知症の症状が改善してきたのだと思っていた。

　さらに2カ月後，易怒があると言う。発達障害は易怒が生じやすいものだが，いったんFTDと思ってしまうと，ピックなので当然と思うだけだった。初診から17カ月後，HDS-Rが0.5上がったので，認知症ではないと悟った。もう一度「整理整頓できるか」と聞いたら「うまくない，衝動買いもする，子どもは3人とも心療内科へ行っている」とのこと。本例はADHDだったのである。

◎

　問診はしつこく聞いて，本人の答えだけを鵜呑みにせず家族に確認したほうがよいでしょう。ただ，上記症例の場合，いまさらメチルフェニデートを出す必要はなく，処方は継続としました。いま時計描画を見返すと，描き直しが尋常ではないです。慣れていたらすぐにADHDとわかったはずです。

第三章

F 発達障害の治療事例

大人の発達障害，ましてや認知症が発生し始める高齢の場合の処方は，未知の点が多いです。以下に筆者の経験を述べますので参考にして下さい。

1 ADHD治療の前に知っておくべきこと

発達障害のうち，ADHDには2種の薬があり，ASとLDには薬がありません。物忘れ外来に来院するのは，おおかたADHDですからアトモキセチン（ストラテラ®）とメチルフェニデート（コンサータ®）の使い方をしっかり覚えることで，ほぼ医師としての責任が果たせます。

表2[1)]に2剤の特徴を挙げました。高額な薬ですから自立支援を助言することも考えてあげて下さい。メチルフェニデートは，まず登録医にならないと処方できない，1回30日までと処方上限がある，緑内障には処方できない，という3つの壁がありますが，

表2 大人のADHDに認可されている薬

商品名	コンサータ®	ストラテラ®	
一般名	メチルフェニデート	アトモキセチン	
製造販売元	ヤンセンファーマ	イーライリリー	
作用	カテコラミン賦活	ノルアドレナリン賦活	
禁忌	緑内障	閉塞隅角緑内障	
開始用量，薬価	18mg／328円	40mg／461円	これほど増量しなくても治る
二段階目	27mg／364円	80mg／922円	
一日最大量	72mg／805円	120mg／1,383円	
登録制	あり	なし	用量設定が過剰だからではないか
中止率（6〜21歳）*	40.20%	50.40%	
処方日数制限	30日	なし	
開始推奨量	18mg	20mg（既定の半分）	

＊中止率の数値は文献1より引用

怖い薬だと尻ごむような薬ではありません。抗精神病薬を用法用量通り処方するほうが，よほど副作用に気を遣います。

易怒性はASを中心に発達障害すべてに起こりえますので，肝障害がないことを確認してクロルプロマジンを第一選択にして下さい。

65歳以上になると認知症との合併もありますし，treatable dementia（甲状腺機能低下，硬膜下血腫，正常圧水頭症など）のルーチン検査は省略できません。

せっかくADHD治療薬が最初は効果があったのに，その後合わなくなったり効かなくなったりしたとき，副作用などで使えないときに，どう工夫するかで医師の力量が試されます。

以下に例を挙げます。脳神経外科後期研修中の20代男性医師からのweb投稿で，「ADHDで卒後1年目の秋からメチルフェニデートを服用。内服直後は集中力が改善したが，うっかりミスが再燃し，1年後から胸やけ，食欲不振が起きて，増量しては再燃の繰り返し。現在卒後4年で処理速度の遅さ，コミュニケーション能力のなさに悩んでいる」というものがありました。このような例では，フェルラ酸含有サプリメントを骨格としたピックセットを投入して，たとえば結婚のストレスなどを乗り越えられるようにする必要があります。この場合，易怒ではなく集中力を高めるためにクロルプロマジンを使います。

パニック障害，緑内障，チックにはADHD治療薬は禁忌ですが，ADHD治療薬がなければ患者さんが満足を得られない，ということはありません。

なお，メチルフェニデートは1％未満で勃起不全を起こします。筆者の症例でも1例起きましたので，休日には休薬すればよいという対応にしました。また，妊婦または妊娠している可能性のある女性に対する安全性のデータがないため，女性は計画的妊娠のときにはメチルフェニデートを休薬してほしいとの情報提供が製薬会社からありました。ただし奇形児が生まれたという報告はありません。筆者も，結婚したばかりの23歳の女性から相談があり，しばらく休薬としました。

● 文 献

1) 洲鎌倫子, 他：注意欠陥多動性障害（ADHD）の薬物療法— methylphenidate徐放錠およびatomoxetineの継続率等からみた有用性の検討. 脳と発達. 2014;46(1):22-5.

症例 ▶ アトモキセチン35mgで1週間後に著効した72歳女性

　1年半前から1人で通院していた72歳女性。HDS-Rスコア27→27で，ATDは誤診とわかった。当初ドネペジル8mg，チアプリド（グラマリール®）15mg朝を処方していた。口頭指示が頭に入らないということでADHDを疑ったが，外来が忙しかったのでADHDアンケートは「次回持ってきて下さい」と渡したところ，案の定，次の受診日（35日後くらい）に「忘れた」と言う。これでADHDだと，ますます思った。

　つまりHDS-Rスコア27のレベルでアンケートを忘れるのはおかしい。多動スコア6，注意スコア2，大人には珍しい多動型ADHDだった（現在はチアプリドをクロルプロマジンに替えている）。同日に，アトモキセチン朝25mg，夕10mgというスターターパックを開始。ドネペジルは5mgに落とした。当時は副作用の認識が甘く，この用量をアトモキセチンの開始用量にしていた。その約1カ月後に再診。1週間でよくなった！　と言う。集中できる，落ち着いた，せかせかしない，とのこと。

　なお，そのとき付き添ってきた娘が母親の改善に驚き，「孫もおかしい」と身内の問題を吐露してきた。どうもASのようで，中学2年生だが仲間をひどくいじめるのだそうだ。「診察希望があれば診ます」と言っておいた。

症例 ▶ アトモキセチンわずか10mgで7年間の苦痛が解消した74歳女性

　用法用量が，どれだけ多くの患者さんの希望を奪い，医療費の無駄遣いをする可能性があるかと心底思った症例である。

　本例は当院に7年も通ってくれたのに，筆者は認知症初期と誤診を続けた。およそ6年半振りにHDS-Rを行うと，初診時の27は26.5と低下しておらず，ADHDだと気づいた。

　アトモキセチン20mgで始めたが合わず，朝10mg，夕10mgに分散すると，夜寝られなくなるという。「発達障害は薬剤過敏性がある」との医学書の記述が，まさかそれほどとは思わず，いったん処方を断念した。

　夜中に大声を出すと言うので，DLBなのだとずっと惑わされていた。その後，家に残していたアトモキセチンを朝だけ飲んだとのことで，劇的に改善したと報告してくれた。

　本例は，7年間で初めて笑顔が出た。「7年間，朝えらかった。ぼやーっとしていたから，栄養ドリンクでごまかしてきた。アトモキセチンで解消した」とのこと。いつも朝9時に診察予約しており，いつも不機嫌にみえた。それはノルアドレナリン不足のADHDの症状だったのである。

症例 ▶ アトモキセチン10mgが限度の40歳女性

　小学校のときは多動で乱暴だった。成績はよかったものの，整理整頓はできず宿題は

後回し。今でもうっかり忘れが多く，メモして買い物に行く。相手に言ってはいけないことを言ったり，こだわりが強かったりでAS合併であるが，社会勉強して，うまくやるようにしていると言う。

そのおかげで結婚もし，子ども2人にめぐまれた。母親と長男がADHDである。ネイリストの仕事をしていて，ADHDという言葉は知っていて気にしていたところ，当院のHPに「ADHDも診られます」と書いてあったのをみて1人で来院した。

アトモキセチン20mgで開始したが，初日から眠くなったとのことで事前の指示通り10mgに減量。今までにないほど頭はすっきりしたと言う。閉所恐怖症でMRIはできない，予定の変更についていけない，同時に情報処理をすることができない，などけっこう重い症状なのだが，ネイリストという個人の技術が求められる仕事を選んだことで，破綻せずにうまくいっている。

◎

もし規定用量の40mgで開始していたら，改善の糸口は失われていたでしょう。アトモキセチン10mgでも眠くなるほどです。

症例 ▶ メチルフェニデートは失敗，アトモキセチンで成功した43歳女性

前述の「問診があてにならなかった症例」（307頁参照）のその後である。

メチルフェニデートを始めたが，動悸がして飲めなかった。隔日内服でもよしとしたが，合わなかった。めまいがして，朝8時になると，だるくなってしまった（奇異反応）。

しかしメチルフェニデートによって，夕方娘のピアノを横で聴いているときに眠気におそわれるということはなくなった。メチルフェニデートは中止することになったが，やはりADHDなのだろうと思った。CDPコリンやフェルラ酸含有サプリメントも用いたものの，アトモキセチンに賭けることに。

アトモキセチン朝25mg，夕10mgのスターターパックを開始。若干うつもあるのでデュロキセチン（サインバルタ®）20mgはほしいと言い，足のむずむずにクロナゼパム（リボトリール®）0.5mgを夕，寝る前に半錠ずつ飲んでいる。

結局，デュロキセチンは不要となり，アトモキセチンで1カ月後には改善を確認。ミスはするが体調がいいとのこと。それまで「調子がいい」と言ったことはなかった。

症例 ▶ アトモキセチンとメチルフェニデートの併用が有効と予想された30歳女性

掃除ができない，演奏ミスがあるということで初診した。本例の母親は，最初に次女（本例の妹，27歳）を連れてきた。次女は芸術系なのに企業の社員となり，上司が嫌いで出社できなくなった。軽いADHDに二次障害を起こしていたが，診断書を書いて上司から引き離したために復帰できた。

次に来院したのが長女である本例であり，二次障害はないものの典型的なADHD。

筆者は，長女のほうは簡単に治るはずだと説明した。アトモキセチンで開始したが，効果がいまひとつであったためメチルフェニデートにスイッチ。本例は，初回量の18mgで満足した。ただ，もしアトモキセチン10mgを夕食に併用すれば翌朝目覚めがよくなるので併用できれば一番いいのに，と思った症例である。

◎

その後，メチルフェニデートとアトモキセチンの併用は禁止ではないことがわかりました。推奨はされていないが併用する医師もいるらしいと聞きました。併用に関する研究報告は下記の通りです。

十分な中枢神経刺激薬の治療を受けたものの効果不十分であったADHDを対象とした臨床試験[1]ではメチルフェニデートとアトモキセチンの併用群とアトモキセチン群との間で有効性に有意差が認められておらず，現状では併用効果を支持する十分なエビデンスはないと言われます[2]。

一方，アトモキセチンに反応した患児にメチルフェニデートを併用することで，さらにADHD症状が改善したとする臨床試験報告[3,4]や，アトモキセチンで効果不十分であったものの，メチルフェニデートの併用によりADHD症状が改善したとの症例報告[5]もあります。

国内外でも両剤の併用を推奨するADHDの治療ガイドラインはないものの，テキサスアルゴリズム[6]では，十分な単剤治療を試みた後に，メチルフェニデートとアトモキセチンの併用をオプションとして示しています。現状では「併用を行う際には慎重な判断を要する」[2]というのが国内の主導者の意見のようですが，数多い症例をこなしつつ，併用でしか活路が見出せない症例では，専門医は併用していると筆者は把握しています。

国内のADHDガイドライン[7]でも，メチルフェニデートとアトモキセチンそれぞれの単剤を実施しても効果不十分な場合，両剤併用を行うという選択肢が示されていますが，「この併用療法が望ましいという根拠はなく，併用によって生じる副作用などの不利益についても不明，安易に両者の併用を行うことを勧めているわけではない」とコメントされています。これは，まだ併用患者を長年観察していないから積極的には勧められないという立場なのだと思います。

症例 ▶ 58歳男性。併用第一例が中等度改善

子どものまま大人になったような58歳男性。知的だがしゃべりっぱなし，話が相手に通じない，難聴，多動ぶりがみられる。マラソンが好きで大会出場。疲れる，寝不足，眠いと言うので，メチルフェニデート27mg朝で改善していたが，アトモキセチン10mg夕を追加して，翌朝のエンジンがかかるようにした。その結果，心配されたハイテンションもなく，穏やかで余計な話をせず，うつも治って，診察日にも静かに帰って行った。妻の評価も「一段と改善」とのことで，睡眠導入剤も不要になった。

その後も併用者は数を増やしていき，うまくいっています。併用するということは，一方の薬である程度成功しているわけなので，併用している方は全員改善者です。併用によって患者さんの希望の100％に，より近づくということです。

症例 ▶ 53歳女性。ADHD＋AS＋LD＋双極性障害

7年半前に初診。当時47歳。耳鳴りと精神不安定でメンタルクリニックに初診し，うつ状態と言われた。あまりにも物忘れがひどいため，家族が他院2病院を勧め，2病院ともアルツハイマー型認知症（ATD）と診断。最初にうつ状態と診断した医院では他院の診断に誘導されてしまい「アルツハイマー型認知症なら，もうこちらは受診しなくてよい」と自院の診断を捨ててしまったらしい。その年のうちに本例は1人で当院を受診。海馬萎縮に左右差があり，若くしてHDS-R 24点なので，筆者はピック病疑いと思ってしまった。

それから7年半が経過。痩せたり太ったりの精神病らしさ（体重変動）をみせていたが，ついに「ADHD＋AS＋LD＋双極性障害」の診断に到達した。

アトモキセチンを試しで処方したあと，「とても頭がすっきりしたので，定期処方と同じ日数のアトモキセチンを下さい」と臨時受診した。その「オプション」が本例を混乱させ，その後，アトモキセチンの飲み方がわからないと薬剤師に聞いたり，外来で何度説明したりしても，なかなかわからなかった。

現在，53歳になり，HDS-Rスコアは27。1年前に筆者がADHDの問診をしたときには「ほとんど該当しない」と言っていた。今考えると，筆者の質問の意味もわかっていなかったということである。

本例は，以前より身だしなみにも気を遣うようになっている。息子が結婚することになり，「相手に母親が認知症だとわかると困る」と訴えてきたときに，「この人は本当に認知症なのか？」と自答したことが診断見直しのきっかけになった。

離婚しているので，なおさら自分がしっかりしなければと思ったのだろう。発達障害を素地として，うつ病圏に入ったときにメンタルクリニックを訪れ，うつ状態という正しい診断を受けたにもかかわらず，セルトラリン6錠という過剰な投薬で記憶がさらに低下し，2箇所の病院でATDとされたが，最終的には当院に通院し始めた。7年間，筆者が発達障害を勉強してわかるようになるまで通院してくれた症例である。

ドクターショッピングを繰り返す中で当院に通院し続けてくれたのは，副作用を出さなかったからであろう。認知症との誤診はしていたがドネペジルは1mg（規定量の1/5）しか出していなかった。一方，正診した前医では発達障害に気づかず薬剤過敏性を考慮できず，セルトラリン150mg（添付文書記載の最大用量の1.5倍）を出してしまい，体調を崩してしまった。

外来に多数存在する「不思議さん」は，医師が勉強することで謎が解けていきます。認知症しか知らないと，物忘れを主訴として初診する患者さんの必ず一部は「不思議さん」になります。

筆者の正診が遅れた理由は，勉強不足にほかなりません．本例には算数の学習障害があることも最近，知りました．栗原類さんの著書の中で，ADHD，AS，LDの複合と診断されたことが書かれてあり，このような複雑な診断を自分はできるはずがないと当初は感じていたのですが，本例でそのような診断ができるようになりました．

● 文 献

1) Carlson GA, et al：A pilot study for augmenting atomoxetine with methylphenidate：safety of concomitant therapy in children with attention-deficit/hyperactivity disorder. Child Adolesc Psychiatry Ment Health. 2007 27；1(1)：10.
2) 岡田　俊：Methylphenidate徐放錠と他の向精神薬の使い分けと併用．臨床精神薬理．2009；12(5)：975-89.
3) Wilens TE, et al：An open study of adjunct OROS-methylphenidate in children and adolescents who are atomoxetine partial responders：I. Effectiveness. J Child Adolesc Psychopharmacol. 2009；19(5)：485-92.
4) Hammerness P, et al：An open study of adjunct OROS-methylphenidate in children who are atomoxetine partial responders：II. Tolerability and pharmacokinetics. J Child Adolesc Psychopharmacol. 2009；19(5)：493-9.
5) Jaworowski S：Concomitant use of atomoxetine and OROS-methylphenidate in a 10-year-old child suffering from attention-deficit/hyperactivity disorder with comorbid bipolar disorder and Tourette syndrome. J Child Adolesc Psychopharmacol. 2006；16(3)：365-70.
6) Pliszka SR：The Texas Children's Medication Algorithm Project：revision of the algorithm for pharmacotherapy of attention-deficit/hyperactivity disorder. J Am Acad Child Adolesc Psychiatry. 2006；45(6)：642-57.
7) ADHDの診断・治療指針に関する研究会：注意欠如・多動性障害－ADHD－の診断・治療ガイドライン．第3版．じほう，2008，p1-27.

2 陽性症状対策としてのチアプリド

怒りっぽい，暴力が出るといった陽性症状を示す疾患は，ピック病，AS，非定型うつ病ですが，ADHDでも易怒は起こります。ASの易怒のイメージとは，高学歴の男性が結婚してから暴力をふるうようになるという話が典型です。

また，非定型うつ病の一部の患者さんで，長年続いたうつ状態の反動で，激しい怒りを表す方がいます。これを怒り発作といい，診断基準があります。怒り発作のあとで自己嫌悪に陥り，うつ状態が悪化するようで，日頃からうつ症状の程度が強いほど怒り発作につながると言います[1]。

筆者は，いずれもクロルプロマジンを第一選択と考えていますが，チアプリドでも奏効した方がいたので示します。

症例 ▶ ADHDの2例。チアプリドが奏効

症例1　69歳女性

3人兄弟で全員大学を卒業。子は3人とも心療内科に通院中という精神科疾患の家族内集積がみられる。

本例は整理整頓ができない，慌て者で衝動買いをするということであったが，若くはないのでADHD治療薬でなくガランタミン，フェルラ酸含有サプリメントを基本に，クロルプロマジン，チアプリドで落ち着かせた。その結果，時計描画そのものが改善というよりも描き直しがなくなったので，抗精神病薬が効いたものと思われた。

症例2　85歳女性

若い頃からやり手で多動。頭が良かった。時計描画の針はADHD特有の描き直し，殴り書きだったが，チアプリドですんなり治った。

10代の若いASにもチアプリドが奏効したことがあるので，チアプリドは若年でも超高齢でも，精神疾患・発達障害に使える可能性があります。ピック病で肝障害が出たときに，クロルプロマジンをチアプリドに替えると弱すぎて奏効しないことが多いのですが，ADHDにはきちんと効くようです。

● 文　献

1) 貝谷久宣：よくわかる最新医学 非定型うつ病—パニック障害・社交不安障害. 主婦の友社, 2009.

3 「隠れAS」に留意する

　ADHDの半数にASが合併し，ASにはクロルプロマジンという話は前述しました。しかし，物忘れ外来ではADHD主体の方が多くてASの併存を見落としがちです。

　妙な話ですが，同じ患者さんであるのに学派によってADHDと診断したりASと診断したりということがあり，米国ではASと過剰診断されやすく，英国ではADHDとの診断が多いとされています。もちろん米国にASが多いという話ではなく，診断基準のずれから生じています。コウノメソッドでは，例によって鑑別診断に溺れずに陽性症状に抑制系を採用するのみです。

　内山[1]によると，簡単なチェック法としては，対人交流がうまくいっている方は，まずASではないということです。成人期に対人交流が抜けている方は統合失調症かASで，ASでも一過性に幻聴・妄想が出ることはありますが，それは統合失調症でないとのことです。それをふまえて，統合失調症ではなく親しいパートナーもいない方はASを強く疑ってよいといいます。

　「隠れ」と表現した理由は，ADHDは自覚があるもののASは自覚に乏しいため，ADHDによる記銘力障害を治してほしくて物忘れ外来を訪れるにしても，青年期になっても「不注意」があって受診する人は，内山[1]の経験上AS特性を背後に持っていることが確率的に多いとのことです。つまり患者さんは「ネットで調べたら，私はADHDだと思う」とは言っても「アスペルガーだと思う」とは言ってくれません。

　ですから，こだわりがあり，非常に知的である場合，いくら穏やかな女性に見えても，実は子どもを虐待している，夫に皿を投げた，といった話になります。本章では，とりあえずADHDを知っていればよいと最初に書きましたが，処方を考える時点で，クロルプロマジンは本当に不要だろうか，といったん考え直して下さい。

　特に患者さん1人で来院することが多いので，本来はご家族の意見も聞きたいところです。ASには薬がないと医学書に書かれてありますが，クロルプロマジンがどれだけ家庭を平和にするか，計り知れない効果があります。

　筆者は認知症からスタートした医師ですが，ピック病と誤診していた女性に付き添ってきた娘が「お母さんは昔からこういう人で，怖くてしかたなかった」と言う場合があります。ASはトラウマからPTSDを起こしやすく，親からの暴力（言葉の暴力を含めて）を祖先から受け継いでいる家系である場合があります。

　言うまでもなく，ADHD＋ASなら患者さんの希望する標的症状である記銘力障害にアトモキセチンを開始するわけですが，10mgで始めてみること，必要ならクロルプロマジンを併用することです。

● 文 献
1) 宮岡　等, 内山登紀夫（対談）：大人の発達障害ってそういうことだったのか その後. 医学書院, 2018.

ADHDにアセチルコリン賦活薬は，ありか？

　現実的な話ですが，たとえばADHDなのに筆者がATD初期と誤診して低用量のドネペジルを処方してきたADHDに対して，ADHDだと気づいてその治療を開始した際に，ドネペジルはやめるべきなのかという素朴な問題があります。

　海外ではADHDにATD治療薬4成分を投与する試みがありますが，効果もあるし副作用（易怒性）もあるということです[1]。筆者はHDS-Rスコアが高い患者さんには抗認知症薬を規定より少なく（たとえば1.67mg）出しているため，患者さんがADHDであろうと副作用は出ておらず，患者さんに「ドネペジルはやめてもいいかもしれない」と提案しても「続けて下さい」と言われるケースは稀ではないです。

　鈴木ら[2]は，ASD患者では側頭葉底面にある紡錘状回でコリンエステラーゼの活性が有意に低下しており，社会性指数と相関していたとしています。紡錘状回は，顔と身体・単語・数字の認知，抽象化，色情報の処理をしています。ADHDについての同部位でのコリンエステラーゼ活性は不明です。

　現時点で筆者の考えとして，中高年のADHDにアセチルコリンエステラーゼ阻害薬を少し服用してもらうということは，「あり」です。ASには興奮性の少ないガランタミン朝2mgくらいでよいでしょう。

● 文献

1) Rossignol DA, et al：The use of medications approved for Alzheimer's disease in autism spectrum disorder：a systematic review. Front Pediatr. 2014；2：87.
2) Suzuki K, et al：Reduced acetylcholinesterase activity in the fusiform gyrus in adults with autism spectrum disorders. Arch Gen Psychiatry. 2011；68(3)：306-13.

5 保険薬だけで全員改善できれば誰も苦労はしない

　本書は認知症の本なので若い患者さんのことは詳しく書きませんが，ものの考え方として参考になればと思い，19歳の女性の症例を紹介します。

　本例は仲の悪い父に連れられて来院し，電車にも乗れないというパニック障害をかかえていました。すぐにADHDとASがベースにあると思い，治療薬の組み立てをしたのですが，周囲の人たちから保険薬は絶対に受け取るなと言われたそうです。仕方なく抑肝散とフェルラ酸含有サプリメント推奨としたのですが，結局，抑肝散も飲んでくれなくて，サプリメントだけで劇的に改善し，今はもう通院していません。

　また，筆者が初めて小児（14歳）患者さんを受け入れたのは8年前です。辺縁系脳炎による強いパーキンソニズムは国立病院の担当医が制御しており，筆者は，逆上に対して抑肝散，認知機能にフェルラ酸含有サプリメントを処方して，劇的に改善しました。

　端谷ら[1]は，ASD単独，ASD＋ADHD，ADHDの小学生6人，中学生以上12人（うち成人11人）の計18人に，フェルラ酸含有サプリメント（ガーデンアンゼリカが1/5のタイプ）を3カ月使用してもらい，保険薬は変更しないというオープン試験を行いました。その結果，ADHDスクリーニング検査ADHD-RS（ADHD Rating Scale）のすべての項目が，BAS（behavioral activation system）による評価で55〜80％の改善が得られたと報告しています。

　筆者は大学院時代にビタミンC合成不能ラット（ODSラット）を研究し，抗酸化作用が加齢を制御することを目の当たりにしておきながら，しばらく抗酸化物質のことを忘れていました。しかし，認知症の歩行障害に抗酸化点滴が効くことがわかり，「難病」の多くがアンチエイジング治療に反応するのではないかと思い始めています。

　発達障害は，小脳の神経細胞にも影響があって，いわゆる運動音痴（お手玉とスキップができない）の方が多くいます。それを神田橋[2]は小脳の邪気と言っているのですが，保険薬では効かず，多くの生薬成分を試した結果，屋久島と沖縄の春ウコンなら効くとのことです。産地も季節も違っていたら効果はないといいます。「発達障碍の人には，必ず小脳に邪気があります。これを取るのは，たぶん薬じゃないと思いますが，健康食品か何かを誰か見つけて下さい。健康食品は山ほどありますから，端からやってもなかなか追いつかないんで，人海戦術で，みなさんもやってみて下さい」とエールを送っています。

　本書では，HDS-Rスコアの平均年間変化量を用いて各患者さんの進行速度を確認することや，HDS-Rが悪化しない患者さんたちの精神疾患・発達障害に気づくことをご紹介しました。当院9年間のID番号順に患者さんを2群に分けて比較すると，最近の患者さんのほうが成績が良いこともわかっています（図16）。

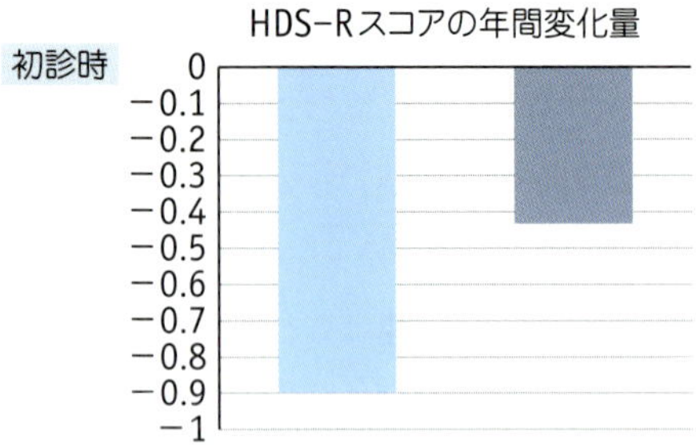

	長期間通院者	最近の通院者
人数	390	391
平均年齢	80.5	79.8
HDS-R①	19.3	17.6
HDS-R②	15.2	16.3
海馬萎縮度	1.42	1.41
CMI	29.0	28.6
ATD占有率	36.4%	55.2%
フェルラ酸含有サプリメント[*2]使用率	59.1%	67.9%

図16 当院の認知症改善率は上がっているかどうかの検証
（ID番号の若い患者と最近の患者のHDS-Rスコア年間変化量比較[*1]）
*1：精神疾患・発達障害は除外している。
*2：抗酸化物質＋アセチルコリン賦活物質の配合。

● 文 献

1) 端谷　毅, 他：第54回日本児童青年精神医学会総会. 札幌, 2013年10月10日～12日.
2) 神田橋條治：第6回福岡精神医学研究会特別講演　講演記録　難治症例に潜む発達障碍. 臨床精神医学. 2009；38(3)：349-65.

第三章

発達障害と鑑別すべき精神疾患

1 境界性パーソナリティ障害はピック病と誤診する

　ASは，どのような精神疾患に質的に一番似ているかと言えば，パーソナリティ障害です。その1型である境界性パーソナリティ障害とはいわば"プチ統合失調症"という状況ですから，そもそも自閉が症状として含まれる統合失調症に，ASが似ているのも当たり前でしょう。

　境界性という言葉通り，統合失調症ほど明らかに精神病ではないけれど，性格としては変わりすぎているという感じです。ならば統合失調症より軽症なのかというと，そうでもありません。

　統合失調症はありえない話をするので正常範囲ではないと認識しやすいのですが，境界性は，言っていることは筋が通っているものの，外来でスタッフが対応に苦慮し，患者さんがお帰りになるとどっと疲労感が出るという感じです。

　筆者が診ている境界性パーソナリティ障害は5人で，全員が女性です。年齢は平均68.4歳（67～73歳）で，HDS-Rスコアは平均24.6（19～30）。全員が時計描画を完璧には描けませんでした（CDスコア3～8.5，平均7.1）。海馬萎縮はなく，平均0.6＋（0～1.5）です。

　このうち67歳女性は，メタボリックシンドロームですが，まったく食生活を改善しようとしません。外来で好きなだけ話すので，スタッフがいつも困っています。話している内容はまったく正常なのですが，医療者側からみれば"余計"な話が多く，今までかかってきた医師への苦情を，とうとうと話します。結局，あちこちの病院から診察を拒否されて当院に流れてきたという状況です。一方非常に賢く，医療費を安くするための高度な方法まで知っています。そのような点が認知症とはまったく違います。

　必要以上に明るかったり，筆者が少し冷たい対応をとったりすると，すぐにどんよりと落ち込んで，診察室からまったく出なくなります。このように，暴力をふるったりするわけではありませんが，機嫌を保つために周囲が気を遣います。

今でこそ精神疾患とわかりますが，やはり認知症しか知らないと，ピック病ではないかと思ってしまいます。

2 遅発性パラフレニーはDLBと誤診する

症例 ▶ 妄想のある77歳女性。DLBではなく遅発性パラフレニー

まじめな性格で，妄想だけが問題。初診時はHDS-Rが23.5しかなくDLBと診断してしまった。

そもそも，当院に来院する前1年間は精神科に通っていた。紹介状はなかったが，仮に精神疾患の診断が下されていても当時の筆者なら認知症と思ってしまったことだろう。

海馬萎縮は軽くHDS-Rも着実に上がってきたため（23.5→26→27.5）認知症ではなく遅発性パラフレニーと考えている。現在ハロペリドール1.125mg，クロルプロマジン8mg，ガンマオリザノール100mgのみの処方。

3 初診時の限られた時間で合併に気づく

症例 ▶ MCI-VD＋ADHD＋ASの69歳女性

家族と初診した。主訴は物忘れ。診察室に入ってきた瞬間に，ADHDではないかと感じた症例である。発達障害の知識がなかった時期であれば，ピック病ではないかと思っただろう。しかしピック病というのは，それほど多くない。

本例は，ものすごいスピードで，にこにこしてしゃべりながら診察室に入ってきた。高校では成績はよく，デッサンでは優秀賞を取ったとのこと。昔から怒りっぽく，後片づけはできない。14年前の55歳時に脳出血を起こしたが，高血圧だったのかと聞くと「ラーメンの汁を全部飲んじゃって，血圧が上がったの」とコミカルな表現をする。家族から「どんくさいから運転はやめろ」と言われ免許は返納した。HDS-Rは26もとれるのに，慌て者で自動車を壁にこするということは，やはりADHDでASだということであろう。また，入浴拒否も出てきたとのことであった。

あとはCTでピック病を除外できれば，発達障害が確定する。CTでは軽いVDの所見。脳出血を起こすほど脳動脈が脆弱な虚血脳である。この所見からMCI-VDということになる。

さらに，発達障害の診断根拠をもう少し集めようと思い，時計描画をしてもらうと案の定，スピードのある数字や針の書き間違いを認めた。こうして初診15分間ほどで3疾患合併を診断できた。

処方は，クロルプロマジン8mgとガランタミン（レミニール®）4mgである。

4 拒薬の陰に発達障害

症例 ▶ 内服は拒否するがパッチ製剤は受け入れる79歳女性

3年間通院している。職業は現役の理容師。初診時のHDS-Rは21.5でピック病と思っていたが，途中でATDに変更した。処方はリバスチグミンだけである。なぜなら内服を拒否するからである。最近わかったことは，家がごみ屋敷で，マイペースな性格，怒りっぽいということ。

子は4人だが，1人は51歳で病死。病死した子だけがADHDであり，糖尿病だが服薬をせずに死亡したとのこと。その子にも子どもがいるのに自己管理をしなかった（放置）のである。

本例（79歳女性）にアトモキセチン（ストラテラ®）を提案したが，付き添いの娘が「絶対に飲まないから無理です」とのこと。「自分は病気ではないから飲まない」と強硬に言う。幸い，パッチ製剤は薬ではないと思っているらしく，受け入れている。

HDS-Rスコアは21.5→26→24.5と上昇した。そもそも認知症ではないから当然で，高齢で生理的なアセチルコリン低下もイメージして，リバスチグミンを継続としているが，パッチが効いたという話ではない。

本例のこだわりの強さから，筆者はスペインの天才建築家ガウディの事故死を思い出しました。歩行者優先という交通法規へのこだわりが強く，路面電車に轢かれて死んだのです[1]。

●文献
1) 岡 南：天才と発達障害—映像思考のガウディと相貌失認のルイス・キャロル．講談社，2010．

5 知的障害＋FTD

症例 ▶ 穏やかな性格の58歳男性。抑制系薬剤に加え，パロキセチンを減量して安定

2年前から通院している。もともと知的障害があるが結婚はした。暴力団に雇われて働いていた。拘留もされたことがあり，診察室で「ここは刑務所か？」などと発言するものの，なぜ拘留されたのかと聞くと「売春防止法です」などと知的な発言もする。発達障害の方は逮捕されやすいということが否めない。定型発育者より罪を犯しやすいという意味ではなく，騙されやすく，ごまかさないため捕まるのである。

本例は生活保護を受け，施設で生活しており，ヘルパーが付き添ってくる。穏やかで，ピック病のような易怒はない。裸の大将のように，ほんわかしたキャラクターである。CTでは明確に側頭葉が保存されており，FTD-FLD typeと思われる。海馬萎縮は3.5＋と高度で，HDS-Rスコアは8.5→10.5と推移している。

精神科の病院からは，ジアゼパム（セルシン®）6mg，チアプリド50mgといった抑制系に加えて，SSRIのパロキセチン（パキシル®）10mgが処方されていた。その後当院でパロキセチンを5mgに減らすことができ，ここ1年半の間，非常に安定している。

6 双極性障害＋ピック病

　明らかな精神疾患なのですが，それだけでは説明がつかない脳萎縮がありHDS-Rが低いスコアの患者さんがいます。

　昔から大うつ病は仮性認知症とも言われ，HDS-Rスコアは下がるのですが，下記の患者さんの場合はどうでしょうか。前医（精神科医）の診立て通り間違いなく双極性障害なのですが，ピック病が合併しているのかどうか，今後も観察していきます。

　53歳女性ですが仕事ができない状態です。なぜATDではないのかというと，ひとつには遅延再生で満点がとれるからです。ピック病の根拠としては，易怒がすごかったこと，甘いもの好きであること，脳萎縮の部位です。こうした症例こそ脳血流シンチグラフィーが有用ですが，当院の治療でうまくいっているので夫はそこまでしなくていいと言っています。

　外間ら[1]は，うつ病にFTDが合併した症例を報告しています。70歳女性で，入院4年前から意欲低下となり，抗うつ薬に反応せず，無関心などの性格変化，偏食傾向，CTでは前頭葉萎縮が進行していったことからFTDの合併と診断しました。

　入院中，介護抵抗，拒食，拒薬といったピック症状に加え希死念慮もあるため，大うつ病の存在も確認されたようです。ECTを施行したところ，うつ症状もアパシーも改善した点が注目されます。

● 文　献

1） 外間宏人，他：うつ病に前頭側頭型認知症を合併しmECTが抑うつ及びアパシーの両方に有効だった1例. Dementia Japan. 2017；31（4）：600.

7 統合失調症の認知機能障害には，ADHD治療薬は使わない

　統合失調症の患者さんが社会復帰できるかどうかは，認知機能がどの程度障害されているかによって決まるようです。認知機能低下があるとリスペリドン（リスパダール®）などの統合失調症の薬を飲み忘れるので，仕事どころではありません。

　昔と違って最近では，「統合失調症に認知機能低下がみられやすい」のは，抗精神病薬の副作用ではないということが了解されるようになりました。統合失調症における認知機能の低下をコンポーネント別に解析すると，注意力，実行機能（計画立案），社会的認知（相手の感情を見分ける）の障害の点でADHDにそっくりであることに愕然とします。

　そもそも精神分裂病という呼称が統合失調症に変更になったときに，筆者は「能力があるのに統合できないから仕事にならない」という意味だなと納得したものです。この点ではADHDもそうではないでしょうか。双方とも知能指数はけっこう高かったりするのです。

　統合失調症の場合，妄想知覚，幻視，幻聴といった妄想的認知が決定的な症状ですから，ADHDと間違うことはないとは思います。ただ，こういった妄想的認知は，注意障害からつながっていくと言われますので，統合失調症（6カ月以上の症状持続がないと診断してはならない）とわかる前にADHDだと思ってしまう症例はあるのでしょう[1]。こういう症例の患者さんに，メチルフェニデート（コンサータ®）を処方してしまったらどうなるのでしょうか，筆者はそれを知りません。

　ここでお話していることは，認知症の世界におけるMCIと同じことで，ピック病になっていくMCIにドネペジルチャレンジテストをしても大丈夫か？　というのに似ています。

　メチルフェニデートは，コウノメソッドでいえば"覚醒系"薬剤（興奮系作用を秘めている）であると思われますが，幸いにもADHD 100例以上の処方経験からは易怒や衝動性を起こす印象はありません。ADHDには約半数がASDを合併すると思われますが，本人が記銘力障害で苦しんでいるならクロルプロマジンを慎重に併用しながらのメチルフェニデート低用量処方はあり，と考えています。

　図17に統合失調症症例のCT所見を示します。やはりATDが合併すると側脳室体部はたらこ形状になります。

　犯罪と精神疾患の関係についてですが，内山[2]によると，日本で医療観察法のもと，発達障害だけで指定入院になった例はないようで，多くの場合，主診断が統合失調症，副診断が発達障害となっています。

● 文　献
1) 岡田尊司：統合失調症─その新たなる真実．PHP研究所，2010．
2) 宮岡　等，内山登紀夫（対談）：大人の発達障害ってそういうことだったのか．医学書院，2013．

破瓜型の統合失調症姉妹例（54歳女性）

ピックスコア1.5，レビースコア3
26歳で離婚。診察拒否で母親が相談に。
本人の前夫との間にできた2人の娘は健全
（偏差値は高い）。
妹は45歳で自殺

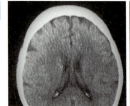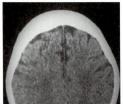

6年観察して認知症でないことがわかった統合失調症（69歳女性）

HDS-Rスコア23→23（6年後）
ドネペジル1mg，メマンチン（メマリー®）10mg
フェルラ酸含有サプリメント

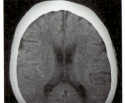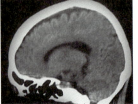

28カ月でHDS-Rスコアが14.5→10と低下してきた統合失調症＋FAD（72歳女性）

統合失調症は60歳で発病。今回薬剤性パーキンソニズムをN-アセチルシステインで改善できた。
ガランタミン12mg，ビペリデン（アキネトン®）2mg，
ドパコール200mg，アロチノロール10mg，
ブロナンセリン（ロナセン®）4mg，
N-アセチルシステイン1,200mg

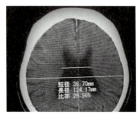

CMI＝29.6%
ATDレベルの所見

図17 統合失調症単独例2例とATD合併例1例のCT比較（1章H図39を再掲）

疾患特性に起因する犯罪は，処方で防げる可能性が高い

　発達障害における興味の追求が，犯罪につながることがあります。名古屋大学の女子学生が高齢女性にタリウムを飲ませた事件は，実験型と言われるASD犯罪の4タイプの1つだそうです。現在彼女は，弁護側がAS＋双極性障害と主張しています。

　裁判員裁判では，検察側が裁判員が被害者に同情心をいだくようにして判決を重くするように仕向けることがあります。英国なら発達障害が疑われたら詳細に調べますが，日本にはそのような制度がないといわれます[1]。

　発達障害だから罪を軽くしましょうと言っているわけではなく，大人の発達障害に出会ったら，そういった事件に発展しないようにSSRIの処方量は控えめにし，抑制系の（低用量）処方は，ぜひ行うべきです。クロルプロマジンは，コウノメソッドにおいては抑制系の万能薬として必須のものです。

　柴山[2]はピック症状への「SSRIは有効との報告があるが，使用経験ではそれほど有効例は多くはない」という実感を述べていますが，筆者も抑制系としてSSRIを使うという考えはまったくありません。

　当院の患者さんにはクレプトマニアの方がけっこうおられます。クレプトマニアと診断されたから万引きの罪は問われなくなったという事例はありません。日本ではピック病であろうがクレプトマニアであろうが拘留されます。

　しかし，ほとんどの患者さん（30代のADHDを含めて）の万引きは，クロルプロマジンでほぼなくなっているので，ぜひ医師には処方してほしいと考えます。くどいようですが，万引きは薬で治療可能です。万引きを我慢する訓練は不要です。ちなみに，万引きは犯罪用語なので，盗癖と言うべきという意見もあります。

● 文　献
1)　宮岡　等，内山登紀夫（対談）：大人の発達障害ってそういうことだったのか その後. 医学書院, 2013.
2)　柴山漠人：アルツハイマー病の診断と治療：最近の進歩―主として在宅ケアを中心に（特にアルツハイマー病の前頭葉タイプFrontal variant of Alzheimer diseaseについて）. 明日の臨床. 2012；24（1）：1-11.

第三章
H 認知症を介護している家族の精神病理

　筆者は長年，認知症一筋で臨床に携わってきたわけですが，発達障害を勉強して，来院された方にも知ってもらおうと大人の発達障害のパンフレットを待合室に置いたところ，毎週補充しないといけないくらい減っていきました。認知症の方のご家庭に発達障害の方が，かなりいらっしゃるということを実感しました。

　ご家族のことを聞き出すようになってから，ひきこもり，医師の受診拒否という現実がわかってきたので，その方を診させてほしいと提案し，治療の軌道に乗せられたケースもあります。発達障害の方が認知症のご家族の介護を担うことになるのは想像にかたくありません。ほかの家族は毎日忙しく勤めています。

　しかし，健常者ですら介護ストレスが大きいのに，ストレス耐性の低い発達障害の方が介護を担うと，自身の体調も崩すであろうし，認知症の家族を虐待しかねないということが，実例を目の当たりにしてわかるようになりました。

　結論を先に言うと，①介護者を助けるために日頃から認知症の陽性症状は完璧に薬で制御しておくこと，②可能なら介護者の精神病理を理解し，発達障害および二次障害を同時に治すよう試みることの2点をコウノメソッド実践医に提案しています。

ひきこもり対策

　「80代の親，50代の子」を意味する8050問題。2010年と2015年に行われたひきこもり調査は，15～39歳を対象にしていたのですが，ヘルパーが高齢の親を自宅訪問する際に，ひきこもりの子を見つけるなど，実態解明が求められていました。内閣府は2018年に40～59歳を対象とした調査を行うことにしました[1]。

　ひきこもりの中には発達障害が多く含まれています。ひきこもりの人の支援に特効薬はないと言われているそうですが，筆者は対策として以下のように考えています。

　発達障害の方は，医者にかかるのを拒むことが多いです。精神科という看板に抵抗する，自分は病気ではないと思っている(性格だと思っている)，薬で楽になるという知識がない，と思われます。当然です。大人の発達障害が解明され始めたのは2000年以

降だからです。

　発達障害は、生きることが苦しくなる病気です。ひきこもっている時点で、すでにうつ状態などの二次障害が起きているものと思われますが、性格でなく病気であること、治せることを説明し、少なくとも障害者雇用での就職ができるよう促します。自立支援をとってもらい医療費負担を軽くできますし、役場が発達障害の存在を把握できます。

　ひきこもり相談員 (56歳男性) の奮闘が放映されたことがあります。本人はエリート銀行員でしたが40歳でうつ病圏になり、ひきこもりの方を励ます仕事をするようになりました。登場した方々は、筆者の経験からは発達障害と思えました。

　男性はひきこもり者の母親に家計簿をつけてもらい、ひきこもりの方々が将来1人きりになっても生活していけるためには、今から月3万円でいいから働けばよい、などと具体的な数字を示します。

　そうすると、「正社員として復帰しなければ」と無理をしていた患者さんは、ハードルが下がったことで自信が湧くのです。医者にかかろうという話にはなりませんでしたが、ひきこもりの方に社会に出てもらうためには、患者さん個々に対する機転の利いた対応が必要だと思いました。

　また、相談員自身が発達障害であるとか、精神疾患にかかった経験があることは、何にも増して患者さんに寄り添うことができる宝なのだと思います。

● 文　献
1)　「8050問題」中高年ひきこもり初調査. 東京新聞朝刊, 2017年12月31日付.

症例 ▶ ASの娘に殴られ急性硬膜下水腫が発生していたDLBの78歳男性

　6年間通院しており、定期CTを行ったところ、両側性の硬膜下水腫が発生していた。妻に「最近頭を打ったでしょ？」と聞くと意外な答えが返ってきた。娘が叩いたのだと言う。それも尋常な叩き方ではない。筆者は、この娘は精神病なのだと悟った。なぜ45歳の娘が両親と同居している？ なぜ働かない？ 答えは発達障害だからだった。

　父親に最近オーラルジスキネジアが出現し、ピチャピチャ音を立てるので、「うるさい！」と娘が殴ったと言う。娘は大卒で、パソコンにしがみつく、人間が嫌い、とのこと。ASと思われた。自閉イコール攻撃性ではあるが、自閉は簡単な問診ではわからないこともある。

◎

　実は患者である父親もDLBでありながらクロルプロマジン (ウインタミン®) 20mgが処方されており、決して穏やかではなく、ADHD傾向があったようです。父親の発達障害が娘に遺伝したのでしょう。

　今回頭部打撲の有無を聞かなければ、娘が原因という情報は出てこなかったはずで

す。もし，「発達障害の方は家庭にいませんか」と聞いても付添の妻は，いませんと言った可能性があります。なぜなら，一般の方は発達障害と聞くと知的障害のことと思いがちだからです。「うちの子は大学を出ているので，そうじゃない」と思ってしまうでしょう。

症例 ▶ パンフレットで自分の病名に気づいた52歳男性

製薬会社がADHDの説明のために置いていった小冊子が活躍している。これにはまったのは，52歳，独身男性。8年間認知症の母親に付き添ってきていて，優しい顔でぼそぼそと小さな声で話す。この息子は非定型うつ病だと思い母親ともども診ていたが，この日は，この小冊子をもって診察室に入ってきた。「僕はこれだと思うんです」と自閉症スペクトラム[脚注1]の頁を指して言うので，問診したところADHDだった。家の中はぐちゃぐちゃだと言う。今度会社で配置転換になるのを恐れている。

「非定型うつ病なんて存在しない。発達障害による双極性の情動障害を非定型うつ病と名づけてしまっただけだ」との医学書の記述が思い浮かんだ。

そして，不器用な本例を異常にしかりつける姉はASだとわかった。本例は，現時点でのADHD治療薬は断ったが，「勤務形態が変わって精神状態に危機がきたら，臨時ですぐに受診して下さい」と説明すると安堵して笑顔をみせた。

脚注1：自閉症スペクトラムの定義：対人関係，コミュニケーション，想像力の3項目とも障害されていること（ウイングの三つ組）。

症例 ▶ 父親のASで解離性障害となった娘の症例

初診の78歳女性（ATD）に付き添ってきた次女に家系調査をしたところ，次女自身の精神病理に父親の悪影響が色濃くあることがわかった。

父親は学習障害（LD）のため漢字が読めず，中卒。こだわりや爆発性がありASと思われた。娘2人は父親から受けた暴力でPTSD[脚注2]となり，解離性障害[脚注3]だと言う。昔は「そういう性格のお父さん」で終わっていたが，今なら科学的に病名がついて投薬で治まったはずである。つらかったら，父親にクロルプロマジンを処方できることを説明しておいた。

脚注2：PTSD（post traumatic stress disorder：心的外傷後ストレス障害）：猛烈な恐怖体験，精神的ストレスが，精神のダメージとなって，時間が経ってからも強い恐怖を感じるもの。
脚注3：解離性障害：強いストレスに圧倒されたり，それを認めたくなかったりしたときに，その体験に関する意識の統合が失われ，自分が誰であり，どこにいるのかという認識などが意識から切り離されてしまう障害。

症例 ▶ ADHDの二次障害としてうつ病圏に入っている33歳女性と，その母の母子例

1人で来院。大学院を卒業して法律事務所で働いている。独身。初診時の診断は，非定型うつ病とした。怒り発作もある。怒り発作は脳内のプチてんかんという発想から，テグレトールを処方してみた。

2カ月後の診察で，11日分薬を飲み忘れたというので，これはADHDではないかと疑いいろいろ問診すると，整理整頓ができない，筆者の質問に対して「わからない」という答えが多い，日中だるくて眠い等からADHDが濃厚と感じた。そして，母親はせっかちで怒りっぽいということで，母親のADHD＋ASが娘に遺伝したというイメージを持った。本人は幾度となくカウンセリングを受けてきたようだが，母親もいっしょにカウンセリングを受けるべきと言うと，思い切り目を開いて「その通りなのです！」と歯切れよく返事し，母親はカウンセリングを拒否しているとのことだった。筆者は，母親こそ受診すべきと強く思った。娘はADHDから二次障害としてうつ病圏に入ってきているからである。

その日は，テグレトールにチアプリドを加え，あわせてフェルラ酸含有サプリメントの利用を勧めたのだが，3回目の外来で「最悪を100とすると今は70になった」と微笑んだ。何が効いたと思うかと確認すると，「自分も母親もフェルラ酸含有サプリメントを飲んだからだ」とのこと。午前中にも何かをしようという意欲が湧いたと言う。

◎

アトモキセチン（ストラテラ®）を試す前に改善徴候が出て，サプリメントだからこそ母親も飲んでくれたというのが大きかった母子の例です。昔から漢方の世界では，夜泣きに抑肝散を幼児に1/3，母親に2/3飲ませるという話があります。これはまさにそういうことだと思いました。

症例 ▶ DLBの母を持ち，大うつ病で離婚した53歳女性

80歳の母（DLB）にいつも付き添っていた娘（53歳）が，離婚したと言う。家系調査のときに，母親の家系で精神疾患の方はいるかと聞くと「私です」と答えた。

双極性はなく25歳から大うつ病である。そのベースとして発達障害がないか聞いてみたところ，整理整頓はできるが，人から言われたことは頭に入りにくいとのことでADHDの傾向を窺わせた。

趣味はインターネットで，部活はアーチェリーを短期間。もともと友達は少なく，現在の貴重な友人は2人とも障碍児の母親だと言う。何となく馬が合う人たちが精神科系に親和性を示したものと思われた。娘が離婚した理由は，夫が精神病理を理解できないからなのかもしれない。

筆者もオタク系だからADHDの患者さんの日常生活は想像しやすく，医師として役に立てるのだろうと思っています。星野は自著[1]で，自分は発達障害だと語っています

が，患者さんの気持ちがよくわかり診療に役立つことは間違いないでしょう。

人生は，平行棒を歩くような綱渡り。1つ才能があると，1つはダメなところがあります。完璧にバランスがとれた人は，意外と魅力がないもの。

精神疾患患者さんが相手にも優しいとすれば，患者さんどうしは馬が合いそうです。ダウン症児を持つ親も，子どものおかげで優しくなれたと語ることがあります。

筆者の患者さんでADHDどうしの夫婦が何人かいらっしゃいます。夫への抗うつ薬の選択に困っていたときに，妻が「私が飲んでいる抗うつ薬なら彼に合うかもしれない」と提案してきたことがあり，ある意味，医師より優れていると感じました。

まとめ	認知症と異なり，発達障害の方が1人いたら，周囲（家系）に必ず1人以上の発達障害の方がいる。

● 文 献

1) 星野仁彦：私は発達障害のある心療内科医. マキノ出版, 2013.

索引

欧文

A

Aβ42　145
ADHD　72, 116, 122, 130, 136, 150, 187, 236, 248, 250, 262, 265, 270, 276, 278, 279, 293, 300, 309, 318
　高齢者の──　253
　小児（8歳以下）の──　104
　中高年の──　288
　二次性──　297
　──-DLBライン　117, 305
　──-質問票　286
　──とASの合併　317
　──とATD初期の共通点　31
　──とMCIの鑑別　29
　──と（非定型うつ）の異同　109
　──のHDS-Rでの不得意項目　280
　──の記憶障害　81
　──の記銘力障害　33, 284
　──の治療　309
　──の時計描画　204
　──のハイリスク遺伝子　264
　──の物忘れの主訴　30
　──らしさ　264
　──を合併した境界性パーソナリティ障害　133
AGD　25, 51, 239
anhedonia　119
ARD　59, 150
AS　133, 140, 150, 212, 248, 259, 270, 290, 297, 317, 321, 329
　高機能自閉症と──　261
　──を伴うATD　212
ASD　258, 260, 261, 266, 273, 305, 319
　──のハイリスク遺伝子　265
assortative mating 仮説　266

ATD　9, 13, 73, 86, 198, 218, 243, 255, 290
　DLBと──　45
　SD-──　79
　発達障害+──　301
　病理基盤としての──　41
　──におけるうつ状態　114
　──の遺伝子治療　107
　──の画像診断　72
　──の血管因子　66
　──のフロンタルバリアント　42, 217
　──のレビー化　39

B

BPSD　105, 305
bvFTD　6, 121

C

CADASIL　55
CCA　71, 175
CDPコリン　99
　アパシーへの──　65
　失語への──　198
　発達障害への──　276
CDR　5, 17, 42
CDT　18, 170, 182
　コウノメソッド式──　180
　──の位置の異常　198
　──の円の異常　188
　──の数の異常　198
　──の教示方法　182
　──の三本針　220, 228
　──の数字の忘却　196
　──の定性評価　183, 187
　──の定量評価　186
　──の針の異常　221
CMI；cella media index　44, 102, 111, 113, 320

D

DAT SPECT 25
DL-フェニルアラニン 100
DLB 13, 35, 164, 193, 201, 207, 217, 229, 240, 289, 300, 305, 322
 AS+── 304
 PDDと── 69
 動作性知能先行低下タイプの── 217
 発達障害+── 303
 ──とATDの違い 45
 ──におけるうつ状態 117
 ──の意識障害 210
DNTC 63, 226

F

FAD 303
FDG-PET 23
FTD 13, 65, 72, 77, 201, 208, 293
 知的障害+── 323
 ──における数字の保続 219
 ──のうつ状態 121
FTLD 79, 100, 114, 284
 ──のHDS-Rスコア推移 36
 ──分類 79, 224

H

HDS-R 7, 75, 158
 ADHDが不得意とする── 280
 ──の下位項目 16
 ──の解釈 12
 ──のスコアカットオフ 22
 ──の年間変化量 11, 76, 86, 320

I

iNPH 48

L

LBD 35, 38, 39, 304
LD 258, 261
LPC 34, 278, 300, 303

M

MCI
 健忘型── 114
 認知症へコンバートする── 15, 21
 非健忘型── 114
 ──-AD 41
 ──-DLB 35
 ──-NPH 48
 ──-VD 54, 322
 ──と認知症の鑑別 9
 ──のコンバート率 27
 ──の周辺症状 13
 ──の診断 3
 ──の生活指導 82
 ──の定義 5
 ──の頻度 7
MIBG心筋シンチグラフィー 25
Mini-Cog 19
MMSE 10, 18, 45, 171
 ──下位尺度 18
 ──のカットオフポイント 18
MoCA-J 19
MSA 71

N

N-アセチルシステイン 100, 120
NPH 48, 106
 ──の合併 124

P

PD 69
 ──のうつ状態 119
PDD 69
PPA 67, 220, 224, 240
 ──のうつ状態 122
PSP 70, 119
 ──の二重視 244
PTSD 330

S

SD *122, 206, 224*
 ――-ATD *79, 123, 225*
 ――-FTD *77*
 ――・NFT *46, 51, 211, 226*
slow converter *15*
SNAP；suspected non-Alzheimer pathophysiology *51*

T

TDP43 *79*
TGA *164*
TIA *164*
treatable dementia *60, 310*

V

VD *33, 54, 124, 226, 230, 239*
 前頭葉萎縮のある―― *74*
VSRAD *76*

和文

あ

アスペルガー症候群　☞AS
アセチルコリンエステラーゼ阻害薬 *93, 318*
アセチルコリン賦活 *29*
アトモキセチン *228, 250, 268, 274, 298, 309, 311*
 ――低用量 *276*
 ――の禁忌 *295*
 ――の（メチルフェニデートとの）併用 *313*
アパシー *49, 65, 97, 114, 121, 237*
 ――とうつ状態の鑑別 *114*
アマンタジン *29, 65, 117*
アミロイド *47, 95*
 ――PET *25*
アリセプト® *38*
アルコール依存症 *298*
アルコール関連認知症　☞ARD
アルツハイマー型認知症　☞ATD

い

イーケプラ® *97, 157*
意識覚醒療法 *36*
意識障害系 *36*
意味性認知症　☞SD
易怒 *38, 46, 248, 258, 275, 303, 310*
 ASの―― *284, 301*
一過性全健忘　☞TGA
一過性脳虚血発作　☞TIA
陰性症状 *144*

う

うつ状態 *108*
 ATDにおける―― *114*
 DLBにおける―― *117*
 FTDの―― *121*
 PDの―― *119*
 PPAの―― *122*
 認知症の―― *114*
 ――のMCI *86*
うつ病圏 *112, 134, 138, 335*
ウインタミン® *275*

え

エスシタロプラム *90, 138*

か

カルバマゼピン *157, 166*
カルボニルストレス *59*
ガランタミン *15, 37, 54, 89, 90, 94, 138, 151, 276, 288*
ガンマオリザノール *105*
仮性認知症 *5, 114, 128*
家族性アルツハイマー病　☞FAD
改訂長谷川式スケール　☞HDS-R
海馬
 ――萎縮 *165*
 ――萎縮度 *11, 20, 21, 75, 76, 113, 285*
 ――硬化 *155, 160*
 ――石灰化 *160*

解離性障害　*330*

覚醒系薬剤　*123*, *325*

学習障害　☞LD

き

記銘力障害　*274*

境界性パーソナリティ障害　*129*, *132*, *133*, *146*, *321*

く

クレプトマニア　*146*, *327*

クロルプロマジン　*122*, *130*, *134*, *136*, *144*, *146*, *258*, *263*, *275*, *288*, *307*, *316*, *327*

　ASに対する──　*301*, *310*

　──が必要なDLB　*39*

　──の（メチルフェニデートとの）併用　*325*

グルタチオン　*50*, *119*

け

軽度認知障害　☞MCI

見当識障害　*17*

言語性知能検査　*173*

原発性進行性失語　☞PPA

こ

コウノカクテル　*101*

コウノメソッドADHD・AS質問票　*286*

コモビディティ　*115*, *263*

コンサータ®　*250*, *274*, *295*, *309*

コントミン®　*291*

語義失語　*222*, *224*, *233*, *235*

抗うつ薬　*127*

抗酸化療法　*26*, *37*

抗認知症薬　*38*, *85*

抗不安薬　*127*

後頭葉血流低下　*23*

行動障害型前頭側頭型認知症　☞bvFTD

興奮系薬剤　*29*

さ

サアミオン®　*65*

サインバルタ®　*29*

し

シアナマイド　*150*

シアナミド　*150*

シチコリン　*244*

シロスタゾール　*95*, *124*

シンメトレル　*49*

嗜銀顆粒性認知症　☞AGD

自動症　*155*, *158*

自閉症　*259*

　高機能──　*259*, *261*, *262*

　低機能──　*259*

　──スペクトラム　*261*

失語系認知症　*77*

若年性認知症　*293*

周辺症状　*41*

常染色体優性遺伝性脳動脈症　*55*

神経原線維変化型老年期認知症　☞SD-NFT

進行性核上性麻痺　☞PSP

身体表現性障害　*148*

心的外傷後ストレス障害　☞PTSD

す

ストラテラ®　*250*, *268*, *274*, *295*, *309*

スルピリド　*29*, *120*, *140*

睡眠障害　*140*, *151*

睡眠紡錘波　*151*

髄液検査　*25*

せ

セルトラリン　*29*, *117*, *140*, *275*, *314*

セロトニン　*152*, *267*

　──賦活　*29*

正常圧水頭症　☞NPH

脊髄小脳変性症　*71*

石灰化を伴うびまん性神経原線維変化病　☞DNTC

前頭側頭型認知症　☞FTD

前頭側頭葉変性症　☞FTLD

前頭葉萎縮　*74*, *142*

前頭葉血流低下 *23*, *24*

そ
双極性障害 *109*, *130*
　　──＋ピック病 *324*
側脳室体部 *111*, *113*
　　──の形状 *20*

た
タウPET *24*
多系統萎縮症　☞MSA
大うつ病 *108*
大脳萎縮 *20*

ち
チアプリド *41*, *283*, *301*
　　陽性症状対策としての── *316*
チラーヂンS® *291*
知的障害 *261*, *302*
　　──＋FTD *323*
　　──のハイリスク遺伝子 *265*
遅発性パラフレニー *322*
注意機能 *36*
注意欠如多動性障害　☞ADHD
中核薬 *54*, *88*

て
てんかん
　　側頭葉── *97*, *155*, *160*, *193*, *294*
　　大── *157*, *194*
　　──小発作 *157*
　　──の鑑別診断 *164*
テグレトール® *157*, *166*
デュロキセチン *29*

と
ドネペジル *15*, *26*, *29*, *38*, *86*, *151*, *243*, *268*, *291*, *293*, *314*, *318*
　　──チャレンジテスト *73*, *87*
ドパミン *267*, *268*, *272*, *283*
時計描画（CD）スコア *242*

時計描画テスト　☞CDT
統合失調症 *142*, *260*, *266*, *268*, *325*
　　──のハイリスク遺伝子 *265*
冬虫夏草 *105*
糖尿病性認知症 *57*, *227*
動作性知能
　　──検査 *173*
　　──の低下 *217*
特発性正常圧水頭症　☞iNPH

に
ニセルゴリン *29*, *49*, *54*, *65*
人参養栄湯 *49*, *65*, *97*
認知機能スクリーニング *172*
認知機能低下 *3*, *32*, *51*, *65*, *144*, *151*, *325*
認知症医療 *6*
認知症のうつ状態 *29*
認知症病型の鑑別 *238*
認知症を伴うパーキンソン病　☞PDD

の
ノリトレン® *140*, *275*
ノルアドレナリン *267*, *283*
ノルトリプチリン *140*, *275*
脳血管性うつ状態 *124*
脳血管性認知症　☞VD
脳血流シンチグラフィー *23*
脳内アセチルコリン *52*

は
ハイゼット® *105*
ハロペリドール *41*
バランス8 *110*
バルプロ酸 *166*, *276*
パーキンソニズム *39*, *86*, *120*, *165*
パーキンソン病　☞PD
パキシル® *275*
パニック障害 *137*
パロキセチン *29*, *140*, *275*, *323*

歯車様筋固縮 *87*

発達障害 *126*, *130*, *146*

 大人の── *253*, *254*, *263*, *267*, *331*, *332*

 軽度── *262*

 ──とうつ状態 *140*

 ──の治療 *274*

 ──の頻度 *253*

 ──の問診 *30*

ひ

ひきこもり *328*

ビタミンB_{12}欠乏症 *61*

ピオグリタゾン *57*

ピック症状 *290*, *301*

ピックスコア *222*

ピックセット *101*, *263*, *299*, *310*

ピック病 *13*, *121*, *146*, *237*, *240*, *251*, *275*, *294*, *302*, *321*, *324*

皮質性小脳萎縮症 ☞ CCA

非定型うつ病 *112*, *136*, *150*, *271*

病理基盤 *42*, *67*, *77*, *79*

 ──としての ATD *41*

ふ

フェルラ酸含有サプリメント *33*, *37*, *89*, *101*, *276*

フロンタルアタキシア *48*

フロンタルレビー *122*

震え *175*

へ

ベンゾジアゼピン系睡眠薬 *152*

変性性認知症 *48*, *49*

扁桃体／海馬複合体 *269*

 ──の石灰化 *155*

ほ

歩行障害系 *36*

み

ミクログリア増殖 *66*

め

メチルフェニデート *80*, *204*, *250*, *256*, *274*, *293*, *295*, *308*, *312*, *325*

メマリー® *144*

メマンチン *94*, *268*

も

妄想的認知 *325*

物忘れ *7*, *30*, *49*, *278*

 ──外来 *278*, *301*, *317*

や

やる気スコア *65*

よ

抑肝散加陳皮半夏 *104*

抑制系薬剤 *323*, *327*

り

リスペリドン *144*

リバスタッチ®パッチ *91*, *155*

リバスチグミン *50*, *88*, *91*, *94*, *117*, *155*, *323*

る

ルンブルクスルベルス含有サプリメント *103*

れ

レビー小体病 ☞ LBD

レビー・ピック複合 ☞ LPC

レベチラセタム *97*, *155*, *157*, *166*

レボチロキシン *291*

ろ

老年期うつ病 *108*, *127*, *128*

おわりに

　臨床医は，自分の鑑別の引き出しに入っていなかった疾患を新たに知ることで，多くの患者さんを誤診していたことがあからさまになるという残酷な現実に直面します。

　患者さんは正診によって改善の糸口をつかむのですが，それなら私はこの5年間何のために通っていたのか？と冷静に考えられると，医師はどこかの穴に逃げ隠れたいほど恥ずかしく，申し訳なく思います。

　発達障害とてんかん，老年期うつ病など種々の精神疾患を，還暦にして覚えました。患者さんには迷惑な話です。今まで，まだ研修医でした。これからは，必死に取り返そうと思います。

　おそらく1人の患者さんも誤診しない医者はいない，と言ってしまっては自分のミスを棚に上げることになりますが，東大の冲中教授が1963年の退官講演で，教授在任中の自分の誤診率が14.2％だったと公表したことは，今でも語り継がれています。

　今，研修医を指導している先生は，こんな話をするかもしれません。「冲中先生の時代は画像機器もなかったから，君たちはこんなに誤診しちゃだめだよ」と。はたしてそうでしょうか？

　小著で何度も繰り返し指摘しましたが，患者さんの高齢化時代に認知症責任疾患が重複するのは当たり前で，そうなると機能画像検査は解析不可能であること，データが細かくなるほど「木を見て森を見ず」に陥りはしないかということが心配です。

　ましてや，ADHDの方がDLBになっていくことが多いことなど，精神医学は未知の日本海溝のように深いです。若い頃の様子を聞き漏らすとピック病と誤診してしまいます。

　国内の物忘れ患者さんを担当するのは，圧倒的にかかりつけ医のはずです。その先生方に，診察，問診，CTでほとんど臨床診断可能ということを自らが証明しなければならないと思っています。

　逆にMCIに精神疾患が混入しているとなると，大掛かりな画像診断などの医療機器は必要ない患者さんが思ったより多いということになります。その点で本書で解説した

ことは大いにモチベーションが高まるのではないかと思うのです。

　ATDの治験ではアミロイドPETは必須という認識になってきました。過去の治験でATDでない認知症疾患が1/3も入っていたという衝撃的な事実を受けてのことです。新薬を世に出すときは，それでいいでしょう。

　しかし臨床現場では，必ずしもこういった高度機器を使わないと診断できないのでは困ります。老年精神医学雑誌で，松下正明先生が特別発言と題して，シンポジスト3人に「ちょっと検査をやりすぎではないか」と書かれたことは，まったく堂々とした水戸黄門のような一言だったと思います。「私たち医師は，より詳しい検査をすればより詳細が解明されるというある種の偏見にとらわれている」「医療の中核となる医師たちは，患者や家族の経済的負担なども視野にいれるべし」と書かれています。

　こんな正論，久しぶりに聞いた！とうれしくなりました。松下先生がATDとVDの天秤法を提唱されたことが，筆者が先生を尊敬し始めたきっかけです。

　また，古くから尊敬している医師として大友英一先生がおられます。100冊近いご著書があり，それを目標にやってきました。初めての著書の推薦文をお願いしたご縁で，当時39歳だった筆者を認知症専門医として月刊誌に推して頂きました。肩書で人を見ない実直な方だなと思いました。

　天才はどんな話し方をするのだろうと，名古屋に来られた本庶佑先生の講演を聴きにも行きました。癌が消える患者もいるという抗癌剤オプジーボの開発者で，当時ノーベル賞候補でした（2018年ノーベル医学生理学賞を受賞）。予想通り一度も止まることなく，「あの〜」「その〜」を言わずにスルスルとお話されました。

　日野原重明先生。日本内科学会総会の一般公開講演に行きました。先生は，演台があるのに，舞台の中央で話し切りました。「僕は3年先まで予定があるんだ，講演料はみな病院に寄付しているんだよ」と話されていました。人にはミッション（使命）というものがあるという教えは，一生忘れません。ジョン万次郎に会ったという話で場内がどよめいたのを覚えています。

　そして，2018年6月15日。山中伸弥先生が日本老年医学会で講演されると知った瞬間に休診にして，京都に駆けつけました。国際会議場の大会場に満員の医師。鳴りやまない拍手。あくまでも謙虚な山中先生。海外でALSに認可された薬よりも効きそうな薬が30種見つかった，と驚きの成果を紹介されていました。

　他人のiPS細胞利用では自分と完全に一致するHLA型の人を見つけるのは，数百〜数万人に1人の確率なので，それを打破する方法も決行中。逆立ちしてでも難病患者を救うという気概とアイディアの宝庫に圧倒されました。

　iPS細胞により，新薬の治験も大幅にコストダウンできます。なぜなら人体に投与する前から効くことがわかっているからです。そして効かない人には投与しなくてすむので無駄な医療費も削減できます。

山中先生に魅せられる理由は，これだけ医療のビッグバンを起こしつつある一方で臨床医の温かさがある稀有な人だからです。筆者の率直な感想では，ノーベル賞3つ分くらいの価値があります。

　ビタミンCで有名なライナス・ポーリング博士は3つめのノーベル賞を狙っていたわけですが，筆者は，山中先生とポーリング博士お二人の直筆サインを診察室に飾っています。難病を難病扱いせず治療をあきらめないiPS細胞技術は，コウノメソッドにも力をくれるのではないかと，患者さんが治るように念じてもらっているのです。

　これまで日本医事新報社から6冊の認知症の本を執筆させてもらって，7冊めの今回は異次元のような（ホーキング博士のブラックホールのような？）内容の本になりました。こんな本はほかにないと言って頂ければ最高の喜びです。

　これ以降に筆者にアイディアが残るとは思えず，シリーズもこれで終了かもしれません。そこで，最後に筆者の敬愛するザ・ドクターズのお名前を掲げさせて頂きました。

2019年2月　　　　　　　　　　　　　　　　　　　　　　　　　　　　　著　者

　筆者は1,000例を超す認知症各病型別のHDS-Rスコアの悪化速度データを持っています。軽度認知機能障害の医療の発展のため，希望者にはこのデータ（Excelデータ）を無償で提供致します。もし，発表される場合は筆者のデータを使用と出典を明記して頂くことが条件になります。お問い合わせは，kyowakono@yahoo.co.jpまでお願い致します。

著者プロフィール

河野 和彦 (こうの かずひこ)

経 歴
1958年	愛知県名古屋市生まれ
1982年	近畿大学医学部卒業
1982〜1984年	名古屋第二赤十字病院 (全科ローテート)
1984〜1988年	名古屋大学大学院医学系研究科老年科学博士課程修了 (医学博士)
1988〜1994年	同老年科学医員
1994年	同老年科学講師
1995年	愛知県厚生連海南病院老年科部長
2003年	共和病院 (愛知県) 老年科部長
2009年	名古屋フォレストクリニック院長

名古屋フォレストクリニック (老年精神科, 神経内科, 漢方内科)
〒459-8016 愛知県名古屋市緑区南大高3丁目1305番地
TEL 052-624-4010　FAX 052-624-4005

所属学会, 認定資格
認知症治療研究会副代表 世話人
日本内科学会認定医
日本老年医学会認定老年病専門医
日本老年精神医学会専門医, 指導医
IPA (International Psychogeriatric Association) 会員

著 書
『コウノメソッドでみる認知症処方セレクション』, 2版. 日本医事新報社, 2018.
『コウノメソッドでみる認知症の歩行障害・パーキンソニズム』, 日本医事新報社, 2017.
『コウノメソッドでみる認知症診療』, 2版, 日本医事新報社, 2017.
『コウノメソッド流　認知症臨床スピードマスター』, 日本医事新報社, 2017.
『コウノメソッド流　臨床認知症学』, 日本医事新報社, 2015.
『コウノメソッドでみる認知症Q&A』, 日本医事新報社, 2014.
『認知症の診断―アルツハイマライゼーションと時計描画検査』(認知症ハンドブック①), 改訂版, フジメディカル出版, 2010.
『認知症の薬物療法〈改訂版〉―コウノメソッド処方テクニック』(認知症ハンドブック②), フジメディカル出版, 2018.
『認知症の介護・リハビリテーション・予防―合理的な介護と廃用症候群の阻止』(認知症ハンドブック③), フジメディカル出版, 2006.
『レビー小体型認知症〈改訂版〉　即効治療マニュアル』, フジメディカル出版, 2014.
『完全図解 新しい認知症ケア―医療編』(東田　勉, 編), 講談社, 2012.
『ピック病の症状と治療―コウノメソッドで理解する前頭側頭葉変性症』, フジメディカル出版, 2013.
『認知症治療のベストアンサー―コウノメソッドによる王道処方』, 中外医学社, 2013.
『ぜんぶわかる認知症の事典―4大認知症をわかりやすくビジュアル解説』, 成美堂出版, 2016.
『心に残る認知症の患者さんたち』, フジメディカル出版, 2017

など多数

コウノメソッドでみる
MCI（軽度認知障害）
時計描画テスト・うつ状態・てんかん・ADHDの知識

定　価（本体4,900円＋税）
2019年 3月22日　第1版

著　者　河野和彦
発行者　梅澤俊彦
発行所　日本医事新報社　www.jmedj.co.jp
　　　　〒101-8718　東京都千代田区神田駿河台2-9
　　　　電話（販売）03-3292-1555　（編集）03-3292-1557
　　　　振替口座　00100-3-25171
印　刷　ラン印刷社

©Kazuhiko Kono 2019　Printed in Japan
ISBN978-4-7849-4587-0　C3047　¥4900E

本書の複製権・翻訳権・上映権・譲渡権・公衆送信権（送信可能化権を含む）は（株）日本医事新報社が保有します。

JCOPY ＜（社）出版者著作権管理機構 委託出版物＞
本書の無断複写は著作権法上での例外を除き禁じられています。複写される場合は、そのつど事前に、（社）出版者著作権管理機構（電話 03-3513-6969, FAX 03-3513-6979, e-mail:info@jcopy.or.jp）の許諾を得てください。

電子版のご利用方法

巻末の袋とじに記載されたシリアルナンバーで，本書の電子版を利用することができます。

手順①：日本医事新報社Webサイトにて会員登録（無料）をお願い致します。
（既に会員登録をしている方は手順②へ）

日本医事新報社Webサイトの「Web医事新報かんたん登録ガイド」でより詳細な手順をご覧頂けます。
www.jmedj.co.jp/files/news/20170221%20guide.pdf

手順②：登録後「マイページ」に移動してください。
www.jmedj.co.jp/mypage/

「マイページ」
↓
マイページ中段の「会員限定コンテンツ」より電子版を利用したい書籍を選び，右にある「SN登録・確認」ボタン（赤いボタン）をクリック

表示された「会員限定コンテンツ」欄の該当する書名の右枠にシリアルナンバーを入力

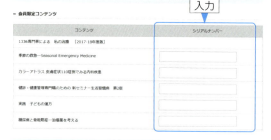

下部の「確認画面へ」をクリック
↓
「変更する」をクリック

会員登録（無料）の手順

1 日本医事新報社Webサイト（www.jmedj.co.jp）右上の「会員登録」をクリックしてください。

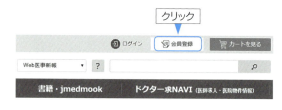

2 サイト利用規約をご確認の上（1）「同意する」にチェックを入れ，（2）「会員登録する」をクリックしてください。

3 （1）ご登録用のメールアドレスを入力し，（2）「送信」をクリックしてください。登録したメールアドレスに確認メールが届きます。

4 確認メールに示されたURL（Webサイトのアドレス）をクリックしてください。

5 会員本登録の画面が開きますので，新規の方は一番下の「会員登録」をクリックしてください。

6 会員情報入力の画面が開きますので，（1）必要事項を入力し（2）「（サイト利用規約に）同意する」にチェックを入れ，（3）「確認画面へ」をクリックしてください。

7 会員情報確認の画面で入力した情報に誤りがないかご確認の上，「登録する」をクリックしてください。